智者防患于未然，上工治病在未萌

QINGSONGYUANLI
JIMANXING BING

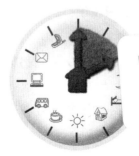

轻松远离
急慢性病

——治病不如防病

郭凯旋◎编著

求医不如求己，治病不如防病，一部最新升级版的疾病"防火墙"！

珠海出版社

图书在版编目(CIP)数据

轻松远离急慢性病:治病不如防病/郭凯旋编著.
—珠海:珠海出版社,2010.6
(现代健康养生百科/韩海主编)
ISBN 978-7-5453-0369-8

Ⅰ.①轻... Ⅱ.①郭... Ⅲ.①急性病—防治②慢性病
—防治 Ⅳ.①R4

中国版本图书馆 CIP 数据核字 (2010) 第 087321 号

轻松远离急慢性病

主　　编:韩　海

编　　著:郭凯旋

责任编辑:潘杜鹃

装帧设计:天下书装

出版发行:珠海出版社

地　　址:珠海市香洲银桦路 566 号报业大厦 3 楼

电　　话:2639330　2639344　2939345　　邮政编码:519000

网　　址:www.zhcbs.net

E － mail:zhcbs@zhcbs.net

经　　销:全国各地新华书店

印　　刷:北京高岭印刷有限公司

开　　本:710mm×1000mm　　　1/16

印　　张:80　　　字数:910 千字

版　　次:2010 年 6 月第 1 版
　　　　　2010 年 6 月第 1 次印刷

书　　号:ISBN 978-7-5453-0369-8

定　　价:149.00 元(全五册)

前　言

　　活在这个世界上，身体强健成为所有人的最大愿望和追求，而这也是每个人活出自身价值、活出意义的最基本保障。

　　每个人都希望自己能够拥有健康的体魄，但是疾病总是在毫不在意的时候突袭而来，甚至威胁到一个人的生命。而这时候的人们最容易陷入无望的恐慌之中，大部分的人们都选择将自己的命运交给现代科技和先进的医疗手段。这时候，外在的力量总是很容易左右一个人的命运，医院也越来越成为现代社会人的依赖。然而可惜的是，医院并不能让人起死回生，白衣天使们也不是个个都是妙手回春。人们在享受着先进的医学技术和文明带来的福利的同时，却也遭受着各种医药的毒副作用，令人猝不及防的医疗事故带来的伤害，以及让人难以承受的高额医药费。

　　那么究竟有什么办法能让我们都远离疾病，不再依赖医院呢？

　　古代的先人们说过："上工治未病。"也就是说，只有加强医学保健知识方面的学习研究，坚持预防为主，培养良好的个人卫生素养，才能保证作为人的个体少受疾病的侵害。

　　本书从两部分下手，第一部分着重介绍了各种自然养生之法的原理和方法；第二部分分为八章，挑选了较为典型的常见急慢性疾病作为介绍，并针对每种疾病都提出了预防、治疗和养护的方法，如民间偏方、营养食疗、推拿养生、运动养生以及各种特殊疗法等。

　　对于容易感染疾病且易久病不愈的人们来说，这本书无疑是一本关乎生命的大礼。本书内容科学、语言通俗易懂，是一本实用性较强的必备用书，能够为那些关注自己生活、关爱自己身体的朋友们，提供查阅和参考的机会。

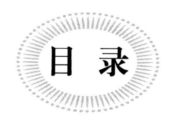

目 录

上篇:急慢性病预防养生术

下篇:常见急慢性病的防火墙

第一章

常见急慢性疾病症状的防火墙 /26

第二章

常见急慢性循环系统疾病的防火墙 /61

第三章

常见急慢性消化系统疾病的防火墙　　/120

第四章

常见急慢性外科疾病的防火墙　　/155

第五章

常见急慢性生殖泌尿系统疾病的防火墙　　/169

轻松远离急慢性病
——治病不如防病

上 篇

急慢性病预防养生术

第一章　起居养生术

　　理想的室内环境要求宽敞适中、明暗相半。《吕氏春秋·重己》说:"室大则多阴,台高则多阳。多阴则蹶,多阳则痿,此阴阳不适之患也。"即是说,居室不宜太高大,也不宜太低小,否则阴阳各有偏颇,会导致疾病的发生。一般说来,居室净高在2.6~2.8米较适宜,炎热地区可稍偏高,寒冷地区可略低一些。

　　良好的室内环境可提高机体各系统的生理功能,增强抵抗力,有益健康;反之,低劣的室内环境对人形成一种恶性刺激,使健康水平下降。

　　居室要注意清洁卫生,防止污染。通过门窗的合理开设和良好的生活习惯,保证所有居室都有良好的自然通风,保证房间的清爽、干燥。因此,室内的自然通风主要取决于门窗的合理开设和人们的生活习惯。自然通风比空调机、电风扇效果好,风速柔和,风向较弥漫,人体易于适应,不会形成二次污染。因此,即使在严寒的冬季,也应每天定期开窗换气。

　　室内的布置和美化应根据住房面积大小、房间的使用性质、光照强度及个人的情趣爱好而进行。如客厅要尽量保持宽敞,摆放的花木应以艺术欣赏为主,如万年青、芭蕉等。书房的布置要以雅静为原则,可摆放文竹、墨竹、盆景等。厨房是家庭的主要污染源,最好与其他房间隔开,同时要保持通风和排污设备的完好。

起居，主要是指作息，也包括平常对各种生活细节的安排。中医学认为，要想健康长寿，必须有一套符合生理要求的作息制度，并养成按时作息的良好习惯，即"起居有常"。清代名医张隐庵说："起居有常，养其神也，不妄作劳，养其精也。"清代养生家石天基在《养生镜》中提出了每日调摄、每夜调摄、四时调摄、行旅调摄、酒后调摄等方面的保养要求。曹慈山的《老老恒言》，对作息之安寝、盥洗、散步、昼卧、夜坐、燕居、见客、出门，衣着之衣、帽、带、袜、鞋，卧室之房、床、帐、枕、席、被、褥、便器，一一分析宜忌、利弊，指导取舍。太仓沈子复曾病至羸瘠，经三年摄养，集己心得，著成《养病庸言》，介绍了不少病后起居调摄的经验。

起居养生的指导思想是中医的天人相应理论，即人与自然界是一个统一的整体，要想健康长寿，就要以自然界气候、季节、气象、时序的变化来决定自己的起居行止，以适应阴阳升降变化。

一年之内，四季更迭，人体表现为春夏阳气渐长，秋冬阴气渐旺。一天之内，昼夜交替，人体气血亦随之变化：早晨至中午，阳气旺盛，阴气内守；中午至黄昏，阳气渐消，阴气渐长；入夜后阳气潜藏，阴气布于全身；鸡鸣至早晨，又出现阴消阳长的变化，开始新的一天的循环。现代科学也已经证实，人的情绪、体力、智力三者会呈现周期性变化，人体各器官像时钟一样在不停地行走，每天都在不停地调节、修复和完善。

自然界的变化每时每刻都在发生，人的起卧、作息便必须顺应这些变化，按照天地、日月、星辰和人体自身的自然运行规律，及时地做出与之适应的调节，努力做到有节律、有节奏地生活，使生活的节律与自然的节律保持同步，维持动态平衡。这是强身健体、延年益寿的重要原则。

起居养生的方法包括合理睡眠、起居有常、劳逸适度等。

合理睡眠

中国历代养生家都非常重视睡眠。马王堆出土的医书《十问》中说："一日不卧，百日不复。"清代李渔曾说："养生之诀，当以睡眠居先，睡能还精，睡能养气，睡能健脾益胃，睡能坚骨强筋。"并提出睡乃"治百病，救万民，无试不验之神药"。要想健康长寿，就要采用合理的睡眠方法和措施，保证睡眠质量，消除机体疲劳,养蓄精神,从而达到防病治病、强身益寿的目的。

起居有常

起居有常即起卧作息和日常生活的各个方面应有一定的规律,并合乎自然界和人体的生理常度。简单地说,就是在应该的时候做应该做的事。具体的做法是:养成良好的生活作息规律,如每日定时睡眠、定时起床、定时用餐、定时工作学习、定时锻炼身体、定时排便、定期洗澡等。

劳逸适度

劳和逸(包括形体与精神两方面)都是人体的生理需要。人体必须有劳有逸,既不能过劳,也不能过逸。一个人只有动静结合,劳逸适度,才能活动筋骨,通畅气血,强健体魄,才能达到积精、养气、全神的目的。

过度劳累对健康不利,这个道理人人都懂,但要提醒读者的是,过度安逸同样可以致病。清代医家陆九芝说:"世只知有劳病,不知有逸病,然而逸之为病,正不少也。"明代医学家张介宾说:"久卧则阳气不伸,故伤气;久坐则血脉滞于四体,故伤肉。"一个人过于安逸,气机的升降出入就会呆滞不畅,使五脏六腑、表里内外、四肢九窍壅塞不通。可见,贪逸不劳也会损害人体健康,甚至危及生命。

劳逸适度总的原则是需要把握一个"度"的概念。这里所说的"度",主要是指劳动强度的强弱和劳动时间的长短,要根据每个人的个体差异(年龄、体质等因素)而灵活掌握。一般来说,可借鉴以下做法:①体力劳动要轻重相宜。②脑力劳动要与体力活动相结合。③休息方式多样化,除采用睡眠形式外,还可选用听音乐、聊天、下棋、散步、观景、钓鱼、赋诗作画、打拳等方式。

第二章　食疗养生术

　　饮食养生是指在中医养生理论的指导下,合理地摄取食物,以达到增进健康、益寿延年的目的。早在春秋战国时期,人们就已经重视饮食养生。《周礼·天官》有"食医"的记载,其职责是"掌和王之六食、六饮、六膳、百酱、八珍之齐"。

　　《黄帝内经》中提出了饮食平衡理论,明确了"谷肉果菜"等食物对人体的调理作用,如《素问·脏气法时论》指出:"五谷为养、五果为助、五畜为益、五菜为充,气味和而服之,以补精益气。"

　　饮食是供给机体营养物质的源泉,是维持人体生长、发育,完成各种生理功能,保证生命活动不可缺少的条件。人们常说"民以食为天",《难经》中说"人赖饮食以生。五谷之味,薰肤、充身、泽毛"。《养老奉亲书》中也说,"主身者神,养气者精,益精者气,资气者食。食者生民之天,活人之本也。"又说,"高年之人,真气耗竭,五脏衰弱,全仰饮食以资气血。"足见饮食对人体的重要性。

　　饮食养生的基本原理是"药食同源",《本草求真》一书中曾说"食物入口,等于药之治病,同为一理",即饮食养生与中药防治疾病所遵循的基本原理完全一致。如药物与食物均有"四性",即寒、凉、温、热。寒、凉性食物多有清热、泻火、凉血、解毒、滋阴等作用;温热性食物有温经、散寒、助阳、活血、通络等作用。

　　药物与食物均有"五味",即酸(涩)、苦、甘(淡)、辛、咸,从效用上来说,有"酸收"、"苦降"、"甘补"、"辛散"、"咸软"。此外,食物的归经、升降浮沉、补泻等,均与中药学中的相关理论相同。

　　而相对于药物治疗而言,饮食养生更容易被人接受,既能增进食欲,提高饮食质量,又有利于脾胃吸收,提高机体抗病能力,有效地抵御外邪而使机体免于患病。正因为此,所以才有"药补不如食补"的说法。

饮食养生的原则

　　在运用饮食养生法时,应遵循以下三条原则:

(1)协调脏腑。应注意协调各脏腑之间、整体与局部之间的关系,选择适当的食物来协调彼此之间的平衡。如视物昏花者,为肝血不足,饮食宜用滋补肝肾法,可选食猪肝、枸杞等;口舌生疮者,为心胃火旺,饮食宜用清胃泻火法,选食竹叶芦根茶等。肝火亢盛者,应选食菊花茼蒿饮等,以泻肝火;脾虚生痰者,应食枳术饭等,以健脾燥湿;肾阴虚不能滋肺者,应选食百合枸杞羹等,以滋肾润肺……

(2)平衡阴阳。根据个体的差异,补偏救弊,损有余补不足,恢复整体阴阳的动态平衡。如阳热亢盛者,宜用清热保津法,泻阳以和阴;阴寒偏盛者,宜用温经散寒法,补阳以制阴。气虚之体宜补气,如人参粥等;血虚之体宜补血,如当归生姜羊肉羹等。

(3)三因制宜。因人制宜、因地制宜、因时制宜,是饮食养生必须注意的原则。

①因人制宜:是根据个体的年龄、体质、性别等不同特点,选择合适的饮食。如儿童的饮食应健脾消食,慎食肥腻厚味,否则易导致肥胖;中青年人的饮食宜荤素并重,保证营养充足;老年人的饮食宜细碎软烂,以淡食为主,慎食寒凉食物。孕妇宜进食清淡性平之品;产后则应偏于温补。

②因地制宜:是根据不同地区地理环境的特点、气候的不同,选用适宜的饮食。如东南沿海地区,气候温暖潮湿,居民易感湿热,宜食清淡除湿的食物;西北高原地区,气候寒冷干燥,居民易受寒伤燥,宜食温阳散寒或生津润燥的食物。

③因时制宜:是根据时令气候的特点以及四时气候与内在脏器的密切关系,而选用适宜的饮食。如春季气温回升,饮食宜清淡温平,应多食时鲜蔬菜,少食肥肉等高脂肪和辛辣等食品;夏季炎热,宜食清凉解暑之品,又因夏季出汗较多,气阴易耗,故宜食些补益气阴的食品;秋季干燥,宜食用生津养肺、润燥护肤的食品;冬季寒冷,宜食温阳肉类食品,以助人体阳气潜藏。

饮食养生的内容

"饮食生民之天,活民之本。"注重饮食养生,达到抗衰防老、延年益寿的目的,是历代养生学家十分重视的研究项目。具体来说,饮食养生包括以下几方面的内容:

良好的饮食习惯、有节制的合理进食、五味调和的饮食平衡、顾护脾胃的摄生思想、注重饮食宜忌卫生等。

(1)养成良好的饮食习惯。应努力养成适量、定时有规律的饮食习惯。适量，是指不过饥也不过饱(即人们常说的"食至七分饱")，过饥和过饱都会影响身体健康，过饥则营养不足，过饱则易使胃肠功能失调。定时有规律是指一日三餐，定时进膳，同时遵循"早饭宜好，午饭宜饱，晚饭宜少"的原则。食无定时而随意进食，会打乱胃肠的活动规律，使消化功能失调，长期如此，则食欲逐渐减退，有损健康。

(2)均衡全面的饮食调和。在食物选择时要做到多样化，荤素结合，避免偏食，以保证人体吸收各种营养，满足生命的需要。此外，还应注意食物的合理搭配，即应选择性味、功效基本相同或某一方面性味、功效相近的食物互相配合，以增强原有食物的功效，而不能选择那些在同用后会降低原来功效甚至产生毒性反应的食物搭配。如冬虫夏草与老鸭相配有明显的增强补益强壮的作用，而柿子与蟹同食则会使人出现呕吐、腹胀、腹泻等食物中毒现象。

(3)寒温适度的摄生思想。饮食应寒温适度，即饮食的寒热应该适合人体的需要。《灵枢·师传》有"饮食者，热无灼灼，寒无沧沧"之说。饮食寒温不当，易损伤脾胃阴阳，影响脾胃运化功能，甚至伤及其他脏腑。如过食寒凉，日久则损伤脾胃阳气，发生腹痛、泄泻等病；过食辛温燥热，日久可使胃肠积热，出现口渴、腹满胀痛、便秘等症。元《饮膳正要》所记载的饮食养生方大多配伍草果、生姜、良姜、莱菔之类药物，其目的便是温中理气，以调护脾胃功能。

(4)注重饮食的趋利避害。即在中医养生理论指导下，通过改变不良饮食习惯与嗜好，避免食用不利于人体健康的食物，以达到保健养生、延年益寿的目的。例如，人在生病时，中医师开处方后，常会提醒患者服药期间的食物禁忌，即通常所说的"忌口"。一般说来，人在发热期间当忌食辣椒、胡椒、老姜、酒、狗肉、羊肉、虾等温热以及煎炸烧烤类等食物；胃痛、腹泻、咳嗽期间则忌食螃蟹、海带、田螺、西瓜等冷积之物；肝胆疾病、皮肤湿疹、过敏性体质者，忌食竹笋、虾、蟹、海鲜类发物。女子月经期间忌食生冷、酸辣、辛热香燥之品，应摄取清淡而富有营养之食品；妊娠期间忌食辛辣、腥膻之品，以免耗伤阴血而影响胎元，可进食甘平、甘凉补益之品，以助气血生长；产后忌食油腻和生冷瓜果，以防损伤脾胃和恶露留滞不下，也不宜吃辛热伤津之食，以防便秘难行和恶露过多，饮食宜清淡可口，易于消化吸收，又富有营养及足够的热量和水分，以助机体恢复。

第三章　沐浴养生术

利用沐浴的方法进行保健、养生、防治疾病在我国已有几千年历史。李时珍在《本草纲目》中说："教患疥癣风癞杨梅疮者,饱食入池,久浴得汗乃止,旬日自愈。"

在古代,"沐"指洗头,"浴"指洗身。现在"沐浴"合用,包括洗头洗身,称为洗澡。中医理论认为,沐浴有发汗解表、祛风除湿、行气活血、舒筋活络、调和阴阳、振奋精神等作用。因此,沐浴的意义不仅仅是用水洗净皮肤上的污垢,也是一种强身健体的养生方式。

唐朝的司马承祯在《天隐子》里提到:"斋戒者,非蔬茹饮食而已;澡身者,非汤浴去垢而已。盖其法在节食调中,摩擦畅外者也。"

沐浴的方法多种多样,按介质来分,可分有形、无形两种,前者如水浴、泥浴,后者如空气浴、日光浴。其中水浴又可分冷水浴、温水浴、蒸汽浴、矿泉浴、药浴等。这些沐浴方法都是充分利用物理效应(如温度刺激、机械刺激、太阳射线刺激)和化学效应(药物的吸收等)达到锻炼身体、防病治病、延年益寿的目的。

沐浴养生的方法

包括冷水浴、药浴、温泉浴、干浴、日光浴、森林浴等。

(1)冷水浴。用来沐浴的水的温度低于25℃,使受浴者身体接受寒冷水温刺激,达到调整各系统功能和提高机体免疫力目的的方法叫做冷水浴。冷水浴可以锻炼身体,增强抗病能力、抗寒能力,尤其对预防感冒、支气管炎等呼吸系统疾病有效,并能起到增强血管功能,健美美容的作用。

冷水浴包括浴面、浴身、浴足、浸浴、冲淋、冬泳等形式。人体对寒冷刺激一般分为三个反应阶段:即初期寒冷阶段,此时皮肤血管收缩,散热减少;反应温暖阶段,此时外周血管扩张,身体发热,血压正常,此阶段持续时间长短,与水温、气温、人体耐寒能力等因素有关;寒战阶段,此时外周血管再次收缩,皮肤苍白、口唇发紫,周身寒战,间晕恶心。冷水浴应在第三期出现前结束,这样就可使全身血管受到一缩一胀的锻炼,也不会有损健康。

(2)药浴。药浴是中医常用的外治方法之一,即用一定浓度的药液,通过洗浴或浸泡全身,使药浴液中的有效成分,直接作用于病变部位,起到杀菌、止痛、止痒、消炎的作用,同时通过皮肤吸收进入血液循环,到达人体各个组织器官,发挥药物的治疗作用。古代养生家就已经认识到药浴的保健作用。

药浴形式多种多样,常用的有浸浴、熏浴、烫敷三种。就养生作用而言,以浸浴最常见。①浸浴。将药物用纱布包好,加水浸泡一段时间后,再煎煮一段时间,直至香味大出,将药液倒入浴缸,加温水,即可浸浴(全身或局部)。一般来说,一剂药可用2~3次,每次浸浴20分钟,每日一次即可。②熏浴。将药物用纱布包好,加水在较大容器中煎煮,用煎煮时产生的热气熏蒸局部;或用蒸汽室做全身浴疗。通常趁药液温度高、多蒸汽时,先熏蒸后淋洗,当温度降至42℃以下时,再进行浸浴。③烫敷。将药物分别放入两个纱布袋中上笼屉或蒸锅内蒸透,乘热交替放在局部烫贴,可加上按摩穴位,效果更佳。

(3)温泉浴。温泉浴有很好的保健和辅助治疗作用。李时珍的《本草纲目》记载:"温泉主治诸风湿、筋骨挛缩及肌皮顽疥,手足不遂……"温泉浴对多种皮肤病、肌肉关节病、消化系统疾病均有很好的疗效。

温泉对人体的作用机理有两个方面:①物理效应。指水和水温对人体的作用。泉水的温热可使毛细血管扩张,促进血液循环,而水的机械浮力与静水压力作用,可起到按摩、收敛、消肿、止痛之效能。②化学效应。温泉水中大多含有硫化氢、二氧化碳、氡等气体,以及铁、锂、硼等各种微量元素,还含有大量阴、阳离子,这些特殊物质都会对人体起作用。不同的温泉适应证并不完全相同,例如硫化氢泉具有兴奋作用,因此就不适合于神经官能症患者,而碳酸氢钠泉及硫酸钠泉主要用于消化系统疾病,碘泉用于治疗妇科病及循环系统疾病。

温泉浴一般每次10~20分钟。洗温泉浴还要注意个人卫生,以防疾病交叉传染。患有汗证、虚劳、热证等疾病的人忌洗温泉浴,一些有开放性伤口的病人也最好不要洗温泉浴。

如果没有条件进行温泉浴,还可以在家中进行热水浴,可以利用热水的物理效用,起到类似的保健作用。也可以根据需要在热水中加入如酒、醋、茶、盐、奶等各种添加剂,以增强热水浴的保健效果。

（4）干浴。干浴又叫干洗澡。是一种以手或工具摩擦全身皮肤的健身方法。历代不少养生家推崇此法。《养生延命录·导引按摩篇》说："摩手令热以摩身体，从上至下，名曰干浴。"做干浴锻炼的顺序一般可分为两种。一种是两手擦热，按上肢—头—腹—足的顺序擦遍全身。另一种是在双手擦热后按头—顶—颜面—左右上肢—胸腹—两肋腰背—下肢—脚底的顺序。

前一顺序适用于肌肉无力、静脉回流不畅的患者，手法在下肢时多采用向心方向重、离心方向轻的方式；后一顺序适用于高血压患者、精神亢奋、失眠患者。用干毛巾或轻刷子代替手也可。

干浴可给人一种温暖舒适的感觉，给人以轻松、愉快、舒适与灵活感。操作时间最好安排在夜间睡觉前和早起时，要求室内温度适宜，空气新鲜，摩擦前排尽大、小便，只穿内衣裤，循序渐进、持之以恒即可。

（5）日光浴。古时又称作"晒疗"。《黄庭经》说其作用是"日月之华救老残"。其作用机理实际上是空气浴加上紫外线、可见光、红外线的综合照射治疗，具有杀菌消毒、促进钙磷代谢、消炎镇痛、调摄精神等良好作用。并对糖尿病、神经官能症、痛风、小儿佝偻病、湿疹、脚癣等疾病有效。

日光浴的时间夏季在上午8~10点，下午3~5点；其他三季最好在上午9~12点，其地点以空气清新的海滨、公园为好。

日光浴时只穿内衣裤，使皮肤直接感受阳光，可卧可坐，并不断变换体位，以均匀受光。照射时间每次15分钟或遵医嘱，并抹油膏进行保护，以防时间过长对机体不利。要注意的是，空腹、饱食、疲劳、严重心脏病患者、高血压、甲亢、出血倾向者不宜进行日光浴。

（6）森林浴。这是一种比较新的健身方法，它适合于受公害侵袭和紧张压迫感的大城市居民的身体锻炼，在日本和欧洲颇受欢迎。这种活动通过在树林中裸露肢体，或少穿衣服，并配合适当劳动、运动，呼吸森林中新鲜空气和树木散发的挥发油来使身体更加健康。进行森林浴时可适当增加运动量，如散步、慢跑、体操，以求吸进更多的新鲜空气和草木花香，促进体内代谢，充分发挥森林浴的作用。

沐浴养生的原则

沐浴养生要遵循因人而异、因时而异，循序渐进、长期坚持的原则。因为各人的体质、疾病、地域不同,所以应选择不同时间、方法进行沐浴养生。如体质弱的人、妇女妊娠期间或心血管疾病患者,就不适宜在冬天进行冷水浴,因为强烈的刺激易使体质弱的人感冒伤风,孕妇早产、流产,心血管患者易发生心肌梗塞或中风。所谓循序渐进是指先从小刺激开始,逐渐加大强度。如在夏天进行凉水浴,再逐渐变为冷水浴,坚持到冬天,这样对增强身体素质非常有利。另外,沐浴养生不是一天两天就能奏效的,只有坚持不懈才会有效果。三天打鱼、两天晒网,不但不会有效果,反而会引起身体不适和疾病。

沐浴养生的宜忌

要想发挥沐浴的养生作用,就应该讲究沐浴的方法,防止因沐浴不当导致的意外事故。应该避免空腹、饱餐后沐浴。室内沐浴时,要防止煤气中毒。热水浴时间不宜过长。患有心脏病、高血压或肾病患者不宜进入浴池洗澡,最好改用淋浴或擦浴,以防发生意外。过勤洗澡易导致疲劳,对身体不利,因此沐浴的时间间隔不宜太短,除夏天每天一次外,其他季节每周洗2~3次即可。温泉浴(或热水浴)不宜在空腹或饱餐后进行,疲劳时亦不宜进行;老人和身体虚弱者在温泉浴(或热水浴)后偶尔有发生虚脱晕倒者,若感到头晕、心悸,应立即出浴。

患有某些疾病时,不宜洗温泉浴。例如,溃疡病出血期、重症糖尿病、晚期高血压、严重的心功能不全、肝硬化、各种肿瘤、心肌炎、心力衰竭、心肌梗死急性期、脑血管意外急性期、肝或肾功能不全、精神病、癫痫、癔病、急性传染病、活动性肺结核及孕妇,都属于温泉治疗的禁忌症。此外,青年男子不宜过多进行温泉浴或蒸汽浴,否则可能导致不育。

医学家曾对喜欢蒸汽浴的男性进行过研究,发现多次蒸汽浴后,男性的精子数量减少、精子活力减弱,未成熟的精子和畸形精子增加。如果男性每周泡温泉或热水浴3~4次,温度40℃以上,产生头部畸形精子和不成熟精子均有明显增高。而且随着水温的增高和洗浴次数的增加,精子的数量和活力则随之下降。精子质量不高,最终将导致男性不育。

沐浴养生有多种方法,对人体的作用也各不相同,只有正确掌握沐浴的方法和宜忌,才能更好地达到防病治病、养生保健的目的。

第四章　运动保健术

一个人能养成良好的运动习惯,并且持之以恒,便能在一生中享受健康身体给予的旺盛精力和生命活力。运动是人类保养生命的主要方法,积极锻炼是保证身心健康的首要途径。古人云:"动则不衰。"现代科学家说:"生命在于运动。"

我国的古代养生学家,就创造了气功、武术等运动形式,将肢体运动与呼吸吐纳相结合,对人体起到运行气血、协调脏腑、疏通经络、强健筋骨、宁神定志、激发潜能的作用,以求达到祛除病邪,强身健体,延年益寿的目的。

这种用于养生的运动不同于现代竞技运动,其目的在于延年益寿、强身健体,而没有争取第一、夺取冠军的目的。养生运动讲究的是身体内部功能的融和圆通,注重的是自身的精神状态、形体动作与自然界融为一体,表现为祥和安坦,从容不迫,而没有现代体育那样激烈勇猛,争先恐后。

运动养生的原则

运动的方法甚多,作用特点各异,因此,在运用时,必须遵循因时制宜、因人而异、循序渐进和持之以恒等原则。

(1)因时制宜。《黄帝内经》中说:"智者之养生也,必顺四时而适寒暑。"个人的运动必须与自然界的变化同步,即顺应四时的自然变化。如春季阳气升发,运动可选在户外进行,有利于人体吐故纳新,采纳真气。

如五禽戏、易筋经、八段锦、太极拳等均是不错的选择,可以活动筋骨、畅达气血。夏季气候炎热,运动应以练气为主,防止运动量过大。内养功、十六字诀、太极拳、站桩功等均是不错的选择。时间上可选在晨起凉爽之时,于阴凉处锻炼,既能使体内阳气宣发于外,又能避免消耗人体阴津过多而引起中暑。秋、冬季节,应选择收敛神气、敛阴护阳、益肾固精功效的运动法。秋季以静功为主,如十六字诀、内养功、放松功等,配合一些具有一定运动量的传统健身运动法,如太极拳、八段锦。冬季则以动功为主,运阳气以抗御外界寒气,如五禽戏、八段锦、太极拳、易筋经等,配合强壮体质类的导引法如强壮功、固精功、内养功等。

户外运动时要避免在大风、大雾、大雪的天气;室内锻炼时则要注意勤开门窗,使空气流动。

因时制宜还应注意一日之中昼夜晨昏的变化。晨起以户外锻炼为宜,可增强一定的运动量,以运布阳气,滑利关节;日中以练息为主;晚餐后以吐纳练息、内养调神、固藏精气为主,也可按摩腹部,以健脾胃、利消化。

(2)因人而异。人的禀赋有强弱,体质有差异,年龄有大小,职业有不同,因此,在选择运动方法时,要因人而异。例如,禀赋强者,应学会形神并练,充分运用先天禀赋上的优势,以不断培壮后天;禀赋弱者,则宜选择对脾肾有益的强壮健身运动法,借以固本补虚,强身健骨。肥胖人多属痰湿体质,应以练形为主,兼顾练神的运动,如五禽戏、八段锦、易筋经等;削瘦者多属阴虚体质,应以练意为主,如放松功、内养功、强壮功等。

情绪急躁的人,要以轻柔舒缓的传统健身运动法为主;做事拖拉的人,则应适当参与一些动作激烈的竞技运动。青年人可以选择强度较大的运动,有助于保持旺盛的生命力;老年人则不能运动量过大,以免劳伤筋骨,同时,老年人最好不要屏息练气,以免损伤心肺。

脑力劳动者应适当增加运动量,以调节阴阳平衡,畅通经络气血,激发潜在智能;体力劳动者,则应以休息调整强壮一类的方法为主,如内养功、强壮功等。

疾病康复期,对运动方法的选择更为重要。传统运动中的功法,其功能各异,如松静功、内养功、周天功等,重在调整阴阳,练养精气神;放松功、鹤翔桩、保健功等,可宣畅经络、调和气血;易筋经、五禽戏、太极拳等,可锻炼筋骨,调整脏腑功能;各种禅定、静坐等,有强记益智之功。根据病情不同,选择适宜的运动方法,如阴虚者用静功,阳虚者用动功;体质虚弱者,宜选内养功,且多取卧式、坐式;体质较强者,可选站桩功、行功等;心血管系统疾患,应以练放松功为主;慢性消化系统及呼吸系统疾患,宜选内养功;神经衰弱、阳痿、早泄者,则可选强壮功、固精功等。

(3)循序渐进。运动养生切记应循序渐进,不要总想着在短时间内能够奏效。如果急于求成,容易导致损伤肢体,诱发痼疾,即使练之日久,亦是一无所得。运动时要避免某个肢体或关节过久地做一个动作,以免伤害骨骼和关节;要掌握运动的量和度,运动量太大反而会降低人的抗病能力。锻炼方法的选择上,应先简后繁,从易到难。在练习时应顺其自然,轻松愉快,才能从中获益,千万不可执意追求所谓的神功异术。每次锻炼后应以机体舒适自然为度,不应产生胸闷、头晕、疲乏、食欲不振、睡眠不安等现象。

(4)持之以恒。运动不可朝三暮四,应长期不懈,持之以恒。当然,持之以恒也不是刻板机械,不可变通,若患急性感染病如感冒等,则应暂停,等疾病治愈后再进行锻炼。另外,如在锻炼过程中产生了某些副作用,也应减少锻炼量,或更改锻炼计划,甚至暂停锻炼,待机体恢复正常后再进行。

(5)遵循宜忌。锻炼前,要做一些准备工作,例如平定情绪,放松精神,排净大小便,宽衣松带,做一些舒展肢体的热身活动。锻炼后,应依次放松意念和肢体。

(6)形式多样。每项运动使用不同的肌肉,或以不同的方式使用同部位的肌肉,运动多样化能更全面地使身体健康。因此,在选择运动方法时,不可拘泥于某一种运动方法,在某一项运动锻炼了一段时间后,可以尝试其他的运动,使全身各部位都得到很好的锻炼。

运动养生的要点

要想通过运动锻炼达到养生的效果,就需要领会运动养生的深切内涵,否则,只能是只练皮毛,难得精髓。中国传统的运动养生特点可以概括为二十个字:"三才兼修,融会形神,神在形先,意领气行,贯通百脉。"

人在运动锻炼时,应达成天、地、人三才的和谐统一,根据四时气候、地理环境的不同,选择不同的运动方式,使人体生理功能与自然环境互相协调,以天地之精华充养人体。此外,运动时不仅仅是形体的动作,而是要练形、练气、练神,达到身心状态的协调和完好。每一种运动方法,都要做到形、神、息并调,精、气、神并练。

(1)练神。即宁静思想、排除杂念以练意。要求在运动时做到精神放松,入静,意念集中,排除杂念干扰,使情绪改善,心神宁静明智。《黄帝内经》中说"主明则下安,以此养生则寿",便是说人处于情绪稳定,精神饱满状态时,精力就会充沛,脑力和体力劳动效率也高,机体内外环境易于协调,人的身心愉快健康。

相反,当人处于消极、不安的情绪状态时,人的中枢神经功能状态不良,心理活动失常,植物神经系统功能紊乱,因而易诱发或加重病情。

(2)练形。即运动肢体、自我按摩以练形。指通过运动肢体、自我按摩的活动,可以行气活血,疏通经络,滑利筋骨,消除疲劳,而肌肉、骨骼的放松,又有助于中枢神经系统,尤其是交感神经系统紧张性的下降。练形时必须集中注意力,宁静思想,这对大脑皮质也起着自我抑制的作用,可使过度兴奋而致功能紊乱的大脑皮质得到复原,对外来有害刺激产生保护作用,以此实现形神统一。

(3)练气。即呼吸吐纳、调整鼻息以练气。指通过呼吸吐纳,调整气息,配合精神引导,形体运动,可使气血流通,潜藏内气。调整气息时,或采用自然呼吸,或采用逆呼吸,或采用胎息(亦称丹田呼吸),既能按摩内脏,促进血液循环,增进器官功能,又能兴奋呼吸中枢,从而进一步影响和调节植物神经系统,使机体进入心神宁静、真气内守的"内稳定"状态。这对增强体质,防治疾病是十分有益的。

第五章 娱乐保健术

《荀子·乐论》说："夫乐者,乐也,人情之所不免也,故人不能无乐。"可见娱乐在中国传统养生之道中的重要性。《欧阳忠公全集》卷一百三十记载:"昨因患两手中指拘挛,医者言为数运动以导其气滞者,为之弹琴可为。"欧阳修通过弹琴训练,手指的疾病竟然治好了。《汉书》记载汉元帝为太子时"体不安,健忘不乐",但通过吹箫和阅读奇闻轶事,结果身体完全康复了。

娱乐养生,就是积极参与各种具有娱乐性质的活动,使人的心情舒畅,消愁解闷,还可解除疲劳,促使气血流通,直接或间接改善生理功能,达到保健祛病、延年益寿的目的。娱乐养生是传统中医养生的一个重要组成部分,受到历代养生学家的重视。

随着现代工业化社会的发展,人们的心理、情绪、精神因素,对生理状态的影响越来越明显。人们常患的一些疾病,在很大程度上是由于心理因素所诱发的,如心脑血管病、癌症、溃疡等,娱乐养生以其能动的、情绪的、原始的、精神的综合能量,对人的身心健康有很好的促进作用,而且其养生方式贴近生活,属于享受型的方法,因此越来越受到人们的欢迎。

娱乐养生的方式可以分为两种:一种重在健身,一种重在养心。重在健身的是指要亲身参加娱乐活动的操作,比如弹琴、唱歌、跳舞、下棋、栽花种草、作书绘画等,既能愉悦心情,又能起到活动筋骨、锻炼身体的作用;重在养心的娱乐活动则不需要亲自去参加,只是观赏达到"娱耳目,乐心意"的目的,如观看各种文娱活动的表演,这对情绪不好和有情志疾病的人,能产生较好的养生效果。

这两种娱乐方式只要运用得当,都能起到养生的作用,甚至能起到许多药物治疗所起不到的良好作用。

娱乐养生的方法很多,有音乐、歌咏、弈棋、书画、养花、垂钓等,宋代陈直《养老奉亲书》中列举了不少娱乐养生的方法,如"读义理学,学法帖字,澄心静坐,益友交谈,小酌半醺,栽花种竹,听琴玩鹤,焚香煎茶,登城观山,寓意弈棋"。

在日常生活中,如果能积极参与各种娱乐活动,会取得很好的养生效果。

颐神养性的音乐

音乐是养生疗疾的良药。古人很早就懂得用音乐来养身养性、治疗疾病。如汉代就有记载:"以管(乐器)为席……扶诸而来者,舆而来者,皆平复如故。"而且效果很好。宋金时代著名医家张子和《儒门事亲·卷三》中指出:"好药者,与之笙笛不辍。"意思是用笙笛一类乐器给人演奏,是一种很好的药。

音乐对于人心理的影响可直接而迅速地表现出来,它对生理的影响(如心率、血压、血流状况、胃肠蠕动等)也显而易见。一曲节奏明快、悦耳动听的乐曲会把你带入音乐之中,拂去你心中的不快,乐而忘忧。此时,体内的神经体液系统也处在最佳状态,从而达到调和内外、协调气血运行的效果。在现代,音乐养生也已越来越得到人们的重视,如在美国,就有一百多所大学开设有音乐治疗专业,在很多大医院里都设有音乐治疗部门。在我国,很多医院和疗养院采用为患者播放优美轻音乐的办法,治疗高血压、心脏病、哮喘等疾病,都收到了很好的效果。

(1)音乐养生的理论基础。中国的音乐养生强调形神一体,身心双修。中国传统的音乐养生的理论基础是中医学的"五音通五脏"理论。古人把音乐按声的高低分为五等,即"宫、商、角、徵、羽"。这五音又分别与五脏相通,宫动脾,商动肺,角动肝,徵动心,羽动肾,即"天有五音,人有五脏……此人与天地相应也"。这就将千变万化的声音,按照五行的分类方法,分别和心(火)、肝(木)、脾(土)、肺(金)、肾(水)五脏发生了有机的联系。音乐的内蕴是以人的情感为轴心的,古人把五音各调所发出的精神效应进行归类:"宫音和平雄厚,庄重宽宏;商音慷壮哀郁,惨怃健捷;角音圆长通澈,廉直温恭;徵音婉愉流利,雅而柔顺;羽音高洁澄净,淡荡清邈。"

(2)音乐养生的作用。好的音乐,其声波能引起人体组织细胞发生和谐的同步共振,使人体生物节律(如脉搏起伏,心率快慢,呼吸节奏,胃肠蠕动,甚至肌肉的收缩舒张等)得到良好的调节,激发人体潜能。此外,对中枢和内分泌系统也是一种良性刺激,能促进神经内分泌系统分泌出有益于健康的激素、酶、神经介质等生命活性物质,从而促进人体的新陈代谢。

中国传统的养生学认为,音乐可以平衡阴阳。例如,情志不畅的人,每每由于不良情绪对内分泌造成不良影响,使体内阴阳失衡,从而诱发各类疾病,而音乐能陶冶情操,纠正内环境,使身体和精神同时获得营养,恰到好处地维持生命运动过程的阴阳平衡,以及保持精气神的统一,促进人的身心健康。

(3)音乐作品的选择。音乐的形式多种多样,对人体的影响也各不相同,有的有兴奋作用,有的则起抑制效果。人体素质的各不相同,性格特点的迥然有异,文化素养的高下悬殊,这些都要求在选择音乐作品时,必须充分考虑到个体差异。一个重要的选择原则是以"五音通五脏"理论为基础,根据五音的表现特点,分别对应相应的脏腑,或相应的人格特征、疾病特征,以及各种不同的情绪特征,来选用相应的音乐作品。

《素问》中说:"怒伤肝,悲制怒;喜伤心,恐胜喜;思伤脾,怒胜思;忧伤肺,喜胜忧;恐伤肾,思胜恐。"在选择音乐时,可以以情制情,对证施乐。例如,过度愤怒的人,可以听一些凄切苍凉的乐曲(如《走西口》),来制约因大怒而致的肝气上逆诸证;过度压抑的人,可以欣赏一些激昂、悲愤的旋律,强大而带震撼性的音乐(如《啊,莫愁,莫愁》),帮助宣泄郁闷的心志;过度悲哀的人,则可以听一些欢快明亮的音乐(如《百鸟朝凤》)来解除患者悲愁、抑郁的心情;过分恐惧时,则可以听一些庄重宽宏、中和温厚的音乐(如《友谊地久天长》),特别具有安神的作用。

值得注意的是,并非所有的音乐都对人体有益。例如,靡靡之音使人消极颓废;节奏疯狂,音调、旋律怪诞的音乐,或过分吵闹,过分起伏、跳跃的乐曲,会使神经系统受到刺激,有的人还会出现恶心呕吐……古人曾说:淫声不可入耳。因此,应远离这些不健康的音乐。

(4)音乐养生的方法。音乐养生可以单独使用,也可以与其他养生方法,如饮食、舞蹈、运动等同时应用,会有更好的养生效果。在欣赏或演奏音乐时,既可以个人静静欣赏,也可以邀请朋友一起参与。从音乐养生的方法来看,可以有以下几种:

①欣赏。选择适宜的音乐作品,伴随音乐的声音进入自身体验的精神活动之中,以达到心理疏导、安定情志、纠正病态的目的。欣赏时要排除杂念,用心体验音乐作品所表现的意境,使全身功能趋于平静,生理系统进入有序状态。

②演奏。选择曲目和乐器,曲目可由浅入深,循序渐进。如果没有演奏经验,可以选用比较简单的乐器(如锣、鼓、木鱼、梆子、镲等),自己掌握节奏,自娱

自乐便可以。

③冥想。在聆听音乐(也可以是自然音响)时进行联想、回忆、幻想等心理活动,使自己进入一个优美、奇妙的境地,在闭目养神的状态中使身心与大自然融为一体,进入一种似睡非睡、似梦非梦的状态。经常进行冥想活动,可以使人保持良好的心理状态,提高身体免疫力。

舒缓情绪的歌咏

即唱歌和吟咏,是娱乐养生的另一种方式,是人们自娱自乐,愉悦精神,陶冶性情,疏解压力的娱乐行为。通过歌唱(或吟咏)一些格调高雅的作品,能给人以青春、活力、和谐与激情,唤起人们对生活的热爱、对美的追求,调动起积极向上的健康情趣,并借此排遣积聚日久不得宣泄的烦恼,释放内心的压抑。此外,歌咏是一种全身心的运动,气息的掌握,音量高低的调节,感情的投入,呼吸肌以及其他肌肉的运动,是一种全身心的运动,是对内脏器官的全方位按摩。

歌咏锻炼了呼吸功能,这对呼吸道疾病患者尤为有助,如患有慢性支气管炎、支气管哮喘的患者,通过歌咏,可以很好地缓解症状。

健美修身的舞蹈

舞蹈既能娱人心神,又能活动形体,是娱乐养生的一个好方法。我国古代很早就懂得用舞蹈来健身治病。《吕氏春秋·古乐篇》说:"远古地阴,凝而多寒,民气郁淤而滞着,筋骨缩瑟而不达,故作舞以宣导之。"据历史文献记载:"随康氏时,水渎不疏,江不行其原,阴凝而易闷,人既郁于内,腠理滞着而重腿,得所以利关节者,乃制之舞,教人引舞以利导之。"说明我国最迟在夏代就已经懂得用舞防病治患者。

不管是民族舞,还是现代交谊舞,都能带给人们美的享受,陶冶人们的艺术情趣,激发人们对生活的热爱。生活在现代社会中的人,常因工作节奏过快,脑力劳动负荷过高,社会交往过于繁杂而感到生活的巨大压力,精神极易感到疲劳,对于中老年人来说,生理心理更易受到困扰。而舞蹈时无拘无束的感觉,轻松喜悦的气氛,能使烦恼和心理压力消散,使消沉、颓丧的情绪得到化解。

舞蹈可以获得均衡的全身性的锻炼,有助于保持形体健美,防治四肢关节疾病。舞蹈还能调节内脏平滑肌的运动节律,所以对消化不良,胃纳不佳的人,能增加食欲,促进食物排空,加强吸收功能。一般来说,舞蹈对心血管疾病、呼吸道疾病及胃肠、泌尿系统疾病都具有一定的防治作用。

需要注意的是,要根据年龄和身体状况合理选择舞种,年龄较大者可选择节奏较慢的舞蹈,儿童则宜跳动作柔和的舞蹈。此外,跳舞不可过量,尤其是快节奏的舞蹈,消耗能量可达安静时的7~8倍,若消耗超过了人体的正常负荷,反而会影响健康。

延缓衰老的弈棋

棋的种类很多,常见的有中国象棋、国际象棋、围棋、跳棋、军棋等等。下棋是一种有益于身心的养生活动。业余时间杀上几盘,可增加生活的情趣,有益于生活的调节,又有利于智力开发。尤其是中老年人身体较弱,不宜作剧烈运动,下棋是一种很好的娱乐活动。

"善弈者长寿"是中国古代医学家作出的结论。从医学观点看,下棋时通过对情绪的控制,可调节生理机能,对延缓衰老和开发智力有很好的帮助。一方面,人在对弈时全神贯注、意守棋局,杂念尽消,保证大脑获得积极休息;另一方面,对弈得多动脑,提高大脑的思维能力,脑细胞利用率高,有防止大脑动脉硬化、预防老年性痴呆症的作用。此外,弈棋还可促进人际交往和人际关系的改善,以棋会友,不失为开展社交活动的好办法。

媲美气功的书画

在传统娱乐养生法中,书画专指中国国画与毛笔书法。书法是一种高级的艺术享受,又是人们心与神的精细表现手法。中国的书法十分优美,作书能将书者的内心精神世界通过笔端,宣泄在点画之中,所以能"舒心中气,散心中郁"。舒怀畅志,使大脑的兴奋和抑制得到平衡,手臂和腰部肌肉得到锻炼,促进血液循环和新陈代谢,有利健康和治疗疾病。

从古至今,书画家大多长寿。有人说练书法绘画是"不练气功的气功锻炼",这句话是很有道理的。首先,书法绘画讲究意念,做练习时要求平心静气、全神贯注、排除杂念,这点与气功的呼吸锻炼有异曲同工之妙;其次,书法绘画讲究姿势,要求头端正、肩平齐、胸张背直、提肘悬腕,将全身的力量集中在上肢,这又与气功修炼的姿势接近。有所不同的是,书画练习摆脱了气功为练而练的单纯,将身心锻炼寓于艺术娱乐活动之中,更能体验到创作后的欢乐和美的享受,最终达到修身养性的养生目的,故书法绘画被人称为"艺术气功"。

不同的书体对人也有不同的影响。例如,楷书端正、恬静,能除人矜躁,周星莲《临池管见》说:"静坐作楷书数十字或数百字,便觉矜躁俱平。"隶书沉重稳健,使人气血平和,情绪稳定,对头痛、失眠、高血压、神经衰弱、冠心病等患者能起到调节心理状态的作用。行草欢快、活泼、潇洒自如,刚柔相间,使人感情奔放,情绪高扬,对心情抑郁、身体虚弱、情绪消极、缺乏生气的人,能激发其热情,增加其活力。

第六章　中医保健术

中医保健主要以经络推拿养生为主。人体的脏腑、器官、皮毛、孔窍、肌肉、筋腱、骨骼等,就是依靠经络的沟通和连接而成为一个有机的整体。中医说"痛则不通,通则不痛",经络阻塞是疾病形成的原因,保持经络通畅是预防疾病的首要前提。

经络,是经和络的总称。经,又称经脉,是经络系统中纵行的主干;络,又称络脉,是经脉别出的分支。经络纵横交错,遍布于人体的全身,是人体气血运行的通道,也是连接人体各个部分的基本途径。

经络养生法是按中医经络原理,应用经络调理身体失调部分,以维护身体阴阳平衡,达到祛病、健身、益寿的目的。具体的操作方法有针、灸、推拿等,其中以推拿的应用最为广泛。

推拿养生的作用

推拿养生又称为按摩养生,古称按跷、案杌。这是一种用双手在体表和经络腧穴上施行手法来防治疾病的方法。推拿是一种非侵入性的养生方法,人们容易接受。推拿的作用主要包括平衡人体阴阳;调整脏腑功能;疏通经络、行气活血;理筋整复、滑利关节四大方面。

(1)平衡人体阴阳。中医理论认为,阴阳平衡是维持正常生命活动的根本条件,而阴阳失衡是一切疾病发生的根本原因,贯穿于一切疾病的发生、发展的始终。推拿的目的就是针对疾病过程中出现的阴阳失调,采用不同的手法补其不足或泻其有余,使机体失于平衡的阴阳在不断运动变化的手法中得以调整,重新恢复平衡。

(2)调整脏腑功能。中医学认为,人体各脏腑生理功能之间的平衡协调,是维持体内环境相对恒定的重要环节。若人体脏腑功能紊乱则会导致疾病的发生。脏腑虽然在人的体内,但通过经络与体表联系起来,并且每一脏腑都有自己相对应的经脉和络脉,沿一定路线在体表循行。脏腑病变,往往通过经络反映到体表,即"有诸内必形于诸外",而体表一些部位的按压刺激,也能通过经络传导到内脏及有关部位而产生治疗效应。根据这一理论,推拿主要是通过手法刺激体表相应的腧穴、痛点,从而通过经络发挥其调整脏腑功能的作用,如搓摩胁肋以疏肝、振拍胸廓以肃肺、心前区按压以救神、擦腰能透热以补肾、顺逆时针摩腹以调肠等。

(3)疏通经络、行气活血。中医学认为疾病的发生、发展、转归与经络系统有密切的关联。若经络不通,则气血运行不畅,会导致五脏、六腑、皮、肉、筋、脉及关节生理功能出现异常或功能低下。推拿时,对人体体表的经络、腧穴进行直接的刺激,从而调整了经络系统的功能,恢复经络系统的阴阳平衡,最终在经络系统的调节下,促进气血的运行。此外,通过手法对机体体表做功,能够产生热效应,从而加速气血的流动。

(4)理筋整复,滑利关节。筋骨、关节是人体的运动器官。中医认为,筋骨关节受损,必累及气血,导致气滞血淤,阻塞经络,为肿为痛,从而影响肢体关节的活动。推拿时,通过手法作用于损伤的局部,能够促进气血的运行,消肿祛淤,理气止痛。此外,推拿的整骨复位手法可以直接纠正筋出槽、骨错缝,使经络之气血平和,从而达到理筋整复的目的。适当的被动运动手法还可以起到分离粘连、滑利关节的作用。

推拿的常用手法

推拿效果的好与坏,关键在于手法。如手法掌握得纯熟、选择得适宜,才能极尽运用之妙。如《医宗金鉴》中所言:"一旦临症,机触于外,巧生于内,手随心转,法从手出。"根据不同的养生要求,选择适宜的推拿手法,达到养生的目的。

现有的推拿手法已经多达上百种,较为常用的有以下几种:

(1)按法。以指、掌、肘按压体表。适用于全身各部位。具有通经活络、舒筋解痉、镇静止痛、健脾和胃等作用。按法可缓解肌肉痉挛,抑制神经兴奋,改善组织的血运和营养,增强机体的氧化过程,改善淋巴管内的淤滞状态等。

(2)摩法。用掌面或指面在体表做环形或直线往返摩动,是一种最轻柔的手法,分为指摩法、掌摩法等,是胸腹、胁肋部常用的手法,具有行气活血、消肿止痛、温经散寒、理气和中、消积导滞、通畅气机等作用,可提高局部皮肤温度,加速血液和淋巴液的循环,增进新陈代谢,调节脏腑功能。

(3)擦法。用大鱼际、小鱼际或掌根附着在施术部位,进行快速往返移动,使之产生一定热量的方法。操作时用力要适中,切忌用力过大,避免把皮肤擦破。具有温经通络、行气活血、清肿止痛、祛风除湿、健运脾胃、补益气血等作用。能提高局部皮肤温度,改善血流、淋巴液的循环,加速新陈代谢,软化瘢痕组织,改善汗腺与皮脂腺的分泌功能,消耗分解皮下多余脂肪。常用于治疗内脏虚损及气血功能失常的病症。

(4)推法。以指、掌或肘部着力于体表一定部位,做较快速的直线往返运动。可用于机体各个部位。有疏经通络、理筋活血、消淤散结等作用。可加强血液循环,改善呼吸系统功能,缓解肌肉痉挛,增强肌肤的弹性及皮肤的光泽,减少皱纹。

(5)拿法。用拇指与其余四指用力,提捏或揉捏肌肤,称为拿法。有"捏而提起谓之拿"的说法。用力要求由轻到重,再由重到轻。适用于颈项、肩及四肢。具有祛风散寒、舒筋通络、开窍止痛、强健脾胃等作用。拿法能改善肌肉组织的营养,增强肌肤的弹性,增强抗病能力,解除肌肉筋骨的酸痛,调节肠胃的蠕动功能。

(6)捏法。指与指相对用力捏挤肌肤的一类手法,捏起的是皮肤及皮下组织,用力要协调,对称均匀,分为三指捏和五指捏,适用于颈项、肩部、四肢和脊背等部位,具有舒筋通络、止痛解痉、活血行气、健脾和胃等作用。捏法能加速血流循环,松解关节及粘连,消耗皮下脂肪,增强肌肤弹性和光泽。

(7)揉法。用手指指腹、大鱼际或掌根部着力,吸定于体表某一部位,做轻柔而缓和、深透的上下、左右或环旋动作。具有祛风散寒、舒筋解痉、活血化淤、消肿止痛、宽胸理气、消积导滞等作用。可改善血液循环和组织器官的营养,缓解肌肉痉挛,软化瘢痕,提高机体的抗病能力。

(8)拍法。直接用虚掌拍打体表。可单手操作,亦可双手同时操作。适用于肩背、腰臀、下肢。具有活血化淤、舒筋通络、解痉止痛等作用。拍法能促进血液循环,加强新陈代谢,解除疲劳,消除肌肉酸胀,提高神经的兴奋性。

(9)击法。用拳背、掌根、掌侧小鱼际、指尖或用桑枝棒叩击体表的方法。适用于四肢及躯干部位的肌肉丰厚之处。具有舒筋活络、调和气血的作用。击法能促进血液循环,提高神经的兴奋性,加强新陈代谢,放松肌肉,消除疲劳,营养肌肤。

(10)振法。又称颤法,用手指或掌面压在人体的一定部位上,做连续不断的快速颤动,使局部产生振动感。适用于躯干、四肢肌肉丰厚的部位。具有活血祛淤、舒筋解痉、行气导滞、调节胃肠的作用。颤法能促进血液循环,松弛肌肉,调节脏腑功能,消耗皮下脂肪,增强肌肤的弹性和光泽。

(11)摇法。以某一关节为轴,做被动缓和的环转运动,包括颈项部、肩部、腰部和四肢关节部摇法。摇动幅度要由小逐渐到大,循序渐进。适用于关节部位。具有舒筋活血、滑利关节、解痉止痛的功能。能加速血液循环,促进关节腔内滑液的分泌,松解粘连,促进关节活动。

推拿的注意事宜

推拿养生具有简单、方便、易学的特点,而且轻柔、稳妥、安全。在操作时需要注意一些事项,这些都直接影响着手法的疗效。

(1)调整呼吸。推拿养生本身就是调节机体状态的方法之一,它具有调整气血和调整经络的功用。气血得以畅通,经络方能宣通,而呼吸与气血的运行有很大的关系。由于呼吸实际上是气体的交换,也是气血运行的一个组成部分,因此,只有调整好呼吸,才能使气血得以顺利地运行,按摩的效果才能得以体现。

(2)持之以恒。推拿养生很难有立竿见影的效果,需要一定的时间,最好能坚持每日进行。推拿学起来不难,难就难在"坚持"这一点上。如果半途而废,往往会前功尽弃。

(3)量力而行。每个人的体质、年龄不同,推拿时不能千篇一律。而且机体在不同状态下,其敏感程度也有区别。因此,每个人要根据自己的承受能力加以选择,包括手法的轻重、次数的多少、时间的长短等,合理安排,不可勉为其难。可由轻到重,逐渐加大活动量。

(4)自我保护。推拿前,双手要洗干净,指甲不要留得太长,以免划破皮肤。冬天最好有一件衬衣在身,隔着衣服进行。而其他时间,可以直接接触,但要注意保暖。在推拿时出现局部的酸痛、麻木、发胀都是正常的感觉,只要不是剧烈的疼痛或症状加重就说明手法一般没问题。在手法施用之后,局部皮肤有可能出现一些发红,甚至发紫,出现淤斑,一般都问题不大,过几天自然可以恢复。遇到皮下出现淤斑者,可以用热毛巾外敷一下,很快就会消退,同时要避免在原位置上继续按摩,直到恢复为止。

(5)推拿禁忌。一般来说,有以下情况者不适宜或暂不适宜选用推拿治疗:①未经诊断明确的各种急性脊柱损伤或伴有脊髓症状病患者,推拿的运用会加剧脊髓的损伤。②由结核菌、化脓菌所引起的运动器官病症(如骨结核、化脓性关节炎等),推拿的运用可使感染扩散。③各种骨折及严重的老年性骨质疏松病症患者,推拿会导致骨质破坏。④严重的心、肺、脑病症患者。⑤体质虚弱,身体承受不起手法的患者。⑥部分肿瘤患者不宜在发病部位进行推拿。⑦各种急性传染病及胃、十二指肠溃疡急性出血期。⑧有出血倾向或血液病的患者,推拿有可能会加剧局部组织缺血。⑨推拿部位有皮肤病变损害、烧伤、烫伤处,推拿手法可刺激皮肤加重皮肤损伤。⑩妊娠3个月以上妇女的腰腹部、骶部不宜施行推拿,因为手法的刺激会有引起流产的可能性。精神病患者或情绪过于激动不能配合医生操作的患者,过饥、过饱、疲劳、精神紧张者,应慎用手法或暂缓治疗。

常见急慢性病的防火墙

第一章
常见急慢性疾病症状的防火墙

发热的防治

　　人的正常体温因不同的情况而有一定波动,儿童体温高于成年人;成年人体温高于老年人;女性体温高于男性;人在笑、哭、饮食或运动后体温升高;妇女在月经前1周及妊娠期体温偏高于月经期;在同一天内,清晨4~5时(或2~6时)体温最低,起床后逐渐升高,晚6~8时(或5~8时)体温最高。早晚变动不超过1℃。

　　发热常见于感染性与非感染性两类疾病。感染性疾病包括各种病原体,如病毒、支原体、立克次体、细菌、螺旋体、真菌、寄生虫等引起的感染。非感染性疾病包括无菌性坏死物质吸收,如手术后、内出血、烧伤、内脏或肢体坏死、肿瘤等;抗原抗体反应,如风湿、血清病、药物热、结缔组织病等;内分泌与代谢障碍,如甲状腺功能亢进、重度脱水等;皮肤散热减少,如广泛性皮炎、鱼鳞病等;体温调节中枢功能失常,如中暑、重度安眠药中毒、脑出血等;自主神经功能紊乱,如原因不明性低烧等。

腋温超过37.2℃或1日内体温波动超过1.2℃即为发热。热程小于2周为急性发热;大于2周为长期发热。低热为37~38℃;中等发热为38.1~39℃;高热为39.1~40℃;超高热为41℃以上,这些均为发热的症状。

疾病防火墙

防治发热的细节提醒

发热只是疾病的一种症状,日常以感染性发热较为多见,那如何预防发热呢?

1.饮食要注意科学搭配,防止暴饮暴食、挑食、偏食。

2.生活有规律,衣着适度。人们要根据节气变化及天气情况增减衣服。

3.平时要经常做室外活动,如散步、慢跑、做操、爬山等。这样可以提高机体抗病能力,防止外感性发热。另外,在室外多让阳光照射还可以防止缺钙。

4.出汗时应注意保暖防风吹,预防受凉感冒,同时擦干身体,及时更换内衣裤,保持清洁卫生。

在生活中,倘若遇到发热的情况,应该注意以下事项:

1.不宜急于降温

发热往往是机体应对病毒或细菌侵犯的一种积极反应,在未弄清病因时,一般不应急于降温。

2.什么情况下宜降温

发热过高(39℃以上),特别是小儿高热时;持续高热或对高热不能耐受者;热度虽不高,但伴有明显的头痛、失眠、意识障碍时;某些慢性病引起的发热如结核、癌症发热等。

3.毛巾冷敷

将小毛巾或干净旧布折叠数层,放在冰水或普通冷水中浸湿,拧成半干,以不滴水为度,敷于局部。最好两块交替使用,每隔1~3分钟更换1次,连续做15~20分钟。如果是为了降低体温,除敷头部外,还可在患者腋窝、膝下、腹股沟等处同时应用。

4.酒精擦浴

酒精易挥发,用酒精擦浴全身,能较快地使体内热量发散,多用于高烧的患者。可将60°白酒或70°酒精加一倍水使用。擦拭方法及顺序同温水擦浴。在腋下、肘部、腹股沟及膝下等部位擦拭时应稍停留,以提高降温效果。

5.温水擦浴

用34℃温水一盆,内浸纱布或小毛巾两块。先脱去患者衣服,以大单遮体。用浸湿的小毛巾按顺序对患者进行擦拭,边擦拭边按摩,擦拭用毛巾应经常更换。使患者先露出一侧上肢,自其颈部沿上臂外侧擦至手背,自一侧胸部经腋窝内侧擦至手心。用相同的方法擦另外一上肢。接着使患者侧卧,露出背部,自颈向下擦拭全背部,擦干后穿好上衣。再自髋部沿腿外侧擦至足背,自腹股沟的内侧擦至踝部,自股下经腿窝擦至足跟。同法擦另一侧,擦干后穿裤子。一般擦拭15~30分钟。

6.注意补充体液

发热时,身体会散热流汗。如果水分流失太多,身体就关闭汗腺,以阻止水分进一步流失,这使身体无法散热而加重病情。解决方法就是补充体液,喝大量的白开水或果菜汁,其中果菜汁含丰富的维生素及矿物质,尤其是甜菜汁及胡萝卜汁。发热时应避免吃固体食物,直到状况好转。

7.勿使室温过高

过高的室温有可能加重病情。建议室温不宜超过20℃。同时室内应适度透气,保持柔和的光线,安静的环境,使患者放松心情,有利于早日康复。

8.穿衣要适量

如果患者感到很热,则应脱下过多的衣物,使体内的热气可以散发出来。如果出现寒战,患者感到特别的冷,应注意保暖,增添衣物,直到不冷为止。如果患者是小婴儿,则需要特别注意,因为他们还不会表达他们的感受。给小孩穿过多的衣服或把他们置于酷热的场所,都可能引起发烧。

> **治疗发热的民间偏方**

(1)绿豆50克,绿茶5克,冰糖15克。绿豆洗净,捣碎,放入沙锅加水3碗煮至一碗半,再加入茶叶,煮5分钟,纳入冰糖拌化,待温分2次服食。每日1剂,连服3日。主治各种发热。

(2)鲜芦根、去节鲜藕、李子去皮、荸荠去皮和鲜麦冬各适量,切碎、捣汁,冷饮或温饮,不拘量。

(3)洗净葱连葱白30克,豆豉15克,加水一小碗,煮10分钟,再加黄酒50克。趁热顿服,能治风寒发热。

(4)生姜10克,切片煮沸,加适量红糖(约15克),应有足够辣味。趁热顿服,可治风寒发热。

(5)大青叶、板蓝根各30克,羌活、独活各8克,桔梗10克。水煎服。主治外感性高热。

(6)霜桑叶10克,牡丹皮12克,地骨皮10克,柴胡14克。加水后用文火煎煮,分次饮用。主治长期低热。

主治发热的营养饮食疗法

1.饮食宜清淡

发热患者宜食用清淡易消化食物,如:小米粥、软面条等。这样有利于减轻身体负担,提高抗病能力。

2.补充蛋白质和维生素

注意补充蛋白质及各种维生素,因为身体发热时,会消耗大量的能量,为修复受损的组织,也需要补充各种必需营养物质。

3.宜食用香蕉

香蕉性寒,味甘,能清热解毒。《本草纲目》说它能"除小儿客热"。《日用本草》亦称"解肌热烦渴"。香蕉含较多的维生素A、维生素B、维生素C、维生素E等,药理实验发现,成熟香蕉肉有抑制真菌和细菌的作用。所以,无论是感染性或非感染性发热者,均宜食用香蕉。

4.宜食用萝卜

萝卜性凉,味辛甘。《本草经疏》认为萝卜"生者味辛,性冷;熟者味甘,温平",所以,生萝卜有化痰热,止烦渴的作用。鲜萝卜除含大量水分外,还含有大量的糖类和多种维生素,无论是感冒高热,或是感染性发热,或是猩红热,多吃萝卜,颇有裨益。

5.宜食用冬瓜

冬瓜性凉,味甘淡,能清热毒、消暑热、除烦渴。唐·孟诜说它能"去头面热,热者食之佳"。《日华子本草》称"治胸膈热,消热毒痈肿"。《本草再新》亦云"冬瓜清心火,泻脾火,解暑化热"。所以,冬瓜适宜发热或暑热天高热不退者,煎汤频饮,或捣汁服。

6.宜食用绿豆

绿豆能清热、解毒、消暑,凡感染性发热患者及暑天风热感冒或夏季发热者,均宜频饮绿豆汤。《本草汇言》对绿豆的评价是:"消暑热,静烦热,润燥热,解毒热。"尤其是感染性高热及过高热患者,尤为适宜。

7.忌油腻韧性食物

油腻食物如猪油、肥猪肉、奶油、牛油、羊油等,韧性食物如田螺、螺丝、蚌肉、海蜇和未充分煮烂的猪爪、牛肉等,都属不易消化之物,食用后,会加重胃的负担和胃黏膜的损伤,故忌食。

8.忌食辣椒

辣椒辛热,刺激性较强,热性病患者如肺结核、皮炎、牙痛、喉痛、火眼、疮疡等患者食用,则会明显加重病情。

9.药膳

(1)百合绿豆粥:鲜百合(干品可先用水发透)、绿豆各100克,粳米150克。先将绿豆和粳米加水煮开,见绿豆开花,即加入洗净的百合共煮成粥。

此粥早晚可食用,是一款清热解毒、去燥润肺、固本利尿的保健佳品。对因感冒、肺炎等疾病引起的发热具有治疗作用。

(2)雪梨荸荠汤:雪梨1个,荸荠5个,茅根30克,麦冬30克,莲藕1节。以上五味分别洗净,雪梨、莲藕切块,荸荠打碎,混合加水煎煮,放凉饮用。

(3)肉丝苦瓜汤:用鲜苦瓜、瘦猪肉各200克,料酒15毫升,精盐4克,葱末10克,油50克,肉清汤750毫升。先将苦瓜剖开,去瓤,用精盐稍腌,放沸水锅中氽一下,捞起沥尽苦水,洗净,切条待用。猪肉洗净,下沸水锅烫一下,捞出沥尽水,切丝。锅置火上烧热,放油,放入葱末煸香,再加猪肉丝煸炒至水干,烹入料酒,加入精盐、肉清汤,烧煮至猪肉熟,加入苦瓜条,煮熟,盛汤盆即成。这是一款夏季佐餐食品。它具有清热解毒,祛暑明目的功效。适用于发热烦渴,中暑目赤等症。

(4)生地茅根粥:鲜白茅根200克,鲜生地50克,粳米60克,冰糖适量。取鲜白茅根去节间小根,洗净切碎,鲜生地切块,同入砂锅内煎煮,取汁去渣,入粳米、冰糖煮至粥熟即可。空腹服食。具有凉血止血、清热利尿功效。适用于热病所致的口干燥渴、吐血、鼻出血、肺热咳嗽、热淋、小便不利,尿血等症。

(5)银翘解毒粥:金银花、连翘、淡豆豉、竹叶、荆芥各10克,芦根15克,牛蒡子、甘草各6克,粳米100克。将8味药洗净,煎汁,去渣,备用;再煮洗净的粳米成粥,待粥将熟时,加入上药汁,煎1~2沸即可。分2次,每日早晚温热服。具有辛凉解表、清热解毒功效。适用于温病初起、发热微恶风寒、头痛、无汗,或汗而不多、口渴、咳嗽咽痛、舌尖红、舌苔薄黄、脉浮数等症。外感风寒,恶寒重,发热轻者不宜用。

(6)桑菊杏仁粥：桑叶、菊花、杏仁、桔梗、连翘各10克，甘草3克，芦根12克，粳米100克。将7味药用水洗净，煮汁去渣，备用；再将洗净的粳米加水煮粥。粥将熟时，加入上药汁，再煮1~2沸即可。每日分2次，温热服。具有清热疏风、宣肺止咳之功效。适用于风湿初起所致的咳嗽、微热、口渴、舌苔薄白、脉浮数等症。注意外感风寒咳嗽者不宜用。

咳嗽的防治

咳嗽是呼吸道疾病的常见症状，引起咳嗽的原因很多，与患者的职业、环境、嗜好和年龄等有密切关系。

咳嗽可有各种表现，急性咳嗽可持续几天，慢性咳嗽长达数年，有的病是干咳，有的病还咳痰。咳嗽还可分单声、阵发性和连续性，有的咳起来像犬吠，有的声音嘶哑，有的病以晨间咳嗽多，有的病以夜间咳嗽多。咳嗽又常可伴有其他症状，如发热、咳出血痰等。由于疾病不同，表现也各不相同。

一般来说，若干咳伴背、腿痛，发热、体温超过39℃、头痛、咽喉痛，可判断为流感；若痰变为黄绿色，则提示病菌已上行感染，多是上呼吸道感染、支气管炎、鼻窦炎等；若咳嗽伴有呼吸困难、喘息、胸闷，可诊断为支气管哮喘；如果咳出粉红色血痰或是黄色铁锈样痰，并伴有胸痛、头痛、发热、呼吸困难，则可能是感染了肺炎。

疾病防火墙

防治咳嗽的细节提醒

1.戴口罩

风大或天气寒冷时外出可戴上口罩，以防冷空气吸入气道中加重咳嗽。

2.体质锻炼

进行耐寒和体育锻炼，以增强耐寒能力，耐寒锻炼可以从夏天开始，如冷水洗脸、擦身或进行冷水浴。

3.禁止吸烟

已证实长期吸烟与慢性支气管炎、肺气肿关系密切，吸烟时间愈长，吸烟量越大，发病率亦愈高。吸烟主要是刺激了支气管的腺体和损伤了支气管的纤毛排痰运动，一方面支气管大量分泌痰液，另一方面由于纤毛运动减弱而致排痰困难,使痰液积于气道内,易于引起感染,从而加剧咳嗽、气喘等症状。多数患者在戒除香烟后,咳嗽减少,症状减轻,气急缓解,甚至会获临床痊愈。

4.处理方法

咳嗽是呼吸系统疾病的常见症状,是一种呼吸道保护性反射,以利于排出痰液与异物等有害物质,故轻度咳嗽是有益的,可不必用药。但剧烈、频繁,甚至是痉挛性咳嗽,则需及时就医。

5.大量饮水

摄取大量的水分有助于湿化黏痰,使其容易咳出,白开水和果菜汁都是很好的康复饮料,梨汁、萝卜汁、西瓜汁、苹果汁等都是止咳的良药,每天喝上4~5杯,能有效地减少咳嗽。注意不要加糖和盐。如果想喝甜的,可以加一点蜂蜜,蜂蜜有润肺通便作用,有利于症状的减轻。

6.注意休息

应充分休息,不要过度疲劳,保障充足睡眠,室内环境要安静,保持室内一定的湿度和温度,注意通风。同时尽量减少剧烈活动,以免引起剧烈咳嗽。

7.服用中成药

川贝清肺糖浆:成人每次15~30毫升,每日3次;7岁以上儿童用量减半,3~7岁1/3量。用于清肺润燥,止咳化痰。

养阴清肺膏:每次15克,每日2次,7岁以下儿童服1/2量。用于养阴润肺,清热利咽。

秋梨润肺膏:每次10~20克,每日2次。润肺止咳,生津利咽。用于久咳,痰少质黏,口燥咽干。

川贝止咳露:每次15毫升,每日3次。用于肺热咳嗽,痰多色黄。

治疗咳嗽的民间偏方

(1)葱白6根,生姜15克,萝卜1个。用水3碗先将萝卜煮熟,再放葱白、姜,煮剩1碗汤,连渣1次服。用于治风寒咳嗽、痰多泡沫、感冒畏寒、身倦酸痛等症,具有宣肺解表、化痰止咳的作用。

(2)鲜姜15克,红枣30克,红糖30克,以水3碗煎服,服后出微汗即愈。治伤风咳嗽、胃寒刺痛、产后受寒腹泻、妊娠恶阻等症,具有祛风散寒的作用。

(3)生姜3片,萝卜1个,白胡椒5粒,陈皮1片。用水共煎30分钟,每日分2次服用。本方用于治咳嗽、痰多之症,具有下气消痰之功用。

(4)鲜姜适量,白糖50克,鸡蛋1个。先将鸡蛋打破,搅匀蛋黄、白糖,加水半碗煮沸,趁热将蛋冲沏、搅和,再倒入已绞取的姜汁,调匀。每日早晚各服1次。适用于久咳不愈之症,具有补虚止咳的作用。

(5)生姜5克,红糖10克,核桃仁10克。将上药共置铁勺内,放炭火上加热至糖熔化,再炒至焦黄,去生姜,趁热服核桃仁,每日1~2次,连用数日。主治风寒咳嗽,生姜起祛风散寒的作用。

主治咳嗽的营养饮食疗法

1.补充维生素 A

按常用量服。它是免疫系统必需的营养元素,可帮助发炎的黏膜恢复正常,还可抗感染和强化免疫系统。

2.补充维生素C

维生素C每天1000~5000毫克,分数次口服。可促进组织修复,抵抗病菌、过敏源等有害物的侵入,增强机体的免疫力。给小孩选用缓冲过的维生素C或维生素C钙。

3.宜吃食品

按时进餐,每餐可适量多吃一些豆制品、蔬菜和其他低钠饮食,如白萝卜、胡萝卜及绿叶蔬菜等清淡易消化的食物。多吃一些止咳、平喘、祛痰、温肺、健脾的食品,如白果、枇杷、柚子、北瓜、山药、栗子、百合、海带、紫菜等。

4.忌油腻食品

油腻食品如猪油、牛油、全乳、肥肉、电烤鸡、电烤鸭、油墩子、烤乳猪等,性腻,易生痰湿,有外邪时,内外之邪相搏结,使邪气留恋不易祛除。而无外邪时,内生痰湿会阻塞气道而出现咳喘不息。故咳嗽患者应忌食油腻之品。

5.药膳

(1)萝卜茶:用白萝卜100克,茶叶5克。茶叶用沸水冲泡5分钟,取汁;白萝卜洗净,切片,置锅中煮烂,倒入茶汁即可。每日2剂,不拘时温服。

具有清热化痰,理气开胃的功效。适用于咳嗽痰多、纳食不香等。此茶原料易得,制作简便,对肺热咳嗽痰多者服之较宜。

(2)冬瓜子豆腐汤:冬瓜子30克,豆腐500~1000克。将豆腐切成块,与冬瓜子同入沙锅内,加适量水煮20分钟即可。食用豆腐饮汤。具有化痰止咳之功效。适用于咳嗽多痰、慢性气管炎。

(3)玉露糕:天花粉、葛根、桔梗各10克,绿豆粉500克,白糖250克。天花粉、葛根、桔梗切片,烘干研成细末,与豆粉、白糖和匀,加清水调湿,量饭盒内,武火蒸30分钟,取糕,切成重约25克的块,酌量食用。具有清热生津、润肺止咳的功效。适用于肺燥干咳、痰少及胃热口渴喜饮等症。

(4)银耳冰糖羹:用银耳10克,冰糖20克。先将银耳去蒂,拣净杂质,用冷开水浸泡至胀大变软。再将银耳、冰糖放沙锅中,加水适量,用文火炖煮90分钟,至银耳松烂、汤汁稠时即成。当夜宵食用,每晚1次。可以滋阴润燥,化痰止咳。适用于肺阴不足所致的干咳少痰,不易咳出的患者。

头痛的防治

头痛是一个常见的症状,头部和身体其他部位的某些疾病均可引起头痛。引起头痛的病多不太重,但有可能是严重疾病的信号。因此不容忽视。

一般来说头痛可以根据病因分为下面四类:

第一类为反复发作性头痛,如偏头痛;第二类为继发性头痛,如外伤后头痛、腰穿后头痛、感染中毒性头痛、急性青光眼、急性副鼻窦炎等;第三类为急性头痛,如蛛网膜下腔出血、脑膜炎、脑出血、高血压脑病等;第四类为慢性头痛,如颅内占位性病变、高血压头痛、神经衰弱、癔症等病均可伴有头痛。可见,引起头痛的原因复杂而多样,可由很多疾病引起。

头痛一症,根据引起头痛的原因不同,其疼痛症状也有所不同。如偏头痛,病史可追溯到青少年期就有不定期的头痛发作,发作前可有视觉先兆如闪光、黑蒙或眩晕,发作持续数小时到数天,发作过程常是定型的。腰穿后头痛为裂开性,枕部最为明显,坐起时加重,卧下后减轻或消失,持续数天,最长可达数月。

感染中毒性头痛以发热头痛最为常见。青光眼引起的头痛自眼球开始,可渐向头部放射。额窦炎痛在前额,上颌窦炎痛在面颊和前额,筛窦炎痛在眼球后和颞颧部,蝶窦炎多引致颅顶部疼痛。脑膜炎痛在整个头部,伴有发热。脑出血为头痛伴肢体瘫痪。高血压头痛是间歇发生的,大多在晨起与疲劳后发生。

中医学认为,发生头痛的原因是人体外感六淫,内伤脏腑,导致阳气阻塞,浊邪害清,肝阳上亢,精髓气血亏损,经络运行失常。按病因分,头痛有外感、内伤之别,由风寒、风热、风湿、伤暑、火邪及伤寒引起的头痛属外感头痛;由气虚、血虚、阳虚、阴虚、肝阳、伤食、淤血等引起的头痛属内伤头痛。

疾病防火墙

防治头痛的细节提醒

1.适度休息

如果没睡好,应付压力的能力就比平常差,这时候一些减压快速偏方就完全失效,身体真正需要的是休息。咖啡、酒和镇静剂只是暂时有效,使用时间一久只会使情况更糟。

2.放松心情

心情放松法快速又有效,做得愈多,就愈有效。当觉得情绪变得紧张,肌肉紧绷时,就可以做。可以试着做深呼吸,或闭目遐想,不久之后就会发现,放松可以变成一种自然而然的反应,头痛也就随之逐步消失。此外,生物回馈也有帮助。

3.笑口常开

抑郁、焦虑、急躁等不良情绪不利于治疗头痛,患者应该尽力克制、转移。笑口常开是治疗头痛的良方。可以听相声,听欢快的歌曲,调节一下情绪。

4.平时注意

(1)久做低头工作者,宜常活动身体,放松颈部肌肉。

(2)积极参加轻微运动量的体育锻炼。

(3)忌食烟、酒、咖啡、巧克力、辛辣等热性、兴奋性食品,饮食宜清淡,多食水果、蔬菜。

(4)保证充足的睡眠,有睡眠障碍者须力求治愈。

5.就医指导

患者如出现头痛,应注意头痛的程度,发作的时间,每次发作持续的时间,可能的发作诱因,头痛时是否伴有恶心、呕吐及颈项强直,如头痛较严重,应到医院进行必要的检查。

治疗头痛的民间小偏方

(1)茶叶1撮,生姜数片,红糖25克,水煎服,治疗风寒头痛。

(2)苍耳子炒香50克,浸白酒500毫升,5~7日开取,每次约饮50毫升。治疗风寒头痛。

(3)绿茶0.5~1克,甘菊花9~15克,蜂蜜25毫升。以菊花加水600毫升,煮沸5分钟,后加入绿茶、蜂蜜即可。每日1剂,分3次温服。用于风热头痛。

(4)连根的葱白20根,和米煮粥,稍加一点醋,趁热食下。发汗。用于发热性头痛。

主治头痛的营养饮食疗法

1.补充维生素 B6 及维生素 B 族

每次各 50 毫克,每天30次,能排除组织内过多的水分,帮助治疗过敏性头痛。情况严重时,可能需注射维生素B群(需经医师指示)。

2.能引起头痛的食品

限制使用下列食物:酒、香蕉、咖啡因、乳酪、鸡肉、巧克力、柳橙类水果、冷盘、熏鱼、鲭鱼、洋葱、花生酱、猪肉、醋、烘焙的发酵食品、脂肪和含糖量高的食物。这些食物含干酪胺(一种氨基酸),它使血压上升,造成脑部不适。

同时味精、代糖及亚硝酸盐等食品添加剂也是过敏源。可做食物过敏测试,以找出引起头痛的食物。

3.食用不会引起头痛的水果和蔬菜

尽量食用不会引发疼痛的安全食物,这些食物包括:糙米、煮过的水果或水果干:樱桃、蔓越莓、梨、梅子(但柑橘类水果、苹果、香蕉、桃子或番茄例外);煮过的绿色、黄色和橙色蔬菜:朝鲜蓟、芦笋、青花菜、甜菜、绿色叶菜类、生菜类、菠菜、豆荚、节瓜、树薯粉以及芋头。

4.偏头痛禁忌食物

偏头痛患者主要是颅脑血管舒缩功能失调而导致,引起变化的主要物质是5-羟色胺,而海产品、蛋类、牛奶、巧克力、乳酪、啤酒、咖啡、橘子、茶叶、番茄等食物进入人体后,可产生5-羟色胺,在饮食上禁忌这些食物。

5.药膳

(1)粳米粥:石膏20~30克,菊花10克,白芷10克,粳米100克。将石膏加2000克水,煎取1000克药汁,去渣后加入菊花和白芷煮800克汁,去渣后与淘洗干净的粳米一同入锅,加200克水,用大火烧开后转用小火熬煮成稀粥,调入适量白糖。日服1剂,分数次食用。止渴除烦,散湿止痛。适用于风热头痛等症。

(2)红枣西米粥:甜酒酿100克,西米100克,鸡蛋1个,红枣50克,桂花糖10克,红糖50克。将红枣去核洗净切丝,鸡蛋去壳置碗内打散,西米用水浸泡。水上锅烧开,加入甜酒酿、红枣、红糖、西米烧煮成稀粥,淋上打散的鸡蛋,撒上桂花糖即成。日服1剂。具有益气生津、活血行经之功效。适用于头痛病。

(3)猪脑汤:猪脑100克,天麻9克,枸杞子9克,鲜汤100克,黄酒8克,生姜片5

克,葱结5克,精盐3克,味精1克,胡椒粉0.2克。将天麻洗净切成极薄片,烘干研成末。枸杞子用温水洗一下,猪脑去净血筋洗净,与天麻末同放碗中,加入葱、生姜、精盐、味精、胡椒粉、黄酒、鲜汤,入蒸笼蒸熟透后取出,去葱姜。日服1剂,连用7天。补脑祛风,止晕止痛。适用于青年用脑过度所致的头痛、头晕。

特殊疗法

1.推拿治疗头痛

对头部各种穴位进行按摩能有效地缓解头痛。首先指压百会穴,斟酌力量摩擦患者头顶部,另外还可指压侧头部的曲差、额厌、角孙、完骨等穴,以缓和头痛与沉重感。另外指压手部的曲池穴也能缓解头痛。对伴随肩酸痛的症状,进行指压和按摩颈部的天柱穴、风池穴到肩井穴、曲垣穴而加以缓和。

(1)百会

治疗头痛、头重的特效穴位。按摩时轻轻朝下压迫。

位置:位于头顶中央。穴位找法:连接两耳之间的直线与眉间中心的直线的交点,即头顶处。

操作:医者以两手包住患者头部,使用两手拇指轻轻指压,反复数次。

(2)角孙

角,意味额头的隅;孙,意味子之子,也有"连接"的意思。"角孙"指来自于额头的角。缓慢加以指压,可缓和头部与颈部僵硬。且对耳朵或眼睛的病症症状有效。

位置:位于人体的头部。

穴位找法:折耳廓向前,当耳尖直上入发际处。正坐或侧伏,以耳翼向前方折曲,当耳翼尖所指之发际处。若以手按着使口能合,其处牵动者取穴。

操作:医者或患者用指腹反复指压片刻。同时还可对太阳穴等头部穴位加以按摩。

(3)曲池

与头部其他穴位相互作用而有治疗效果好。

位置:肘窝横纹头外端。

穴位找法:屈肘成直角,在肘横纹外侧端与肱骨外上髁连线中点。完全屈肘时,当肘横纹外侧端处。即手肘关节的拇指侧凹陷处。

操作:医者以用力抓住手肘的方式,把拇指压在穴位位置,可稍稍用力。由于是与百会等头部穴位相互作用的穴位,所以先后对这些穴位指压效果更佳。

2.沐浴养生法缓解头痛

推荐项目：中药足浴

①川芎、羌活、防风各30克，白芷、薄荷各20克，细辛15克，绿茶5克，入锅加水适量，煎煮20分钟，滤取药液，泡足。有祛风、散寒、止痛的功效，对治疗风寒头痛有效。

②天麻15克，川芎30克，山栀20克，加水适量，煎煮20分钟，入盆中，加入碾碎的冰片粉5克，搅匀，泡足。对治疗风火头痛有效。

③制川乌、白僵蚕各30克，制草乌20克，细辛15克，入锅加水适量，煎煮30分钟，滤取药液，加入白酒30克，泡足。对治疗风寒头痛有效。

④当归60克，夜交藤100克，川芎30克，白芷20克，加水适量，煎煮20分钟，滤取药液，泡足。有益气养血、通络止痛的功效。

疲劳的防治

疲劳本身不是病，而是一种症状。慢性疲劳通常是源自于高脂肪及精制糖类的饮食及情绪紧张。药物、咖啡因、酒精、抽烟、紧张、饮食习惯不当等等，都会造成疲劳。

慢性疲劳也可能暗示着某种潜藏的疾病，例如，糖尿病、念珠菌病、贫血、癌症、低血糖症、过敏症、吸收不好、甲状腺机能不足、血液循环不良、非洲淋巴细胞瘤病毒或单核白细胞增多症。若只是因缺乏能量而感到疲劳，则可能由于生活单调、无聊所致，此时不妨改变作息习惯及生活节奏。

疾病防火墙

防治疲劳的细节提醒

1.安排好起床后的生活

俗话说一日之计在于晨，每天清晨安排好一天的生活，可以帮助人解除不必要的工作和生活压力，精力充沛地面对新的一天。

每天早晨多给自己15分钟时间，使自己不会感到匆忙及倦怠。然后花点时间设定当天目标，量力而为决定自己真正想做的事，不要让例行公事绑住自己。否则，很可能因累垮而无法完成目标。

2.午间小睡片刻

并非每个人都需要午间小睡片刻，但这对年纪较大又睡不安稳的人有帮助。工作繁忙且睡眠不足的年轻人，可能也需要小睡一会儿。如果自己需要小睡，最好每天固定在同一时间，且不超过1小时。

3.利用色彩提升精神

在阴暗的屋子里，也很容易使人感到疲倦。研究显示，给屋子里来点阳光及色彩，五彩缤纷的环境使人精神振奋、体力充沛。例如，红色有短暂的高能激活作用，而绿色则有益于长期地维持注意力及排除分心。阳光能杀灭病菌，给自己带来健康的空间和好心情。

4.勿开夜车

熬夜到凌晨2时，又在清晨6时起床，将使自己体力透支。所以，如果想完成工作，应该以提高效率为主，而不是以牺牲睡眠时间来达到。只有精力充沛，才能更好地工作。

5.勿长时间看电视

看电视是最有效的催眠术，尤其是长时间地坐在电视机前，它不仅使你昏昏欲睡，而且使你第二天精神萎靡。不妨以阅读取代看电视，看书使人比较有活力。

6.适度的运动

运动能给予能量。运动期间，脑部会制造一些止痛的化学物质。通过研究发现，运动比其他因素还能有效地增强免疫系统。运动也会释放一种使人精神愉快的化学物质。大部分人都承认运动后的感觉真好。如此也可解释为什么运动是消除忧郁的最佳途径。其实，快步走路就是一项很好的放松健身运动，每周3~5次，一次30~40分钟，且最迟不要在睡前2小时内运动。

当然，休息和运动同等重要，因此运动要适度，你若不听从身体的讯息，可能导致运动过度，也可能产生反效果。

主治疲劳的营养饮食疗法

1.早餐要吃好

一份营养的早餐应包含：糖类、蛋白质及脂质。早餐麦片(糖类)加牛奶(蛋白质来源)可以使自己的一天有个美好的开始。全麦面包也是不错的选择。也可以喝一杯低脂酸奶或吃一小片鸡肉或鱼肉，作为蛋白质来源。但是，不要吃超甜的食物作早餐，因其中含许多糖，可能使血糖骤降，这会使你精神紧张，坐立不安。

2.午餐宜清淡

清淡的午餐可以避免午后工作无精打采,昏昏欲睡。汤、蔬菜及水果是清淡又营养的午餐。但你得谨慎挑选食物的种类,例如,高蛋白的食物可以为你提供一天所需的营养,而糖类(碳水化合物)则是快速提供能量的燃料。脂肪则燃烧得较慢,容易使你倦怠。

3.晚餐宜简单

晚餐吃得过饱,或过于油腻都会使你精神不济,并带来肥胖等后果。这是产生疲劳的祸根之一。所以晚餐只需一片面包或馒头,一杯鲜奶或一碗粥外加一点蔬菜水果即可。

4.少喝酒

酒精是一种镇静剂,它能使你平静下来,而不是使你生气蓬勃。每天最多喝一杯,或最好一杯也不喝。如果实在想喝,也最好喝对健康有益的葡萄酒而不是烈性酒。

5.补充水分

如果是在艳阳下活动一天,先摄取大量的水分,并在活动过程中继续补充水分。这可防止虚脱以及运动引起的疲劳。在身体需要水分之前,就要开始补充水分。

6.药膳

(1)蜜醋健身茶:食醋15克,蜂蜜8克,姜汁2克。将食醋、蜂蜜、姜汁倒入杯中混匀,冲入5倍量凉开水,搅拌均匀后即饮,每日1剂。它可以滋润皮肤,软化血管,降低血压,增进食欲,消除疲劳。

(2)三稔煲芥菜:选用三稔4~5枚,芥菜500克,精盐适量。将三稔切开,芥菜洗净,同煎汤,不加油,加精盐调味,可以每天1次饮服。具有清热、止渴、除烦、抗疲劳、利小便的功效。适用于日常体力劳动或体育活动后肌肉酸痛,服之可透汗解肌,祛除疲劳,恢复精力。亦可用以解酒。

(3)天门冬萝卜汤:用天门冬15克,萝卜300克,火腿150克,葱花5克,精盐3克,味精、胡椒粉各1克,鸡汤500毫升。先将天门冬切成2~3毫米厚的片,用水约2杯,以中火煎至1杯量时,用布过滤,留汁备用。将火腿切成长条形薄片,萝卜切丝。锅内放鸡汤500毫升,将火腿肉先下锅煮,煮沸后将萝卜丝放入,并将煎好的天门冬药汁加入,盖锅盖煮沸后,加精盐调味,再略煮片刻即可。食前加葱花、胡椒粉、味精调味。具有止咳祛痰、消食轻身、抗疲劳的功效。常食能增强呼吸系统功能,增强精力,消除疲劳。

(4)枸汁滋补饮:用鲜枸杞叶100克,苹果200克,胡萝卜150克,蜂蜜15克,凉开水150毫升。将鲜枸杞叶、苹果、胡萝卜洗净。苹果去皮、核,将鲜枸杞叶切碎,苹果、胡萝卜切片,同放入搅汁机内,加冷开水制成汁,加入蜂蜜调匀即可。每日喝1杯,可长期当饮料服用。枸杞叶味甘性平,能补肾益精,清热止渴;苹果、胡萝卜则能补充维生素C、β-胡萝卜素等营养物质。

在工作过于劳累及运动过量时饮用,能消除困倦疲劳,恢复元气,增强体力。并且还有强身壮阳、美容养颜的功效。

眩晕的防治

眩晕是指患者睁眼时出现周围景物的旋转、晃动或移动的感觉,轻者于闭眼时这种旋转或晃动的感觉可停止,重者闭眼时也感觉自身在旋转、晃动,犹如坐车船。

眩晕应与头晕相区别,头晕者一般只感觉头昏眼花,头重脚轻,而无周围景物旋转或自身旋转等错觉,常常由于血管舒张或收缩的功能出现紊乱而导致。

引起眩晕的病因很多,常见的是由于内耳出现炎症,或者由药物中毒而导致的,称为耳性眩晕。此外,脑血管供血不足、脑内感染、脑内肿瘤及脑神经组织变性时,也会引起眩晕,一般称之为脑性眩晕。而眼睛的屈光不正或青光眼也可能引起眩晕,一般称之为眼性眩晕。

疾病防火墙

防治眩晕的细节提醒

1.勿快速转头

平时应注意避免极快速地移动头部或变换姿势,以免引发眩晕。发作期宜卧床休息,防止起立时跌倒受伤。

2.增强体质

积极参加体育锻炼。体质差者可提高身体素质,体胖者可增强气血运行,加速排泄水湿痰饮。

3.练太极拳

耳性眩晕的患者,在缓解期应注意逐渐参加活动,以提高前庭的适应能力。

太极拳对预防和治疗眩晕有良好的作用。

4.警惕病变

警惕由于颅内肿瘤引起的眩晕,这种情况虽然少见,但如果患者出现面部、眼睛、舌肌的运动障碍,或视野出现缺损,伴有头痛等症状时,尤其是没有诱因,在第一次出现眩晕的症状时,应及时进行颅脑CT或核磁共振的检查,不要擅自在家服药,以免误诊。

5.做头部练习

一般来说,姿势性眩晕不需要治疗,几秒钟内就会自行缓解。当然,如果当你转头时症状严重,应找医生检查。而转头锻炼可以使你逐渐适应而不再晕眩,练习要循序渐进。

6.找出病因

如果你的眩晕不伴有其他明显相关症状,则应检查一下发作时的相关条件,如是否为药物引起,因为许多药物都可能引起头晕,例如非甾体类消炎药、抗生素与降压药等。

7.深呼吸

当眩晕发生时,你可以坐下来,闭上双眼,低头,然后做深呼吸。这样可以帮你恢复正常。

治疗眩晕的民间偏方

(1)活蚯蚓5条,鸡蛋2个。将蚯蚓放盆内加适量水浸泡3天,使其排出体内污物,剥开,洗净切碎,与鸡蛋和匀作饼,油煎至熟。顿服,隔日1剂。清热息风通络,滋阴养肝。适用于肝阳上亢所致的眩晕。

(2)鲜茼蒿菜250克,鸡蛋清3个。用鲜茼蒿菜加适量水煮汤,汤将好时加入鸡蛋清,稍煮片刻,用油、盐调味。佐餐食用,日服3次。养心,润肺,化痰,消水谷。适用于肝阳上亢之眩晕。

(3)生龟甲18克,淡菜9克,阿胶6克,童便100克,鸡蛋黄1个。将生龟甲和淡菜加800克水煎成300克,加入阿胶烊化,加入鸡蛋黄搅匀,调入童便。顿服,日服2次。补任脉,熄肝风。适用于眩晕。

(4)芝麻30克,米醋30克,蜂蜜30克,鸡蛋清1个。以上4味混合调匀,分成6份。每次服1份,开水冲服,日服3次,以愈为度。补肝肾,养血脉。适用于肝肾不足之头晕。

(5)生白芍18克,阿胶9克,生龟甲12克,干地黄18克,麻仁6克,五味子6克,生牡蛎12克,麦冬18克,炙甘草12克,生鳖甲12克,鸡蛋黄2个。以上前10味加1500克水煮成500克,去渣,加入鸡蛋黄,搅匀。1剂分3次服用,日服2次。益阴敛阳,适用于眩晕症。

(6)向日葵盘1克,白糖10克,鸡蛋2个。将向日葵盘和鸡蛋同煮至蛋熟,去渣及蛋壳,加入白糖即成。早晚分2次服用。清湿热,散滞气。适用于气血虚弱之头目眩晕。

(7)艾叶45克,黑豆30克,鸡蛋1个。以上3味同煮至蛋熟。每日服1剂,10天为1个疗程。温阳暖经,补虚养血,安五脏,和气血。适用于气血虚弱,头目失养而引起的眩晕。

主治眩晕的营养饮食疗法

1.补充维生素C及维生素E

用量依产品标示,抗氧化剂,改善血液循环。

2.宜用食物

冬瓜、萝卜、芋芳、慈菇、海蜇、泥鳅、地栗、赤小豆、米仁具有化痰结、利水湿的作用,可以选作辅助治疗。

3.忌用食物

不宜食用酒、浓茶、咖啡、韭菜、辣椒、大蒜等刺激性食物。不要过多饮水,也不要吃公鸡、羊头、猪头、鲨鱼等发物。

4.药膳

(1)金雀花瘦肉汤:金雀花50克,瘦猪肉100克,精盐适量。将猪肉洗净,切小块,同金雀花加水适量及精盐,炖煮至猪肉熟烂即成。三餐随意食猪肉,饮汤。适用于眩晕、头痛等症。

(2)四味止眩汤:松子仁、黑芝麻、枸杞子、杭菊花各15克,白糖适量。

将上述药物共洗净,松子仁、黑芝麻捣碎,然后一同入锅加水适量,用中火煮沸后,改文火煨至松子仁熟软,加入白糖即成。每日1次,连服10日为1个疗程。此汤滋补肝肾,清热养血,明目,止眩晕,适用于肝肾虚损引起的头晕眼花等症。

(3)防眩晕茶:绿豆皮、扁豆皮各10克,茶叶5克。将绿豆皮、扁豆皮炒黄,与茶叶一起,开水冲沏即可,每日代茶饮。此方清热化湿,适用于头晕、目眩等症。

特殊疗法

1.推拿治疗眩晕

首先对头部的百会、窍阴、角孙、翳风穴,颈部的天柱、风池、完骨等穴位进行反复指压,这些都是治疗血液循环异常时不可缺少的部位。对慢性化的眩晕,可对天柱、风池穴实施针灸,效果更佳。另外,还可用力指压肩井、心俞、肝俞、肾俞、鸠尾、中脘、肓俞穴,以及反复指压太溪、足三里、手三里、曲池穴等。

(1)窍阴

窍,骨之洞。阴,指中医学用语的少阴肾经。"窍阴"意指穿过阴之洞。刺激本穴位可促进头部的血液循环,同时对改善伴随性耳鸣或重听等症状很有效。

位置:位于耳后方的穴位。在乳状突起上方的外耳缘后侧凹陷处。

操作:患者采取挺直上半身的姿势,医者指压左右穴位,且持续反复指压翳风、角孙等耳朵周边的穴位。

(2)风池

刺激本穴位可促进头部的血液循环,缓和头痛、头重、困倦、头晕。

位置:位于颈后的发际,稍离两条粗肌肉外侧凹处。以指头揉压本穴位,从耳后到头部两侧会感觉疼痛。

操作:医者从后面包住患者的头部,将两手拇指按在穴位上加以揉压。

(3)百会

指压本穴位,可以消除全身的不适感,尤其对改善伴随性头痛或重听有效。

位置:位于头顶中央。连接两耳之间的直线与眉间中心的直线的交点,即头顶处。

操作:医者用两手包住患者头部,以左右拇指轻轻指压。

(4)心俞

即中医学所说的心脏注入邪气之处。加以指压,对血液循环不良所引起的眩晕特别有效。

位置:位于左右肩胛骨的内侧,夹住背骨(第5脊椎)的两侧附近。

操作:患者俯卧,医者跪在一旁,展开上半身,用两手的拇指同时指压患者左右穴位。同时指压肩井、肝俞、肾俞穴,效果更佳。

(5)太溪

太,重要。溪,表示谷、谷川、溪谷、凹陷之意。"太溪"意为足部凹陷处的重要穴位。刺激本穴可消除伴随性眩晕所引起的心情浮躁,也可缓和血液循环不良等症状。

位置:用食指按摩内脚踝正后方,上下晃动的时候,可以感觉刺激传到足底的部位,就是太溪穴。

操作：患者俯卧，医者坐在患者脚尖方向，以手掌包住脚踝，用拇指指压。

2.沐浴养生法缓解眩晕

推荐项目：中药浴

生地、桑寄生各200克，粉碎后加水煎煮30分钟，滤取药液，放入浴盆中，加入温度适宜的适量热水，泡全身。有补肝肾、益精髓的功效，对治疗气血亏虚所致的眩晕有效。

呕吐的防治

呕吐是指胃及小肠的内容物逆流入食道，经口呕吐的反射动作。它常由腹压增高而引起。有恶心、干呕至呕吐等表现。

(1)反射性呕吐：多见于急性胃炎、胆囊炎、胆石症、肝炎、阑尾炎、胰腺炎、腹膜炎、脑炎等。

(2)胃肠梗阻：由胃溃疡、胃癌引起的幽门梗塞、小肠梗死、小儿先天性幽门梗死。

(3)药物中毒：红霉素、氨茶碱、磺胺药、呋喃类、奎宁、抗癌药、水杨酸、吗啡、锑制剂。

(4)化学中毒：强酸、强碱、砷、汞等。

(5)心脏病：心力衰竭、急性心肌梗死等。

(6)颅内疾病：脑出血、脑梗死、脑炎、脑膜炎、高血压脑病、脑肿瘤、脑积水、脑震荡。

(7)外伤：腹部重击伤。

(8)其他：尿毒症、糖水病酮症酸中毒、电解质紊乱、早期妊娠、甲状腺病、败血症等。

疾病防火墙

防治呕吐的细节提醒

1.用温盐水漱口

呕吐时，口腔的感觉最糟，尤其是大量呕吐之后，你的咽喉会肿痛，此时一杯淡的温盐水会给你很大帮助。它不仅能清洁口腔，还能缓解和消除咽喉的肿痛。

2.补充水分

呕吐后,最要紧的是防止虚脱。呕吐将使你流失许多体液。因此,补充体液是很重要的。白开水、淡茶及果汁等透明体液是最佳的选择。牛奶或浓汤可能使胃的负担加重。

3.检查尿液的颜色

假使尿液呈深黄色,表示你的身体缺水,此时你应多喝一些水。尿液的颜色愈浅,愈有利于防止脱水。

4.服可乐糖浆

可口可乐糖浆可以安抚骚动的胃,它是糖类的最好来源,儿童1次服用1~3茶匙,成人2~4匙,可以视需要在两次呕吐之间服用。

治疗呕吐的民间偏方

(1)鲜生姜5片入水中煎煮片刻,去姜取汁,再入大枣2枚,粳米50克熬粥,粥成之后兑入米醋,略煮片刻,趁温食之。

(2)姜末30克,丁香粉5克,白糖50克,先将白糖加水少许,放沙锅中文火熬化,再入生姜末、丁香粉调匀,继续熬至挑起不粘手为好。另备一大搪瓷盆,涂以少量香油,将糖倾入摊平,稍冷后趁软切作50块,随意食用。适用于胃寒型呕吐。

(3)防风10克,藿香5克,葱白、白蔻各3克加水煎汁,取汁,粳米加水煮,粥快熟时加入药汁,再煮片刻即成。适用于胃湿寒类呕吐。

(4)橘皮10克煎汤取汁加入粳米30克煮粥,粥成加入姜汁适量,一沸即可。用于治疗胃寒呕吐。

主治呕吐的营养饮食疗法

1.补充营养素

呕吐会损失矿物质,专家建议喝下列物质,以补充流失的营养素:口服补盐液、清汤、果汁(苹果汁或小红莓汁),也可以用水加点糖及盐代替,可以每半小时补充一点,但一次不要超过50毫升,以免再次刺激胃。

2.少喝冷饮

冰冷的饮料会刺激敏感的胃,室温或微温的饮料最佳。如果你想喝碳酸饮料,应让气泡散掉后再喝,因为汽水里的小气泡对呕吐的胃不利。

3.吃清淡食物

白面包、饼干等清淡的糖类食物,最适合呕吐后食用。当你感觉较舒服时,再开始补充一些清淡的蛋白质,如鸡肉或鱼肉。

4.忌变质不洁食物

被污染变质的食物中含有大量的细菌和细菌毒素,对胃黏膜有破坏作用。常见的沙门氏菌存在于变质的肉、鱼、蛋、鸡、鸭、鹅等食品中,嗜盐菌存在于蟹、螺、海蜇及盐渍食品中,故这类食品一定要洗净煮透,以醋为作料(醋有杀灭嗜盐菌的作用);金黄色葡萄球菌及毒素存在于搁置较久的粥饭、奶及其制品、肉食品之中,故久置的上述食物一定要烧熟煮透,一旦变质,绝对禁食。

5.忌过烫过冷的食物

过烫的食物及汤水,会刺激或烫伤胃黏膜;过冷的食物如冰淇淋、冰镇饮料、酒类、冰咖啡,以及刚从冰箱中取出的食物,食入后会导致胃黏膜血管收缩而缺血,不利于炎症的消退。

6.药膳

(1)绿豆粥:绿豆100克,芦根100克,粳米100克,生姜10克,紫苏叶15克。先煎芦根、姜、苏叶,去渣取汁,加入绿豆、粳米煮作粥。任意食用。有止呕利尿的功效。

(2)蕨菜拌肉丝:熟猪肉丝50克,鲜蕨菜150克,豆腐干50克,精盐、味精、葱花、酱油、麻油各适量。将豆腐干洗净焯一下切丝。鲜蕨菜去掉叶柄上的茸毛和未展开的叶苞,放入沸水锅中焯一下,捞出切段后再切成细丝,装盘,放上熟肉丝、豆干丝,加入精盐、味精、酱油、麻油,拌匀即成。佐餐食用。滋阴润燥止呕。

口臭的防治

口臭,无论对自己还是对别人都是一件恼人的事。口臭之人,口中感觉特别不好,精神压力也非常大,最怕到公共场所与别人交谈,生怕口中那难闻的气味破坏自己的"形象"。可见,虽然口臭不会危及生命,却也着实令人烦恼。它不仅是一种不健康状态,而且还会影响到患者的社会交往和心理健康。

口臭是一种症状,其产生可有以下几方面的原因:首先是口腔和鼻的炎症所致,如萎缩性鼻炎、鼻窦炎、牙龈炎、慢性扁桃体炎;再则是消化系统疾病和一些全身性疾病,如糖尿病酮症酸中毒、尿毒症等,此时所表现的口臭,因疾病不同,各有其不同的特殊臭味。还有一些情况是由于有些个体缺乏某种消化酶,导致蛋内质消化不良,或口腔卫生习惯不佳及不良的饮食习惯而引起口臭,这就是单纯性口臭。实际上,前两种情况所表现出来的已不仅是口臭,只要根据病情,按臭索因,找出病根,治疗原发病,口臭也即随之而愈。我们这里的主要话题是单纯性口臭。

疾病防火墙

防治口臭的细节提醒

1.口腔卫生

掌握正确的口腔卫生方法及良好习惯是预防口臭的最基本方法。首先刷牙要认真,仔细彻底,将食物残渣完全清除掉。同时不要忘记舌面及上腭的清洁,可用牙刷轻轻地把附于其上的黏液清除掉。再者一定要养成餐后漱口和睡前刷牙的习惯。如清水漱口效果不好,可选择用漱口液漱口。

2.少喝酒不吸烟

白酒、啤酒、葡萄酒、威士忌等都是需要避免的饮料。它们的残留物会附着在齿垢上及渗入消化系统,当你呼气时就可能吐出酒气,给人酒气熏天的不良感觉。抽烟的人口腔里总有一股烟焦油的恶臭,要想口气清新,最好戒烟。

3.祛除病因

对于由各种疾病所引起的口臭,首先是治疗原发病,同时配合必要的祛除口臭的方法。

4.防止便秘

保持大便通畅,防止便秘发生。

5.嚼口香糖

和漱口水一样,薄荷口香剂或口香糖都只能暂时遮盖口气,仅适用于简短的面试或约会等场合。

6.嚼茶叶

茶叶是很好的口腔清洁剂,你可以用茶水漱口,如果你正好刚吃过大蒜或腥鱼,而又有一个重要的约会,那你不妨以茶漱口,再拿一小撮茶叶放在口中咀嚼,它会帮你渡过短时间的难关。

7.吃香芹

香芹不只是餐盘上的绿色点缀物,它也可净化口气,是天然的清新剂。因此,不妨挑一把嫩香芹,放入口中彻底咀嚼。

主治口臭的营养饮食疗法

1.补充维生素 C

维生素 C 是组织生长及修补肾上腺功能、健康牙龈必需的抗氧化剂。它可以帮助口腔及牙龈恢复健康及防止牙龈流血,同时还能排除过多的黏膜分泌物及毒素(这些物质均可以造成口臭)。

2.补充维生素B6

维生素B6可以活化多种酶,以帮助消化食物。

3.补充烟酸

它可使微血管扩张,以改善局部血流,避免感染。

4.补充维生素E

可以修补牙龈组织,使用时可以将胶囊打开,直接将维生素E涂于牙龈上。

5.宜食萝卜

萝卜性味甘、辛、平,含有B族维生素、维生素C、碘、精氨酸、胆碱、淀粉酶、氧化酶等成分,具有健胃、消食、止咳化痰、利尿的功效。常用于肺热吐血、气胀食滞、消化不良、小便不畅等症。故对于治疗因胃热、气滞形成的口臭可用之。药膳用法,可捣汁服,可与其他食品炖服。

6.宜食藕

藕性味甘、寒,含有淀粉、B族维生素、维生素C等成分。具有除烦解渴、健脾开胃之功效,适用于胃热口臭及急性胃肠炎等症。可捣汁服,可与它料煎汁、煮粥服。

7.宜食苦瓜

苦瓜又名凉瓜,其性苦寒,含苦瓜甙、蛋白质、脂肪、糖类、铁、钙、磷、胡萝卜素、B族维生素和多种氨基酸等物质,具有清暑涤热、明目、解毒之功效,用于治疗热病烦渴欲饮、中暑、痢疾、口臭、目赤肿痛、痈肿丹毒、恶疮等症。胃寒体虚者慎食。

8.宜用绿茶

绿茶是我们日常的传统饮品,其味清香,人们一般习惯夏季饮用,就是因为其性偏凉,有清热之功效。现代研究发现,绿茶中含有绿茶多酚和鞣酸,能有效地抑制引起牙龈炎的致病菌,减少口腔内牙龈炎致病菌的数量,达到预防牙龈炎、避免口臭的目的。现在市场上有刚刚面市的由绿茶提取物绿茶多酚和鞣酸制成的胶囊,每次用1粒,打开胶囊,将其中粉末倒入30毫升的水中,溶化后即成为一份漱口液,直接漱口,一般每天只需漱1次,每次含漱约3分钟,半小时内尽量避免进食和漱口。

9.忌辛热刺激食物

榨菜、海椒、洋葱、鲜辣粉、胡椒粉、酒、咖啡等,辛热助火,对黏膜是一个直接刺激,使之红肿,破碎,感染化脓,口臭加重。

10.忌粗硬多渣食物

进食芥菜、韭菜、甘蔗、竹笋、小核桃等可刺激局部,并加重胃肠负担,导致浊气上泛,口臭加剧,故忌食。

11.忌煎炸炙烤之品

油条、炸猪、牛排、烤羊肉等食品,既不利于患者咀嚼,又难以消化,在消化道内停留时间长,吸收水分多,引起便秘、口燥,使口臭增剧,故忌用。

12.药膳

(1)藿香佩兰茶:藿香、佩兰各3克,用开水冲泡,饮用或常用本品漱口。或羊角藿香20克,水煎供一日漱口用。有芳香祛秽的作用。

(2)萝卜薄荷汤:萝卜20克,薄荷5克,萝卜水煎取汁,用该汁冲薄荷,待凉饮用。本品有理气清热的作用。

(3)藕节绿豆饮:藕节10克,绿豆20克,两物同煎,取汁饮用。本品有清热解毒的作用。

(4)龙胆山药汤:龙胆草3克,生梨2个(切片),怀山药30克,一起煎水饮用。本品有健脾泻火的作用。

(5)苦瓜凉菜:苦瓜适量,生切,加适量盐腌制,加香油少许,做凉菜食用,有清热泻火作用。

(6)细辛豆蔻液:细辛3克,白豆蔻6克,捣碎、煎汤、过滤,每日含漱数次。

(7)丁香香附粉:丁香20克,白矾40克烧灰,香附1克捣成粉末,三种药末拌和在一起,在刷牙后取少许药末涂牙。

腹泻的防治

腹泻是指肠管蠕动增快而引起排便次数增多(在正常情况下,成人每天排1~2次成形的褐黄色人便),粪便稀薄,或有脓血、黏液相杂者。如果仅是排便次数增多,粪便仍然成形者,称为假性腹泻。起病急,病程在2个月以内者称为急性腹泻,多由急性肠道传染病、细菌性食物中毒、肠道变态反应、饮食不当等所致;起病缓慢,常有反复发作,病程超过2个月者称为慢性腹泻,常由慢性肠道感染、慢性胃肠道疾病、肝胆胰疾病等引起。

另外,精神紧张、情绪激动及内分泌紊乱等全身性疾病也可引起腹泻。严重腹泻可造成胃肠分泌液的大量丢失,产生水与电解质平衡的紊乱以及营养物质的缺乏所带来的种种后果。

慢性腹泻可在多种疾病中出现。这里指的是肠功能紊乱引起的腹泻,包括结肠过敏、情绪性、消化不良引起的腹泻。症状表现有腹痛胀气,排气排便后疼痛缓解或消失,稀便与硬便交替出现。中医将伴有腹部觉冷,四肢不热,不耐寒冷刺激以及天亮时即腹痛而泻的称作脾肾虚寒腹泻;将伴有胃口不好,消化不良,腹胀并有下垂感,四肢沉重无力的称作脾胃气虚腹泻;将精神郁怒即痛泻,泻后疼痛减轻的称作肝旺克脾腹泻。慢性腹泻病程迁延,反复发作,可达数月、数年不愈。

疾病防火墙

防治腹泻的细节提醒

1.预防办法

搞好饮食卫生和饮水卫生,管理好粪便,消灭苍蝇;养成饭前便后洗手的习惯,不喝生水,不吃零食,不吃腐败变质的食物;根据天气变化,注意增减衣服,夜间睡眠要盖好被子,防止感冒和肚子着凉。

2.吃几粒大蒜

可以在三餐时吃几粒大蒜,它可以预防和治疗细菌性腹泻。如果你不能或不愿吃生蒜,则可以服用蒜头胶囊,每天3次,每次2粒,也同样起到杀菌(细菌及寄生虫)作用。

3.多饮水

腹泻患者由于大量的排便,导致身体严重缺水和电解质紊乱,此时必须补充大量的水分。含有氯化钠、氯化钾和葡萄糖、枸橼酸钠的补盐液是理想的选择,因为它们能补充体内流失的葡萄糖、矿物质,并且调节钾、钠等电解质、水及酸碱平衡;而胡萝卜汁、苹果汁、西瓜汁等不仅能补充水分,而且可以补充必需维生素,也是很好的补充品。它们都是防止机体因腹泻而脱水和虚脱的良方。

4.勿长期使用抗生素

无论什么原因如果长期服用抗生素,均会造成肠道菌群失调,而使腹泻加重,甚至会引起假膜性肠炎。

第一章　常见急慢性疾病症状的防火墙

5.适当限制饮食

在腹泻期间胃肠需要充分地休息。减少饮食，不吃固体不易消化的食物，可以使胃肠尽快恢复功能。

治疗腹泻的民间偏方

(1)大蒜2头。将大蒜放火上烤，烤至表皮变黑时取下，放入适量的水煮，食其汁液即可。大蒜有杀菌功能，具有强化胃肠消化机能的作用，本方对便臭强烈的泄泻疗效较好。

(2)大蒜10头，米醋250毫升。取大蒜洗净，捣烂如泥，和米醋徐徐咽下，每次约3瓣，每口3次。消炎止泻。用于急性胃肠炎之腹泻、水样便。

(3)萝卜500克。将萝卜洗净，切片晒干，每次取50克，加水2碗，煎至1碗，温服，每日1次。行气健胃止泻。用于治腹泻腹胀。

主治腹泻的营养饮食疗法

1.补充维生素C

少渣食物往往缺乏维生素，特别是维生素C，可选用些过滤菜汤、果汁、番茄汁等，以防止腹泻伴有出血现象和加强组织修复。

2.补充维生素E

维生素E会对一个人的免疫系统功能有所影响，所以补充维生素E后会有助于肠道细胞对抗发炎过程，一些统计资料显示，补充维生素E会减少肠道发炎的机会。

3.补充矿物质

长期的腹泻极易造成许多矿物质的吸收不良，如钙、铁、镁、锌，尤其腹泻伴有出血时，可能会导致铁的含量低，你可以请医生帮你判断一下，必要时可补充一些。

4.宜食薏米

薏米又名薏苡仁，含有蛋白质、脂肪、糖类、少量维生素B1、氨基酸、薏苡素等成分，有健脾补肺、清热利湿的功效，常用来治疗湿性病症，在泄泻方面也常配合健脾益气的药物应用于临床。可以煮粥食用。

5.宜用山药

山药即我们所食用的怀山药。其中含有皂甙、黏液质、胆碱、淀粉、糖蛋白和氨基酸、维生素C等成分。其性甘温，常用于脾虚泄泻、久痢、虚劳咳嗽、消渴等，同时也是我们日常菜肴佳品。可用于煮粥、做菜等。

6.忌食黄瓜

脾虚泄泻者不宜食用黄瓜。脾虚泄泻宜温中补虚止泻，不宜食寒凉之品，木品性凉,食后可导致脾虚泄泻加重。

7.药膳

(1)母鸡莲子羹:黄母鸡1只,莲子肉90克。将黄母鸡宰杀去毛,洗净内脏,切成大块状,与莲子肉同煮烂后服食,分3次吃完。益气健脾,补虚止泻。用于治体虚久泻,不思饮食。

(2)人参大枣粥:人参3克研成粉,大枣10枚,粳米100克,冰糖适量。大枣、粳米洗净放入沙锅内,加水2000毫升,慢火煮至米开粥稠即可。再放入人参粉和冰糖,每日晨起空腹服用,适用于气血不足的慢性腹泻。

(3)八宝粥:莲肉、山药、芡实、茯苓、白术、党参、薏苡仁、白扁豆各6克,粳米150克。先将诸药加水适量,煎30分钟,捞去党参、白术药渣,加入粳米,继续煎煮至成粥食用。有助消化、消胀止泻的功效。

(4)豆蔻粥:肉豆蔻5~10克,生姜2片,粳米30克。粳米如常法煮粥,沸后加入捣碎的肉豆蔻细末和生姜,继续煮成粥,早晚温服。可开胃消食,温中下气,用于脘腹隐痛、嗳气、呕吐、泄泻等症。

(5)醋煮老豆腐:老豆腐(肉汁豆腐)250克,切成小块,加水煮。水沸时加入食醋20毫升,与豆腐拌匀,加食盐少许。煮1~2分钟后即可食用。1次服完。在晚上睡前或下午空腹时服,10天为1个疗程。若有效连用2~3个疗程,以巩固疗效。

特殊疗法

1.推拿治疗腹泻

对颈根部的大椎与背部到腰部之间的大肠俞等各穴位的缓慢指压,可调整消化机能。至于中脘、大巨等腹部的各穴位,不必强烈指压,只需轻轻按摩即可。对手足的曲池、三阴交穴的按摩,可有效提高消化机能,所以必须进行仔细的指压。此疗法须每日坚持进行。因长时间治疗而感觉疲劳时,最后用指尖指压脸部的各穴位,使感觉舒服。对本穴位施灸也有效果。

(1)大椎

适度按压可缓解腹泻症状。

位置:位于颈根部中心的颈椎最下部。

穴位找法:头部稍微往前放低,肩膀不动把头部缓慢向左右摆动,会发现后颈根正中央有会动的突起与不动的突起处。会动的突起处为颈椎,其最下端即第7颈椎的下端为大椎。

操作:用一手支撑患者的背部,另一手拇指揉压穴位。如果是过敏体质易腹泻的人,按摩时本穴位附近会特别疼痛,所以指压时必须注意力度。

(2)大肠俞

促进肠功能的特效穴位,加以指压可有效缓和腹泻等肠道不适症。

位置:位于腰部。

穴位找法:俯卧位,离第4腰椎约2个指幅处。

操作:患者俯卧,医者的两手掌压在其腰部,配合患者的呼吸节奏,用拇指指压。

(3)曲池

能够调整大肠机能,对消化器官所有的机能异常均有效果。

位置:肘窝横纹头外端。

穴位找法:屈肘成直角,在肘横纹外侧端与肱骨外上髁连线中点。完全屈肘时,当肘横纹外侧端处。即手肘关节的拇指侧凹陷处。

操作:医者抓住患者手肘,拇指压在穴位位置。指压时,稍微加大力度。还可对手三里穴进行同样指压。

(4)中脘

指压与按摩并用,可有效调整患者消化机能。

位置:位于前正中线上。

穴位找法:采用仰卧的姿势,胸骨下端和肚脐连接线中点即为本穴。

操作:患者仰卧,医者两手相叠配合指尖并拢指压患者的腹部,配合患者吐气节奏,轻度压迫,反复进行此动作几次后,转移为对腹部的持续按摩。

(5)大巨

与腹部同时加以按摩,可提高腹肌机能,对慢性消化器官不适症有效。

位置:位于腹部。

穴位找法:从肚脐两侧2个指幅外侧是天枢穴,再往下方1个指幅之处为大巨。

操作:患者仰卧,医者以拇指指压其腹部,以脂肪的轻度凹陷为用力标准。同时应避免强力指压。

(6)三阴交

刺激本穴位可缓和虚冷,消除下腹部的不适症状。与足三里穴同时指压,可提高腹肌机能,改善慢性消化器官的不适。

位置:位于小腿内侧。

穴位找法:当足内踝尖上3寸,胫骨内侧缘后方。

操作:医者用手掌包住患者的胫骨,以拇指压在患者的穴位上,用力指压。

2.沐浴养生法缓解腹泻

推荐项目:中药足浴

①扁豆叶150克,菱角壳200克,辣椒30克,加水适量,煎煮40分钟,泡足。

②仙茅、仙灵脾各100克,韭菜籽150克,加水适量,煎煮30分钟,滤取药液,泡足。

③将生大蒜头150克捣烂,与藿香100克同放入盆中,用适量开水冲入盆中,加盖闷10分钟后,泡足。

④赤石脂100克,补骨脂80克,干姜150克,加水适量,煎煮30分钟,滤取药液,泡足。

鼻出血的防治

鼻出血,旧称鼻衄,是很多疾病的常见症状之一。出血部位大多发生在鼻中隔前下方的易出血区,因此处有黏膜下血管吻合网,易受外伤出血。儿童出血几乎全部发生在鼻腔前部。在下鼻道后部,近下鼻甲后端有一静脉丛,为鼻后部的易出血处。青年人虽以鼻腔前部出血多见,但也有少数严重的鼻腔出血发生在鼻腔后部。40岁后鼻腔前部出血减少,鼻腔后部出血显著增多,可能是老年人患动脉硬化与高血压病增多之故,形成鼻出血的原因很多,主要有以下几点。

疾病防火墙

防治鼻出血的细节提醒

1.预防措施

禁食辛辣刺激性食物,戒除烟酒,以免滋生火热。天气干燥时可预防性地往鼻腔里滴入油剂滴鼻液。调节情志,去除挖鼻的不良习惯,避免鼻部损伤。有全身性疾病的患者要积极治疗,以免鼻出血的发生。

2.简易疗法

出血量少,可用手指紧捏两侧鼻翼10~15分钟,利用鼻翼压迫出血部位减少出血。指压期间可用冷水袋或湿毛巾敷额部、颈部或枕部,促进血管收缩,减少鼻腔出血。

在松指后,如果仍出血,可用浸有1%麻黄碱生理盐水或0.1%肾上腺素(高血压病患者忌用)的棉片塞入患侧鼻腔暂时止血。

3.护理原则

用凉水清洗面部血迹,安慰患者,消除其紧张、恐惧心理,必要时给予镇静剂。让患者取坐位或半坐位,安静休息,注意观察鼻腔出血情况。将口中血液尽量吐出,勿咽下,以免刺激胃黏膜而引起恶心、呕吐。待出血停止后,给高热量易消化的流食、半流食,不吃辛辣、刺激性食物。

4.勿挖鼻孔

做过上述处理后,最好躺下休息一会儿,并至少两天不做激烈运动。鼻腔内的血管破裂,需要7~10天才能完全复原,血流在血液凝结后停止,随后凝结的血块逐渐结痂。你若在隔周挖鼻孔,不慎剥落结痂,将使流鼻血复发。

治疗鼻出血的民间偏方

(1)荠菜花、藕节、侧柏叶各12克,水煎服,每日1剂。

(2)白萝卜数个洗净切碎绞汁,白糖适量调服,每次50毫升,每天3次,连服数剂。

(3)韭菜适量捣烂取汁,放水内炖热,每次服1酒杯,2次可止血。

主治鼻出血的营养饮食疗法

1.补充铁质

若容易流鼻血,不妨考虑补充铁质,以帮助体内造血。铁是红细胞中的重要物质——血红素的重要组成成分。

2.补充维生素C

胶原蛋白是维持身体组织健康所必需的,而维生素C是形成胶原蛋内所必需的物质。上呼吸道组织里的胶原蛋白帮助黏液附着于适当的场所,使你的鼻窦及鼻腔内产生一个湿润的保护膜。

3.补充维生素K

维生素K是正常凝血作用所必需的。其来源有苜蓿、海带及所有深绿色叶菜类。

4.宜用西红柿

西红柿是一种极受百姓欢迎的蔬菜,既可生吃又可熟吃,不少家庭拿它当水果,每天吃几个,补充足够的维生素C。西红柿中维生素C的含量约20毫克/100克,且耐烹调,不易被破坏,番茄的酸味来自于果肉中的有机酸,主要是枸橼酸和苹果酸,可开胃、助消化。

西红柿中所含的维生素H可以保护血管。

西红柿中所含的黄酮类等物质有显著止血、降压、利尿和缓下的作用。

5.宜用丝瓜

丝瓜,又名天罗、布瓜、绵瓜、天吊瓜等,丝瓜富含蛋白质、脂肪、糖类、钙、磷、铁、胡萝卜素、维生素H、维生素B2、烟酸、维生素C、纤维素、生物碱等营养成分。

丝瓜具有清热解毒,凉血止血,通经络,行血脉,美容,抗癌之功效。

6.忌用辛热食物

如辣椒、辣酱、麻辣豆腐、狗肉、涮羊肉等,味辛性热食物可诱发再出血的可能。

7.药膳

(1)蛋清羹:鸡蛋清2个,白糖30克。鸡蛋清与白糖调匀。用沸水冲服,每日1剂,连用1周。适用于胃热型鼻出血。

(2)仙鹤草粥:仙鹤草、旱莲草各15~30克,粳米50~100克,白糖适量。先将仙鹤草、旱莲草煎煮,取汁去渣,再加入粳米煮粥,粥将熟时,加入白糖,稍煮即成。每日2次,空腹食。具有滋阴清热,凉血止血的功效。适用于阴虚燥热所致的鼻出血,干咳少痰。

(3)梨藕猪肉汤:梨2个,藕节15克,瘦猪肉100克。将梨、藕洗净,切细;猪肉洗净切细,加水适量共炖至猪肉熟。每日1剂,喝汤,食猪肉。适用于肝肾阴虚型鼻出血。

(4)姜末青鱼:青鱼1条,黄酒、生姜末、食盐、香油各适量。将青鱼去内脏,用开水煮熟后,放入黄酒、生姜末、食盐调味,待冷后放入少量香油拌食。凉食鱼肉,连用3天,有滋阴凉血止血的功效。适用于鼻出血的辅助治疗。

中暑的防治

中暑,民间也叫"发痧",是指由于高温或引起高热的疾病,使人体体温调节功能紊乱而发生的综合症。

根据中暑的原因不同，可把中暑分为日射病、热射病和热痉挛三种类型。日射病一般是因为在烈日下工作，头部受阳光照射时间过长所引起；热射病主要是因为在通风不良、空气湿度较高的高温环境中工作所引起，主要表现为高热；热痉挛主要是因为在高温环境中工作时出大量的汗，又没有及时补充盐水，以致体内失去了大量的氯化钠所引起的，主要表现为肌肉抽搐。

根据中暑症状的轻重，又可分为先兆中暑、轻症中暑和重症中暑。先兆中暑指在高温环境中工作一段时间后，出现轻微头晕、头痛、耳鸣、眼花、口渴、浑身无力及步态不稳。轻症中暑指除以上症状外，还发生体温升高、面色潮红、胸闷、皮肤干热，或有面色苍白、恶心、呕吐、大汗、血压下降、脉细等症状。重症中暑指除以上症状外，常突然昏倒或大汗后抽风、烦躁不安、口渴、尿少、肌肉疼痛及四肢无力。

疾病防火墙

防治中暑的细节提醒

1.室内降温

室内做好防暑降温，注意室内通风，如配备电风扇、空调、放冰块、吹自然风、屋顶喷水，墙面垂直绿化等。在高温季节，室内温度应保持在30℃左右。

2.室外防暑

室外劳动要避日光、戴草帽，尽量少暴露皮肤；备用好清凉饮料，如矿泉水、冰水、绿豆汤、薄荷水、淡盐水等等；配备一些防暑药品如寸一滴水、人丹、清凉油、风油精等等，并随时注意劳逸结合，多在阴凉通风处休息并补充体液。

3.及早避暑

素有慢性病的患者，如肺结核、肝病、肾病、糖尿病、高血压病患者，在高温季节应及早避暑，可去山区、森林、河塘、山村居住，或河边垂钓、竹林休养、寺院静养。尤其是老年多病、素体虚弱者需避暑为宜。

4.节制房事

节制房事，养精益肾，增强体力，抗御暑邪。夏日由于高温日长夜短，人体多呈气阴两虚之状，若不注意养生摄精，往往使人体虚上加虚，容易中暑。尤其是青年男女及强体力劳动者，如搬运工人、炉前工、农民等。

5.注意征兆及时防治

在高温或烈日下工作的人,头昏、恶心、肢酸乏力、精神不爽等为中暑的先兆,需及时服用清凉饮料、防暑药品,或改善环境,或马上休息。

6.轻度中暑处理

迅速将患者移至阴凉通风处,饮淡盐水或茶水。体温升高者,以凉水擦身,口服十滴水、人丹或藿香正气丸。

7.重度中暑处理

以4~6℃水浴降温(循环衰竭者慎用);腋下和腹股沟大血管处放置冰袋;用冰水或75%酒精擦浴并通风降温,加快散热。

8.切忌狂饮水

中暑患者应采用少量多次的喝水方法,每次饮水少量,以不超过300毫升为宜,切忌狂饮。因为大量喝水不仅会冲淡胃液而影响消化功能,还会引起反射性排汗亢进。尤其在过量饮用热水时,更会大汗淋漓。结果体内水分和盐分进一步大量流失,严重时可促使热痉挛(抽风)的发生,如此更是得不偿失。

治疗鼻出血的民间偏方

(1)食盐30克,生姜15克同炒,用水1碗煎服。

(2)鲜丝瓜花7~8朵,绿豆60克,先煮绿豆至熟,捞出绿豆再放入丝瓜花煮沸,温服。

(3)荷叶12克,香薷10克,扁豆、冬瓜各6克,水煎服。

(4)青蒿10克,薄荷3克水煎服,温服。治中暑发热。

主治鼻出血的营养饮食疗法

1.补充维生素B6

维生素B6有助于人体利用、吸收蛋白质和脂肪,是制造抗体和红细胞的必要物质,可协助维持体内钾、钠离子平衡,维持神经系统及大脑的正常功能,帮助患者早日恢复身体机能。

2.宜用流质食品

夏日人体需要大量水液,以补充因暑热散失的水分,所以夏日常需饮用大量的饮料、汤、茶、露、果汁、粥之类。在选择流食时要注意能清暑、养阴、化湿的药食兼优的食物,如薄荷露、西瓜汁、八宝粥、番茄汤、豆芽汤、乌龙茶等等。

3.宜食用蔬果

夏日有大量的应时蔬果上市,这些瓜果、蔬菜皆有清暑、解热的作用,如夏季的丝瓜、冬瓜、番茄、西瓜、藕、荷、莲、黄瓜、苋菜、葫芦、鞭笋、芦根、马兰头、芹菜等。这些蔬果对防治中暑皆有作用。

4.宜用西瓜

西瓜味甘性寒,具祛暑、解渴、利尿之功。夏季中暑可吃西瓜代茶,不拘时服,有清暑解热,止渴除躁之功效。

5.宜用绿豆

绿豆味甘性寒,清热解毒,清凉解渴。常用于中暑烦渴、食物中毒,或药物中毒等。为夏口防暑降温常用饮料。绿豆100克、粳米50克同煎为汤。加糖或盐后作为饮料服用亦可。绿豆制成冰块即为绿豆棒冰,为夏日清暑佳品。

6.宜用冬瓜

冬瓜性甘微寒,清暑止渴,利尿消肿。为夏日保健之佳品,常作菜肴,有益身体。夏日中暑烦渴,可用鲜冬瓜捣烂绞汁,多量饮服。冬瓜煮汤,如火腿冬瓜汤、冬瓜鞭笋汤、冬瓜粥等皆为夏日防暑之佳肴。

7.药膳

(1)绿豆冬瓜汤:冬瓜1000克,绿豆300克,鲜汤500克,姜10克,精盐3克,葱30克。锅置火上,倒入鲜汤;姜拍破,放入锅内,葱挽结入锅;绿豆入锅炖烂。冬瓜去皮切块入汤锅,加入盐,待熟后即可食用。本菜制作方便,有清热利水,解渴祛暑之功效,为夏季清养佳汤。

(2)黄瓜三丝汤:嫩黄瓜250克,泡青菜100克,海带50克,葱花、味精、盐适量。黄瓜切成粗丝,泡青菜切成丝,海带发胀切丝。锅置旺火上,放入鲜汤,下海带丝、泡青菜丝先煮,然后投入黄瓜丝烧沸,加入盐、味精起锅,撒上葱花,即可上碗。本菜咸鲜爽滑,有生津止渴,补充盐分之功,夏日常以此菜佐餐解暑和胃,经济实惠。

(3)三鲜苦瓜汤:嫩苦瓜500克,冬菇100克,冬笋100克,盐、味精、鲜汤、油适量。苦瓜切片、冬笋切片、冬菇切片,锅置火上,加清水,下苦瓜片氽一下,沥去水,将汤锅洗净置旺火上,倒入菜油,烧七成热,放入苦瓜片微炒,加入鲜汤,开时下冬笋片、冬菇片同煮,加入盐、味精即可上碗佐餐。本菜清香爽口,消暑利湿,明目解毒,对夏日烦热,小便不畅,皮肤生痱有一定食疗作用。

(4)西瓜羹:西瓜1250克,冰糖75克,湿淀粉50克。将西瓜切成丁,锅置火上,注入适量水,加冰糖溶化,加入瓜瓤丁,用湿淀粉勾芡,即可装碗食用。本菜甜美可口,清热解暑,除烦止渴,益气和胃,适用于暑热伤津等症,为老少皆宜的夏季饮品。

第二章
常见急慢性循环系统疾病的防火墙

高血压的防治

高血压又称原发性高血压,是一种以体循环动脉血压持续升高为主的全身性慢性疾病。由其他已知疾病所导致的高血压,称为继发性高血压或症状性高血压。

正常成人血压应在18.7~12千帕(140~90毫米汞柱)或以下,血压在21.3~12.7千帕(160~95毫米汞柱)或以上为高血压,介于两者之间为临界性高血压。后者较易发展成为高血压病。

高血压的病因至今尚未十分明确。长期精神紧张、缺少体力活动、遗传因素、肥胖、食盐过多者,发病率偏高。一般认为高级中枢功能障碍在发病中占主导地位,体液因素、内分泌、肾脏等也参与了发病过程。

早期表现仅在精神紧张、情绪波动或过度劳累之后出现暂时和轻度的血压升高,去除原因或休息后可以恢复,称为波动性高血压,患者可出现头痛、头晕、头涨、耳鸣、眼花、失眠、健忘、注意力不集中、胸闷、乏力、心悸等症状。长期的高血压易并发心、脑、肾的损害。

疾病防火墙

防治高血压的细节提醒

1.限制盐的摄入

喜欢食盐的人,往往易患高血压。这主要是因为盐中含有大量的钠离子,而钠离子具有吸附水液,使血容量增加,从而升高血压的作用。根据大量的实验、临床资料统计,证明在食盐摄入高的人群中高血压患病率高;而食盐摄入量低的人群,如在阿拉斯加的爱斯基摩人中,则几乎不发生高血压。正常人每天食盐量应在5~8克之间,高血压病患者不应超过5克。

2.进行有氧运动

所谓有氧运动就是通过运动可消耗氧气,加快呼吸,比如骑自行车、跑步、打球等运动项目,有规律的有氧运动还有一定的降压作用。但高血压病患者不可做剧烈的运动,剧烈运动会增加心脏负担,对健康有害。所谓无氧运动是指运动在短期完成,不消耗氧气,比如举重,这类运动对高血压病患者是不适当的。

3.练太极拳

太极拳是在气功的基础上,结合不同流派的拳术演化而来的。它巧妙地融合了气功与拳术的长处,动静结合,刚柔相济,是我国独特的养生方法之一,尤其适合中老年人特别是高血压病患者锻炼。

高血压病患者不宜进行大运动量锻炼或剧烈运动,因为剧烈运动会增加机体内氧的消耗,会使血压骤然增高,不利于高血压的治疗,而练太极拳对高血压病患者却是非常适宜的。

4.放松精神,缓解压力

经常处于某种压力下,或从事注意力高度集中的工作,或者紧张、焦虑等情绪都会影响调节功能,体内分泌出过多的使血管阻力增加的激素,从而促使血压升高。精神上一定要放松,从事脑力劳动者,不要"开夜车",适当参加一些轻松的娱乐活动,比如打扑克、下棋、散步、聊天、旅游。类似打麻将、上网时间过长,均不利于高血压患者。

5.控制体重

无论是高血压还是正常血压肥胖者,减肥均可使血压下降,心率减慢,胆固醇和血糖含量减少。患者长期坚持锻炼,才能收到减肥的效果。

6.监测血压

高血压是一种常见病,一旦确诊,将会伴随患者终生。所以患者应了解血压的情况,掌握正确测量血压的方法,为医生的治疗提供可靠的依据。常用的测量方法为袖带测压法,此方法采用血压计测量,种类繁多,有汞柱式、表式和电子血压计,以汞柱式最为常用。

7.测量血压正确方法

缠袖带测压时,不能过松、过紧。应在安静的状态下进行,测量前患者要休息3~5分钟,取仰卧或坐位,肘部与心脏在同一平面,充气速度要快,放气要缓慢,当听到第一次声响时读到的水银柱数值为舒张压,声音消失时水银柱数值为收缩压,两者之间的差为脉压。记录血压的方法正常者应为120/80毫米汞柱,即收缩压为120毫米汞柱,舒张压为80毫米汞柱。测血压时房间温度不宜过低,以免影响测量效果。

8.用药须知

一旦患高血压将终生接受治疗。患者必须长期坚持用药,根据医嘱调整剂量,不能根据自己的感觉自行增减或突然撤换药物,降压不宜过快、过低,以防血压骤降而产生心、脑、肾的供血不足,尤其是老年患者更应注意。

降压药物有直立性低血压反应,因此变换体位时,动作应尽量缓慢。患者应了解药物的作用和不良反应。应用排钾利尿剂如氢氯噻嗪时,出现全身无力,提示可能有低血钾发生;应用卡托普利,有干咳、味觉异常、皮疹等不良反应;应用硝苯地平、尼莫地平等钙离子拮抗剂,有面部潮红、心悸、踝部水肿等不良反应。当出现以上不良反应时,应尽快与医生联系,调整药物。

治疗高血压的民间偏方

(1)海参30克,加冰糖适量,煮烂,空腹食用。

(2)鲜西红柿2个,洗净,蘸白糖吃。

(3)昆布30克,海藻30克,黄豆150~200克,置锅内加水,文火煲汤,少加白糖调味,每日服2次。

主治高血压的营养饮食疗法

1.补充维生素E

高血压病患者大多合并有动脉硬化,而维生素E能够软化血管,防止动脉硬化。因此服用维生素E是有益的。

2.补充维生素C

维生素C具有保护血管、防止出血的作用。毫无疑问,服用维生素C,对高血压病患者也是有好处的。

3.补钙

高钙饮食是控制高血压病的有效措施之一。目前我国居民的饮食结构中普遍缺钙,随着人民生活水平的提高,应提倡适当增加进食含钙多的食物,如奶类、鱼、海带、虾、豆制品、芝麻酱、紫菜、苋菜、银耳等。牛奶中含有丰富的钙质,有人称它为"高血压病患者的健康饮料",有条件者,每日饮250毫升牛奶,有助于高血压病和脑中风的防治。

4.宜用番茄

番茄所含的番茄碱,有降压作用。高血压病患者每天晨起可空腹食用1~2个番茄,或用鲜番茄500克,捣汁,早晚2次分服。容易腹泻、平时怕冷的患者不可生食过多。

5.宜用芹菜

芹菜不仅有降压的作用,芹菜中的芹菜甙还有解痉、镇痛、保护血管的作用,所以芹菜是防治高血压的保健蔬菜。可用芹菜500克做汤,或凉拌,每天服食。或用芹菜250克和苦瓜90克做汤,既有疗效,味道又鲜美。

6.提倡吃素

高血压患者多吃新鲜蔬菜和水果,不但有利于降压,而且可以减肥。各种蔬菜和水果中含有大量的维生素C、果酸和钾、镁等微量元素,维生素C有降低血脂和抗动脉硬化作用,果酸有助于机体排出多余的胆固醇,而钾、镁等微量元素更是促进心肌活动所必需的。专家建议人们每天至少吃500克新鲜蔬菜和水果。高血压患者烧菜最好用豆油、菜油、花生油等植物油;要少吃高脂肪食物和高胆固醇食物,如肥肉、动物油脂、骨髓、动物内脏、蛋黄、鱼子、螃蟹等;对甜食应适当控制,辛辣食物也应少吃或不吃。

7.忌过量饮酒

高血压患者忌饮烈性酒和饮酒过量,饮酒后可使血液中的脂肪物沉积在血管壁上,使管腔变小,血压升高,若饮烈性酒和暴饮将会很快使全身血管扩张,心跳加快,血压猛升而诱发心绞痛,严重的会造成脑血管破裂而“卒中”或冠状动脉痉挛、心肌缺血、缺氧发生意外。故心血管病患者只宜饮用葡萄酒、啤酒等比较温和的酒。

8.药膳

(1)菊花肉片:猪瘦肉500~600克,鲜菊花瓣100克,鸡蛋3个,精盐、料酒、味精适量。轻轻洗净菊花瓣,猪肉洗净切成片,将鸡蛋打入碗中,加入料酒、精盐、淀粉调成糊状物,投入肉片搅匀备用。再将肉片人油锅炸熟;锅内留油少许,投入葱、姜拌炒片刻,加入熟肉片、清汤、菊花瓣翻炒均匀,以味精调味拌炒几下即成。可祛风清热,平肝明目。本品适宜于降低血压、扩张冠状动脉改善心肌供血状况,高血压病、冠心病患者可经常食用。

(2)菠菜芹菜粥:菠菜250克,芹菜250克,大米100克。将菠菜、芹菜洗净,切4

厘米长的段；大米淘洗干净，待用。把大米放入锅内，加清水800毫升。将锅置武火上烧沸，再用文火煮30分钟后，加入芹菜、菠菜，烧沸，打开盖煮10分钟即成。每日1次，每次吃粥100克。养血润燥，降低血压。适宜于高血压病兼有便秘、小便不利等患者食用。可四季常服。

（3）番茄山药粥：番茄100克，山药20克，山楂10克，大米100克。将山药洗净，切片；番茄洗净，切牙状；山楂洗净，去核，切片；大米淘洗干净，待用。把大米、山药、山楂同放锅内，加水800毫升。将锅置武火烧沸，用文火煮30分钟，加入番茄，再煮10分钟即成。每日1次，每次吃粥100克。补脾胃，益气血，降血压。可作为高血压患者常服膳食，夏季食用更佳。

低血压的防治

动脉血压低于正常血压标准值，称为"低血压"。成年人血压的收缩压如果低于90毫米汞柱，舒张压低于60毫米汞柱，就是低血压。

低血压常表现为精神疲倦，乏力，健忘，头晕，头痛，甚至晕厥，或心悸，心前区压闷感。直立性低血压是在体位改变，突然站立时，出现头晕、无力、衰弱感，甚至大小便失禁，慢性肾上腺皮质功能减退症还可伴有体重下降、食欲不振、恶心呕吐等症状。

低血压可以分为急性低血压、慢性低血压和直立性低血压。有些慢性低血压的人，低血压可能是由于其他疾病造成的，如有些内分泌方面的疾病(慢性肾上腺皮质功能不全、腺垂体功能不全或甲状腺功能低下)。

显著的营养不良患者，可能会出现低血压。有些患有严重慢性病的患者，由于长期消耗，造成营养不足，也会患低血压。还有些心脏病的患者(如慢性缩窄性心包炎)血压也低。

疾病防火墙

防治低血压的细节提醒

1.洗热水澡

水温以43~45℃较为适宜。洗热水澡可加速血液循环，减轻低血压症状。由于低血压患者不适宜长时间洗浴，因此，最好用热水洗上2~3分钟，然后，休息一会儿，再洗。这样反复几次，就能改善自觉症状。洗完后宜坐着休息，以巩固疗效。如能持之以恒,配合饮食调理,加强体育锻炼,低血压是能治好的。

2.适当加盐

低血压患者对钠盐的需要量高于正常人。因为钠离子不易被肾脏排出,留于体液内能提高渗透压,吸收水分,使血容量增加,从而提高血压。低血压常见的症状为头昏、困倦无力、肌肉抽搐,甚至虚脱,如加食钠盐后,这些症状就会有所改变。一般来说,低血压患者每天的食盐摄取量应达到12~15克。但也不能过高,过高又会引起身体不适。

3.注意休息

低血压患者每当休息不好(过于劳累,睡眠不足)时,其血压更低。因此,低血压患者宜劳逸结合,保证充足的睡眠,注意休息。

4.增加营养

具有低血压倾向的人,当其营养不足时,血压更为低下,一旦补充了营养,测量其血压,有时可上升至接近正常水平,且无头昏、乏力、眼黑等伴随症状出现。因此,低血压患者应增加营养。

5.积极治疗原发病

积极治疗原发疾病如风湿性心脏病,慢性肾上腺皮质功能减退症,腺垂体功能减退症、慢性消耗性疾病等。因为低血压常是以上这些疾病的症状之一。积极治疗原发疾病,对改善低血压症状,大有好处。

6.行动不可过急

老年人患低血压尤应注意平日行动不可过快过猛,因为老年人心血管代偿机制较弱,易于出现晕厥等。直立性低血压患者应注意在起床、站立时动作应缓慢,或先保持头部低位再慢慢起立,减少低血压发作的程度。

治疗低血压的民间偏方

(1)鸡1只,切成块,大火煸炒,后加作料,煮至8成熟,加入红枣15枚,栗子150克,焖熟食之。每周2次。

(2)鸭1只,去内脏洗净,冬虫夏草12枚,置鸭腹中,加作料炖熟食之。每周2次。

(3)黄芪16克,水煎去渣,取汁与大枣10枚,糯米50克同煮成粥。每晚服1次,连服两个月。

主治低血压的营养饮食疗法

1.补充维生素B12

人体的维生素B12主要是由食物供给的，动物性食品富含维生素B12，如肝、肉类、肾。蛋类、奶类次之。蔬菜中含量甚少。血压低的患者体内B12常常缺乏，应多食动物类食品。

2.多食蔬菜瓜果

如西洋菜、生菜、白菜、菠菜、豆角、青瓜、芒果、苹果等，供应纤维素、维生素A、C及矿物质，可增强身体抵抗力，防止便秘，大量食用对身体有益。

3.高蛋白饮食

每餐在饮食中加入动物性蛋白质含量丰富的食物，比如烧牛肉、红烧鸡块、溜鱼片等全荤菜。上午、下午各加牛奶或豆浆1次。半流食可加鸡蛋、蛋糕、牛奶、豆腐脑等。流食可采用浓缩乳类如豆浆、鸡蛋等。但胃肠消化吸收功能不正常时，不宜增加。

4.宜用姜

低血压患者除药物治疗外，宜常吃生姜。生姜含挥发油，主要成分为姜醇、姜烯、柠檬醛、姜辣素、天门冬素、谷氨酸、丝氨酸、甘氨酸等。挥发油能刺激胃液分泌，兴奋肠管，促进消化，有健胃作用。健康人口嚼生姜1克(不咽下)，可使收缩压平均升高11毫米汞柱，舒张压升高14毫米汞柱，对脉率则无显著影响。

吃生姜方式可多种多样，例如在菜汤、豆腐汤、肉汤、鸡汤、肉丸子中多放些姜末，平时用姜末泡开水当茶饮，等等。

5.忌用胡萝卜

低血压患者不宜食用胡萝卜。胡萝卜中含有"琥珀酸钾盐"的成分，可以使血压降低，尿中排钾增多，血压低者食用有病情加重之虑。

6.忌用番茄

血压低患者不宜多食番茄。番茄有降低血压的作用，血压低的人食用，可使血压更为低下，出现头晕目昏等症状。

7.忌用山楂

血压低患者不宜食用山楂。山楂具有通血脉、软化血管、降低血压的作用，高血压伴有血管硬化患者适宜食用。低血压的人多食，必加重病情。

8.药膳

(1)菠萝炒鸡片：菠萝肉250克，鸡脯肉100克，精盐、味精、胡椒粉适量。将菠萝肉、鸡脯肉分别洗净，切成薄片。先将鸡脯肉片和盐炒至半熟，再放菠萝同炒，注入适量清水，加盖片刻，焖至熟透。下味精，胡椒粉，炒匀。单食或佐餐。适用于低血压眩晕,手足软弱无力患者食用。

(2)桂圆菠萝升压汤:桂圆肉100克,菠萝肉200克,红枣100克,砂糖适量,精盐少许。先将菠萝肉放淡盐水中浸泡10分钟,红枣洗净去核。然后将桂圆肉、菠萝肉、红枣一同入锅,加水800毫升,旺火煮沸后再改用文火煨1~2小时,至水剩约300毫升时加入砂糖调匀即成。补心安神,养血,升血压。适用于血压过低、失眠头晕及手足软弱无力等症。食果肉,饮汤。每日1次,连服1周为1个疗程。

(3)莲参粥:莲子、党参、薏苡仁各10克,怀山药20克,红枣10枚,糯米50克。将上料皆洗净,怀山药切成片;红枣去核;莲子放冷水中浸泡至胀,去皮心。锅中加适量水,除糯米外均入锅,旺火煮沸后再加入糯米,至再沸改文火煨至糯米熟软即成。补气养心,健脾益胃,生津。适用于低血压眩晕症。每日2次,早晚服,连服15日为1个疗程,病情重者可连服2个疗程。

心律失常的防治

任何原因使心脏激动的形成或传导发生异常而出现异常心律,称心律失常。它包括窦性心律失常、异常心律、传导阻滞三大部分。临床常见有窦性心动过速、窦性心动过缓、窦性心律不齐、过早搏动、阵发性心动过速、心房纤颤、房里传导阻滞等。常有心悸、胸闷、心慌、气短,甚则昏厥等症状。

临床上有以下表现:

1.过早搏动。根据异位起搏点部位的不同,可分为房性、房室交界性和室性三种,其中以室性最为常见。可有心悸胸闷、心慌等症。听诊可发现心律不齐,心搏提高,第一心音增强,第二心音减弱或消失。

2.阵发性心动过速。按其异位起搏点部位的不同,可分为房性、房室交界性和室性三种。患者自诉心悸、心前区不适,头晕等,严重者昏厥、抽搐,可发展至心源性休克和心力衰竭,以致猝死。心率增快,但节律整齐,心音有强弱不等,发作时常常伴有显著的动脉血压降低。

3.房室传导阻滞。Ⅰ度房室传导阻滞多无症状,若心室率50次/分钟,常出现头昏、乏力、胸闷,严重者发生心力衰竭,当严重心动过缓、心室停搏、心室颤动时,可引起阿斯综合症,甚至猝死,常见于Ⅲ度房室传导阻滞。听诊一般心率在40~60次/分,第一心音强弱不等;由于心率较慢,心搏量加大,可产生功能性粗糙的收缩期杂音、脉压增大和水冲脉等。

疾病防火墙

防治心律失常的细节提醒

1.放松心情

精神紧张,情绪激动不仅加重心脏负担,更易诱发和加重心律失常。所以,患者要保持平和稳定的情绪,精神放松,不过分紧张,不计较小事,以平静的心态正确对待疾病。一般情况下,轻微的心律失常,不会威胁到生命,患者不必紧张,但病情较重的人,绝不能掉以轻心,要认真对待疾病,积极治疗。

2.休息与运动相结合

生活要有规律,应按时休息,保证睡眠;运动要适量,量力而行,不勉强运动或运动过量,不做剧烈及竞赛性活动,可选择气功、太极拳等。病情轻的患者,应增加休息时间,适当活动,严格掌握活动量,注意劳逸结合;病情严重的患者应绝对卧床休息,提供适合患者休息的良好环境,关心患者,协助患者做好生活护理,减少和避免任何不良刺激,促进身心休息。

3.用药须知

为了维持抗心律失常药物的有效血液浓度,必须遵医嘱严格掌握剂量和间隔时间,才能得到有效的治疗,切勿自行减量或停用药物;熟悉药物作用与不良反应。出现明显不良反应时,应及时报告医生,以调整用药。

应用慢心律与心律平时,口服给药一般为每6小时或8小时1次;用药后可产生恶心、呕吐等胃肠道症状,患者应在饭后吞服,不得嚼碎。胺碘酮口服后可能出现房室传导阻滞、低血压等不良反应,用药期间应经常检查心电图和血压;胺碘酮含碘、长期服用可影响甲状腺功能和角膜碘沉着,应加强观察,定期作甲状腺测定及角膜检查。阿托品有尿潴留、视近物模糊、幻觉、口干、直立性低血压等不良反应,用药过程中变换体位要尽量缓慢,以防出现晕厥而摔伤。

4.病情观测

应掌握测量脉搏的正确方法,每天至少测1次,每次10分钟以上,若发现脉搏低于60次/分钟,并有头晕或黑蒙,脉搏持续快于100次/分,并有心悸、胸闷;脉搏节律不齐,每分钟间歇达5次以上时,应及时找医生诊治。

5.动态心电图检查

心律失常往往持续时间短暂,当患者无症状再做心电图时不易发现,因此,患者常需佩戴24小时心电图监测仪,以观察心律失常类型及心肌缺血情况。由于该仪器价格昂贵,精密度高,佩戴期间患者应注意:小心谨慎,防止碰坏摔坏,睡觉时不要压住记录盒;不进入有磁场的环境,不接触有磁性的物品,如不进入放射科,不用磁化杯喝水等;佩戴时,保持电极与胸壁接触要牢固,电极不能脱掉,发现贴片接触不牢,立即找医务人员处理;做好日记,将24小时内出现的症状(或不适)和自己的活动情况及时间写在日记卡中,记录简明扼要,如头痛、胸痛、气短、上楼、走路、喝酒、大便、睡觉等;如果佩戴期间出现持续叫声,显示时间突然消失,可能为电池耗尽,应及时找医务人员检查处理。

6.家庭急救

当出现恶性心律失常如心室颤动,患者突然意识丧失,脉搏摸不到,血压测不到时,立即拳击患者心前区1~2次,解开患者衣领,使其头向后仰,保持气道通畅,同时观察心跳是否恢复。若未恢复,应立即进行胸外心脏按压及人工呼吸,心脏按压与人工呼吸以15:2的比例进行,心脏按压的次数以100次/分钟为宜,并设法与急救医生联系。在医生尚未到来之前,一定要连续地进行胸外心脏按压和人工呼吸,为抢救争取时间。

治疗心律失常的民间偏方

(1)心跳较重的人,宜用龙眼肉20颗、龙齿20克、牡蛎25克、灵磁石25克,煮汤服用,可收奇效。

(2)木天蓼果实,生吃或盐渍、蜜饯食,对于心悸、心跳、气急均有帮助。

(3)将3克朱砂装入猪心内,加适量的水蒸煮,熟后食用,能医治心跳和失眠。食用猪心,是基于"同物同治"的观念。

(4)五味子10克,茯苓、菟丝子各15克,水煎去渣,加蜂蜜,每日分2~3次服。

主治心律失常的营养饮食疗法

1.补充维生素E

维生素E能促进毛细血管增生,维持心肌和外周血管系统的正常功能,改善微循环,使动脉壁脂类过氧化物减少。

2.饮食调理

宜选择低脂、易消化、富营养、无刺激食物;少量多餐,避免过饱;不食刺激性食物,不喝浓茶与咖啡,不吸烟,不酗酒。

3.药膳

(1)玉竹汤浸猪心:玉竹200克,猪心1个,葱、姜、盐、糖等调料适量。将玉竹洗净,切成节,用水稍润,煎熬2次,收取药液1000毫升,将猪心破开,洗净血水,与药液、生姜、葱、花椒同置锅内,在火上煮到猪心六成熟时,将它捞出晾凉。将猪心放在卤汁锅内,用文火煮熟捞起,揩净浮沫。在锅内加卤汁适量,放入食盐、白糖、味精和香油,加热成浓汁,将其均匀地涂在猪心里外即成。每日2次,佐餐食。安神宁心,养阴生津。适用于冠心病、心律不齐以及热病伤阴的干咳烦渴。

(2)猪舌炒木耳:把酸枣仁烘干,研成细粉,猪舌洗净,用沸水焯透,刮去外层皮膜,切薄片;黑木耳洗净,发透,去蒂根,撕成瓣状,葱切段,姜切丝。

把猪舌放碗内,加入酸枣仁粉、绍酒、盐、酱油、生粉、姜、葱各一半,加适量水调稠状待用。把炒勺放在中火上烧热,加入素油,烧六成热时,下入姜、葱各一半爆香,再下入腌渍之舌片,翻炒2分钟,下入黑木耳,炒熟即成。每日1次,每次吃猪舌50克,吃黑木耳80克。滋补肝肾,宁心安神。适用于心肝失调,心悸多梦,冠心病患者食用。

(3)鸡蛋油拌珍珠:鸡蛋去白和壳,将蛋黄放入锅里用文火炒(不可放油),不停翻动,炒至色黑出烟止。然后放在双层纱布里榨取蛋黄油,第一次榨完后,再炒再榨,直至榨取3次为止,油一滴一滴滚出,用小杯接住,接取1/3小杯,将朱砂粉,珍珠粉放入蛋油内搅匀。每次1剂,连服10剂。补中益气,养心安神。主治冠心病、心绞痛、心律不齐。

心绞痛的防治

心绞痛是由于冠状动脉供血不足而导致的短暂性发作性胸骨后疼痛。多发生于40岁以上,男性多于女性,脑力劳动者较多。

典型心绞痛发作有以下特点:突发胸痛,可放射至左肩、左背;疼痛多为钝性疼痛,呈缩窄性、窒息性或伴严重的压迫感;常有一定的诱发因素,如精神紧张、情绪激动、饱餐、过度劳累等;历时短暂,常为1~5分钟;休息或含用硝酸甘油片后能迅速缓解。

临床根据心绞痛的特点,分为劳力性心绞痛和自发性心绞痛两类。劳力性心绞痛根据病情和病程长短,又分为3种类型:①稳定型劳力性心绞痛,符合上述心绞痛的特点,病程持续1个月或1个月以上;②初发型劳力性心绞痛,发作特征如上,但病程在1个月以内;③恶化型劳力性心绞痛,原有稳定性心绞痛发作次数、严重程度及持续时间突然加重,含用硝酸甘油的疗效减退;自发性心绞痛可在休息或夜间发作,持续时间较长、程度较重,且不易为硝酸甘油所缓解。

轻松远离急慢性病
——治病不如防病

疾病防火墙

防治心绞痛的细节提醒

1.注重休息

休息可减轻心脏负担,减少心肌耗氧,改善心肌供血而达到缓解心绞痛的目的。心绞痛缓解期的患者,应适当休息,保证充分睡眠,每日睡眠在7~8小时,中午休息30分钟至1小时。睡眠时宜采取右侧卧位,因为右侧卧位心脏负担最轻,并有利于胃的排空和增加肝脏的供血。

同时应保证脑力和体力两方面的休息,睡前不思考问题,不看书报,提高睡眠质量。心绞痛发作后一周内或近期频繁发作的患者,应卧床休息,增加休息时间。

2.适当运动

运动可降低血小板聚集和血黏度,控制体重,降低血糖缓解期患者可参加一定的体力劳动和体育活动。运动量一定要因人而异,高温及严寒时期应减少运动量,以运动后不引起心前区不适或心绞痛发作为度。注意在餐后2小时以内不锻炼,运动后1小时内不进餐或饮浓茶。每次运动前应有15分钟的准备活动,运动后应有15分钟的放松活动,运动后不要立即用冷水或热水洗澡等。

3.适合运动的项目

步行、游泳、骑自行车、跑步、爬山、做广播操和打太极拳等。运动时应掌握循序渐进和持之以恒的原则,由弱到强,不能突然从事剧烈运动,不进行竞争性太强或刺激性太强的体育活动。对于老年人提倡散步,(每日1小时,分次进行),做保健操,打太极拳。

4.药物保存

硝酸甘油是一种亚硝酸盐,挥发性强,遇光、见热都极容易分解失效,故应避光保存,保存在深色的密闭玻瓶内,防止受热、受潮。其有效期为1年,过期后不能再用。若含服时舌有麻刺烧灼感,说明药物已失效,不能再用,应重新更换。

5.用药须知

硝酸甘油是缓解心绞痛的首选药物,舌下含化,约1~2分钟显效,维持20~30分钟。用药时必须舌下含化,如果药物不易被溶解,可轻轻嚼碎继续含化,切不可急于咽下,否则影响疗效。硝酸甘油含服后,可出现面部潮红、心跳加快、头涨头痛等不良反应,首次用药患者宜平卧片刻,并从小剂量开始,可给半片含化,5分钟后无效,第二次再服1片。

长期服用β-受体阻滞剂,如美托洛尔、普萘洛尔的患者,注意观察脉率,脉率应保持在50次/分钟以上,低于45次/分钟者一般不用。用药期间不能突然停药,应于两周内逐渐减量停用。此类药与异山梨酯合用易导致血压下降;不能与硝苯地平和维拉帕米合用。

服用钙离子通道阻滞剂如硝苯地平等的患者,因该类药有心率增快、血压下降、头痛、头晕、乏力等不良反应,故血压偏低时应慎用;服用时应采取坐位或卧位,变换动作时要缓慢,以防发生直立性低血压。

6.家庭急救

若心绞痛发作次数增加,持续时间延长,疼痛程度加重,含服硝酸甘油无效时,有可能是心肌梗死的先兆,此时应做好家庭救护:

(1)让患者立即就地躺卧休息,不要用力,以降低心肌耗氧量,并立即呼救。

(2)使用平时治疗心绞痛的药物,如舌下含服硝酸甘油1片,为防止短时间内心绞痛复发,可每隔3~5分钟服1片,但最多不应超过5片。

(3)有吸氧设备时,可尽快给患者吸入氧气。如果无吸氧条件时,可打开门窗,使空气流通(寒冷季节要防止患者受凉),以利于患者呼吸。患者应保持情绪稳定,不要惊慌失措,全身放松,呼吸自如,暂不进食,绝对卧床休息,不能下床去厕所,家属禁止同患者多交谈。

(4)注意观察心率、心律及血压的变化,同时设法通知医生或急救中心。待心律、血压稳定后,由医生决定是否送往医院。搬运过程中,患者千万不能主动用力,应全身放松,医护人员应轻抬、轻搬,将患者送往医院继续治疗。

(5)如果患者突然面色青紫、抽搐、大叫一声、口吐白沫、意识不清、呼吸微弱或停止,是急性心肌梗死并发严重心律失常,心室颤动导致的心跳骤停。此时应争分夺秒地在患者胸前区重捶1~2下,然后坚持胸外心脏按压和口对口人工呼吸,为抢救赢得时间。

7.自我保健

(1)生活要规律,劳逸结合,注意保暖,避免寒冷刺激,不在清晨迎风跑步或骑车,克服不良情绪,节制生活中不恰当的运动,如爬楼、快步走或追赶车辆等。

(2)积极治疗高血压、高脂血症、糖尿病。预防肥胖,控制体重,戒烟,不过量饮酒,保持大便通畅。

治疗心绞痛的民间偏方

(1)大枣5枚烧焦后置锅内略煮,加蜂蜜毫升,吃枣喝汤,每日2~3次。

(2)黑芝麻60克,桑葚60克,大米30克,洗净后同放入罐中捣烂。砂锅内放清水3碗,煮沸后加入白糖,待糖溶化,水再沸后,徐徐加入捣烂的3味,煮成糊状食用。

(3)穿山甲肉250克洗净切碎,放入砂锅内焰汁炒透,加入何首乌60克,黑豆60克,清水3碗,先用旺火,后用文火煮汤,最后加盐油调味。饮汤吃肉,每日2次。

主治心绞痛的营养饮食疗法

1.补充维生素C

维生素C在脂肪代谢中,可刺激分解三酸甘油酯;在胆固醇代谢中,可刺激将胆固醇转变为胆酸。另外它还能保持动脉血管壁的完整。因此补充维生素C,完全有利于防治冠心病,患者至少每日摄取3克维生素C。

2.补充维生素E

维生素E可以保护组织细胞免受脂肪过氧化的伤害,另外维生素E也参与动脉血管壁内膜的生长与修补。有研究者发现一群中年男子中,其体内维生素E含量越高,其冠心病的发病率和死亡率就越低,因此建议冠心病患者每日补充维生素E300毫克。

3.补充镁

镁是一种饮食中易缺乏的矿物质。许多心脏病的突发,都与镁缺乏有关。镁能防止动脉硬化,减少冠状动脉痉挛所引起的心率不齐和心绞痛,减少因心脏病带来的死亡。每日应摄入400毫克的镁。

4.饮食原则

控制摄入总热量,摄入总热量过多,超过人体消耗,则以脂肪形式存于体内,易形成肥胖。膳食热量应控制在2000千焦/日左右,主食每日不超过500克,三餐规律,避免过饱,早餐吃好、午餐吃饱、晚餐吃少,按时用餐,细嚼慢咽。

5.控制糖和盐

控制糖和盐摄入,摄入糖过多会使热量过高,引起肥胖和血压升高。要限制含糖饮食,少吃点心、糖果,少喝含糖的饮料,主食要粗细搭配。每日食盐量在3~5克,不食过咸的食物,如咸菜、腌鱼等。

6.宜用植物油

常食用植物油,适当增加植物蛋白,植物油如豆油、菜油、玉米油、花生 油等含有较多的不饱和脂肪酸,有降低血中胆固醇、防止动脉硬化形成和发展的作用。

7.多食蔬菜和水果

多食蔬菜和水果,因其富含维生素及食物纤维,能降低胆固醇,润肠通便,防止便秘的发生。适宜的菜有西红柿、胡萝卜、芹菜、洋葱、苜蓿、芦笋、花生、海带、大蒜等,水果有西瓜、苹果、猕猴桃、核桃、山楂、香蕉等。

8.药膳

(1)山楂炖牛肉:山楂15克,红花6克,红枣10枚,熟地6克,牛肉、胡萝卜各200克,料酒10毫升,葱10克,姜、精盐各5克。把山楂洗净、去核;红花洗净去杂质;红枣去核;熟地切片;牛肉洗净,用沸水焯一下,切成4厘米见方的块;胡萝卜洗净,切4厘米见方的块;姜拍松,葱切段。把牛肉、料酒、精盐、葱、姜放入炖锅内,加水1000毫升,用中火煮20分钟后,再加入上汤1000毫升,烧沸,入胡萝卜、山楂、红花、红枣、熟地,用文火炖煮50分钟即成。每次吃牛肉50克,随意吃胡萝卜,喝汤。每日1次。补气血,祛淤阻。适用于冠心病心绞痛(心痹)症。

(2)生姜当归羊肉汤:生姜10克,当归6克,羊肉100克,料酒10克,葱10克,盐5克。将伞肉洗净,切成4厘米见方的块;当归洗净切片;生姜洗净切片;把羊肉、生姜、当归、料酒、葱、盐放入炖锅内,加水1000毫升;用武火烧沸,再用文火炖煮50分钟即成。每日1次,每次食羊肉50克,喝汤。祛寒宣痹,滋补气血。适宜于血虚寒闭型冠心病患者食用,症见胸痛彻背,感寒痛甚,面色苍白,四肢厥冷者。

(3)附子片羊肉汤:附子片10克,羊肉200克,生姜5克,葱10克,胡椒3克,盐5克。将制附片用纱布袋装上扎口,先煮1小时,待用;羊肉用清水洗净,入沸水锅,焯至断红色,捞出起锅剔去骨,沥干水分,切3厘米见方的块;再入清水中浸漂去血水,骨头拍破;姜洗净拍松,葱切段。在锅中注入清水1000毫升,置于武火上,下入姜、葱、胡椒、羊肉,再投入熟附片药袋和药液。

先用武火煮30分钟,后改文火炖煮1小时即成。每日1次,吃羊肉、附子片、喝汤。温肾助阳,补气血,逐寒止痛。适宜于冠心病患者、心绞痛者食用。

高血脂的防治

血脂过高是一种代谢异常的表现,其形成的原因很多,有的是先天性的遗传基因缺陷,某些人体内脂肪代谢机制不健全,会导致高脂血症;有的是继发于某些疾病,如糖尿病、甲状腺功能减退、痛风、肝肾疾病等。有的干脆就是吃出来的,健康人连续进食含脂量高的饮食,血脂会持续增高。过多进食糖类可使血脂升高,过量蛋白质通过肝脏分解也会使血脂升高。

高脂血症早期往往无任何不适,而血脂过多,主要是胆固醇会沉积在血管壁上,引起管壁增厚,管腔变窄,导致动脉粥样硬化,进而发展到堵塞重要脏器的血液供应,使机体出现组织、功能损害,此时才会出现明显不适。如果发生于心脏的冠状动脉,会导致心肌供血不足,引起局部心肌发生缺血或坏死,临床上简称为冠心病。

如果发生在脑血管,还会出现脑血管意外而引起脑中风。另外还有高血压病等均与血脂长期升高有着直接关系。如果出现上述病症时治疗为时已晚。可以说高脂血症是一个"潜在杀手",所以及早地控制血脂是至关重要的。正所谓未雨绸缪,此为动脉硬化疾病的一级预防。

疾病防火墙

防治高血脂的细节提醒

1.多参加劳动和体育锻炼

劳动和体育锻炼可以提高身体的新陈代谢,提高体质,增强抗御疾病的能力,从而推迟各个器官的衰老退化。体力活动能消耗多余的脂肪,使血脂代谢酶活力增高,降低血脂,减少和防止二脂类物质在血管壁的沉积,改善心肌及大脑供氧量,提高神经系统的功能。体育锻炼对降低血脂和抗动脉硬化作用是任何药物都无法代替的。可根据个人体力情况和爱好选择。

2.放松情绪

长期精神紧张、忧虑、失眠、时间紧迫感等情绪波动,可使体内儿茶酚胺分泌增多,产生心功能和脂质代谢紊乱、血小板聚积等各种不良影响,临床经常遇到有的青年人在受到强烈精神刺激时,发生暂时性胆固醇升高,当精神因素消除后,胆固醇也随之下降。因此,应缓解大脑的紧张状态,保持情绪稳定。

3.限制饮食总热量

不仅是高脂血症患者,即使是正常人,长期高热量饮食也会使血脂升高,基本饮食原则是每一个人都应该坚持的原则。

对于高甘油三酯血症患者,更应严格限制热能的供给,控制糖类的摄入,忌食砂糖、水果糖、蜜糖,以及含糖较多的糕点、罐头、中草药糖浆等。适当补充蛋白质,多吃蔬菜瓜果。

4.少吃高胆固醇食物

尽量少吃高胆固醇食物。平时应少吃或不吃动物脂肪和肥肉,适当增加植物油的食用量,植物油一般含不饱和脂肪酸比较多,能降低胆固醇,所以高胆固醇血症者,更应注意这点。

尤其晚餐更不宜进食过分油腻的食物。晚餐吃肥腻食物,会助长胆固醇在动脉壁上沉积,促进动脉硬化的发生。另外一次性进食过多,多余的热量可在胰岛素的作用下合成脂肪储存起来,所以如可能,每天进食的次数不妨略多些。

治疗高血脂的民间偏方

(1)山楂、杭菊花各10克,决明子15克,稍煎,当茶饮,每日1剂,连服3个月。

(2)何首乌30~60克,煎汤代茶,或与粳米、大枣同煮成粥服食。

(3)黑芝麻60克,桑葚60克,大米50克,洗净后,一同放入砂盘中捣碎,再入砂锅内加清水3碗,煮成糊状后,加入白糖10克即可食用。每日2次。

(4)鲫鱼1条(重约200克)去鳞及内脏加葱、姜、料酒适量,赤小豆60克,大蒜(紫皮)1头,一起文火炖熟,食鱼喝汤,常食。

主治高血脂的营养饮食疗法

1.补充维生素B6

维生素B6所涉及的身体的功能非常多,在血脂方面的作用在于它能抑制一种称为高半胱氨酸的有毒化合物形成,因此可以减少胆固醇在心肌附近沉积。

2.补充维生素B1

维生素B1能促进血液循环及糖类代谢,对能量代谢有影响。

3.补充维生素C

维生素C是人体必需的抗氧化剂。它也可以降低胆固醇及治疗高血压,还可以预防动脉硬化。

4.补充维生素E

维生素E是一种预防癌症及心脏血管疾病的抗氧化剂。它可以改善血液循环、修复组织、降低血压,抑制脂质过氧化及形成自由基。

5.宜用玉米

玉米含淀粉、脂肪油、维生素B1、维生素B2、维生素B6、烟酸、泛酸、生物素等,营养丰富。玉米油是一种富含多个不饱和键脂酸的油脂,它是胆固醇吸收的抑制剂。根据膳食控制试验证明,它对年龄较轻而血浆胆固醇浓度较高的人,有降血脂和预防冠心病的作用,而对预防65岁以上冠心病患者复发的效果较差。

6.宜用大蒜

大蒜含蛋白质、脂肪、糖类、水以及一些维生素、矿物质等营养成分,还含有大蒜素。大蒜素有强烈的杀菌作用。经常食用大蒜,既能降低血脂(降低血清胆固醇、甘油三酯),又可以补充微量元素硒,对预防和治疗心血管疾病是非常有益的。

7.宜用苹果

常吃苹果的人中约有半数人的血胆固醇比一般人低10%。苹果降胆固醇的机理:一是苹果本身不含胆固醇;二是苹果中含有大量果胶,果胶能阻止肠内胆酸的重吸收,使之排出体外;三是苹果在肠道内分解出的乙酸,有利于胆固醇的分解代谢。另外,苹果中含的丰富的维生素C、果糖、微量元素镁,均能降胆固醇。当然,人体中的胆固醇高与低是由多种因素决定的,吃苹果只是降胆固醇的方法之一。血脂过高症患者应采取综合防治措施,其中包括常吃苹果。

8.宜用山楂

据药理实验表明,山楂的提取液中含有多种黄酮甙及黄烷衍生物,这些物质具有扩张冠状动脉及显著的镇静作用。另外,在家兔身上实验,凡口服山楂粉的家兔血中的胆固醇和β脂蛋白均明显降低。因此,高脂血症患者宜常吃山楂(30~50克煎水饮用)。

9.晚餐不宜过量

晚间人的基础代谢率高,种种消化酶的分泌增多,食物容易消化和吸收;同时晚上的活动量少,能量消耗少。若进食过多,可转化成脂肪,使人发胖。因此,主张晚餐摄入的热量应不超过全天总量的30%。

10.药膳

(1)海带绿豆汤:海带150克,绿豆5克,红糖100克。将海带浸泡,洗净,切块,绿豆淘洗干净,与海带同煮至豆烂,加入红糖稍煮即可食用。每日食用2次,可连续服用。

吃海带后不要马上喝茶,也不要立刻吃酸涩的水果。海带中含有有毒物质砷,烹制前应浸泡3小时以上,勤换水。本药膳清热解毒、降血压、降血脂,可用于高血压、高血脂的辅助治疗。

(2)海带莲藕粥：海带30克，莲藕50克，粳米100克，盐3克。先将海带用水泡发，再将海带、莲藕切碎，与粳米一起加清水煨粥。每2~3日食用1次。软坚散结，降血脂。用于防治冠心病、高血压、动脉硬化等症的辅助治疗。患有冠心病、高血脂、高血压、动脉血管硬化的患者可长期食用。

(3)绿豆粳米葛根粥：绿豆60克，粳米60克，葛根粉60克。将绿豆、粳米淘洗干净，入锅加清水适量同煮，八成熟时兑入葛根粉。每日食2次。清热解毒，利尿，增加冠状动脉血流量。用于冠心病、高脂血症、食物及药物中毒等症的辅助治疗。绿豆多食有饱胀闷气之感。不宜与四环素类、红霉素、甲硝唑、西咪替丁、铁剂同用。

贫血的防治

贫血是一种症状，指在单位体积血液中，红细胞数、血红蛋白含量及红细胞低于正常值，其中以血红蛋白含量低于正常值最重要。

缺铁是贫血的重要原因，因为此矿物质是血红蛋白的组成成分，血红蛋白则是在血液中负责携带氧气。那些缺乏足量铁质的人，其红细胞的形成会受损。贫血病患者中，20%是妇女，50%是孩童。这是一种潜藏的疾病，因为它的症状不易被辨认。

贫血会导致乏力、低热、身体虚弱、头晕、指甲、嘴唇及眼皮苍白、烦躁或忧郁、昏昏欲睡、嘴痛、妇女停经。慢慢形成的贫血症其最初症状包括没有食欲、头痛、便秘、烦躁及很难集中注意力。它一般起因于急慢性失血或红细胞生成不足，如缺铁、维生素B12、叶酸及蛋白质等，使用药物、荷尔蒙病变、外科手术、病菌、胃溃疡、痔疮、憩室病、经血过多、多次怀孕、肝受损、甲状腺毛病、风湿性关节炎、骨髓疾病、放射照射及饮食缺乏症等都是造成贫血的可能原因；而骨髓造血功能障碍（如再生障碍性贫血）、红细胞破坏过多也是造成贫血的原因之一。老年人使用过量的阿司匹林，可能造成内出血。

疾病防火墙

防治贫血的细节提醒

1.预防措施

育龄妇女，尤其是孕妇和哺乳期妇女以及6个月至3岁的婴儿，应进食含铁丰富的食物如动物性食物、绿色蔬菜和黄豆等。食用牛奶的婴儿可在两次喂奶中间加菜泥、菜汤、蛋黄、鱼泥、肝泥等含铁多、易消化的食物。孕妇少量补充铁剂,胃全切除或次全切除术的患者需要及时补充铁剂。

2.注意休息

根据贫血的程度及患者的耐受力进行活动。轻度贫血可参加日常活动,避免重体力劳动;中度贫血患者在体力能耐受的情况下可以散步、锻炼,并参加一些室内外活动;重度贫血患者,必须卧床休息,以防发生晕厥。

3.用药须知

(1)口服硫酸亚铁时约有10%患者感到胃部不适、腹痛、腹泻、恶心、呕吐,遇到这种情况可暂停服药,待症状消失后重新应用。如果仍出现上述症状可改服多糖铁复合物或肌肉注射右旋糖酐铁。

(2)饭后服用,可减轻胃肠道反应。服药前1小时禁喝茶及咖啡等,以防形成不溶性复合物而影响吸收。

(3)坚持足量服药。口服铁剂的同时服用维生素C,能促进铁的吸收。服用铁剂过程中,大便颜色可变为黑色,不必紧张,停药后可恢复正常。

(4)服药3周后症状未减轻者,应及时与医生联系,进一步查明原因,切不可自作主张,加大服药剂量,以免铁中毒。

4.用铁锅炒菜、做饭

缺铁性贫血患者宜用铁锅炒菜、煮汤、熬稀饭,尽可能不用铝锅。我国儿童的缺铁性贫血情况比较严重,其原因之一是,目前铝合金炊具使用普遍,人为地切断了一条重要的铁质补充渠道,实在很可惜。

铁锅的铁是一种无机铁,极易为人体吸收和利用。有人做过有趣的实验,用铁锅烧100克葱,观察其含铁量的变化。铁锅内放入植物油,加热3分钟,葱中含铁量增加2倍;如加入番茄酱和食盐,加热7分钟,葱中含铁量增加11倍;如放入醋和食盐,加热5分钟,葱中的含铁量增加15倍。说明用铁锅烧菜,等于使用了治疗缺铁性贫血的天然"补药"。

治疗贫血的民间偏方

(1)黄豆、猪肝各100克,先将黄豆煮成八成熟,再加猪肝共煮熟,每日2次,连服3周。

(2)大枣500克(去核)煮熟,黑豆250克辗面,加入黑矾60克,共捣如泥为丸。每次2克,日服3次。

（3）蜜花豆藤60克,加当归10克以及益母草30克,水煎后加红糖,饮之可治本症。

主治贫血的营养饮食疗法

1.补充维生素B12

维生素B12是合成DNA的主要辅助酶,其缺乏可造成细胞分裂迟缓,造成贫血。除婴幼儿、孕妇外,许多50岁以上的人都缺乏这种维生素。维生素B12缺乏会造成典型的贫血症状,疲劳、神志不清、很难专心。维生素B12主要存在于动物食品中,包括肉类和乳制品,因此,应当吃一些肉类和乳制品,你才能取得足够的维生素B12。

2.补充维生素C

虽然从蔬菜、水果和谷类中所得到的铁难吸收,但维生素C可改进吸收这些食物的程度达85%,服用维生素C营养补品能提高每天从食物中取得的铁。

3.补充叶酸

叶酸已被证实也参与DNA合成,其缺乏同样可造成红细胞分裂迟缓而发生贫血。在孕期适当服用可防止生育缺陷。绿叶蔬菜和谷类中含有叶酸。贫血患者可在医生指导下补充叶酸制剂。

4.补铁

铁与红细胞关系至关密切,缺铁则血红蛋白减少,就会形成小细胞低色素性贫血。现在许多人为了降低脂肪的摄取,减少或不吃瘦肉和肝脏等食物,这样一来无意中减少了铁的摄取。对许多人而言,尤其是有大量月经的妇女,服用铁的营养补品来防止贫血症是非常必要的。

5.宜用大枣

大枣即红枣,内含蛋白质、糖类、维生素A、维生素B2,维生素C、磷、钙、铁、钾、镁、碘等营养物质,有天然维生素丸之称。大枣具有补脾和胃、益气生津等作用,可治疗脾胃气虚的贫血以及血小板减少性紫癜、食欲不振、心悸等。

6.饮食原则

供给足够的造血原料,使血液中的红细胞、血红蛋白恢复正常。宜吃高蛋白、高热量饮食,每天每千克体重供给蛋白质1.5~2.0克,热量在2500千卡左右,并注意多吃含铁、铜丰富的食物,如动物肝、瘦肉、蛋黄、菠菜、芹菜、西红柿、杏、桃、李子、红枣等含铁较多。花生、核桃、干豆、禽类含铜丰富。

维生素C可促进代谢,帮助铁的吸收利用,应供给充足,多吃新鲜蔬菜、水果。粗粮、蔬菜含维生素B族及叶酸较多,对改善造血功能有利,也应多吃些。

7.药膳

(1)糖渍加味红枣:干红枣50克,花生米100克,红糖50克。将干红枣洗净,用温水泡发;花生米略煮一下,放冷,把皮剥下。把泡发的红枣和花生米皮同放在煮花生米的水中,再加冷水适量,用小火煮半小时左右,捞出花生米皮加入红糖,待红糖溶化后,收汁即可。补气生血。对产后、病后体虚,营养不良及恶性贫血,血小板减少症,以及癌症经化疗、放疗后血象异常的患者,均有改善症状的作用。每日1剂,分2次服。

(2)当归羊肉参芪汤:当归18克,生姜30克,羊肉250克,人参6克(亦可用党参30克),黄芪30克,盐3克。将当归切片,羊肉剔去筋膜,置沸水锅内焯去血水,捞出晾凉,横切成长短适度的条块。然后将羊肉块及当归放入洗净的砂锅内,加入清水适量,用武火烧沸,打去浮沫,改用文火炖至羊肉熟烂加盐即可。补血益气,温中止痛。用于气虚乏力,贫血,寒性胃炎,寒性胃溃疡等症的辅助治疗。不宜同时饮茶和食萝卜。羊肉不宜与乳酪、荞麦、豆酱、醋同食。羊肉反半夏、石菖蒲,忌铜、丹砂。

心肌梗死的防治

心肌梗死是冠状动脉闭塞,血流中断,使部分心肌严重持久性缺血而发生局部坏死。病因主要是冠状动脉粥样硬化基础上并发血管腔内血栓形成,出血或动脉持续性痉挛,使管腔完全闭塞,血流中断。临床上有剧烈较久的胸骨后疼痛、心肌酶活力增高及进行心电图变化。本病属中医学"真心痛",有并发症者,可并入"厥症"、"脱症"范畴。

部分患者于发病前数日至数周出现神倦乏力,心前区或胸部不适,活动时心悸、气急、烦躁、心绞痛等症状。

疼痛为最先出现的症状,部位和性质与心绞痛相似,但程度更剧烈,多呈难以忍受的压榨、窒息,甚至"濒死感"。伴有大汗淋漓及烦躁不安。或有全身发热、心动过速、白细胞升高等。并可伴有频繁的恶心、呕吐、上腹部胀痛、肠胀气等。

疾病防火墙

防治心肌梗死的细节提醒

1.急救措施

当急性心肌梗死发作后,就会突然在数小时、数分钟,甚至瞬间停止心跳。这种不可意料的、骤然降临的死亡,医学上称为"猝死"或"急死"。

如果患者住在医院,体外电击除颤、心内注射药物除颤,是目前常用的较为有效的方法。

但是,猝死的患者大多数发生在医院外,而心脏骤停后几分钟之内抢救是关键,往往来不及用电击除颤。心前区叩击术简便易行,人人都可掌握。刚停跳的心脏应激性高,叩击心前区,通过震动刺激心脏,把机械能转变为电能起到除颤、调整心律、引发心脏复跳的作用。

其方法是手握成拳,用手掌底部在心前区用中等力量连续快速地叩击3~5次,若无效,立即改用胸外心脏按压术,同时进行口对口人工呼吸。可不要轻看这几拳,在心跳停搏后的1~2分钟内,叩击术往往使患者起死回生,能获得惊人的治疗效果,并为以后的救治提供了最有利的条件,赢得了最宝贵的时间。

2.安定情绪

医院在抢救心肌梗死的患者时,会对患者进行吸氧、监护、输液等治疗,同时由于各种仪器的声音,监护室气氛的严肃紧张,均易造成患者紧张和恐惧,尤其是急性发作时伴有濒死感,患者更加恐慌不安,过度紧张。此时家属应关心、照顾患者,不向患者谈及工作或生活中的事情,让患者安心治疗。患者要闭目休息,不与家属多说话,控制自己的情绪,勿紧张,全身放松,使身心处于休息状态。

3.发病期绝对卧床休息

急性心肌梗死后第一周为各种并发症的高发期,尤其是发病48小时内病情变化快,死亡率高。因此,心肌梗死后第一周应绝对卧床休息,一切日常活动如翻身、进食、洗漱、排便等均应由他人帮助照料,切忌下床或坐起大小便,限制探视,防止情绪激动。

无严重并发症者,第二周允许在床上每小时做1次深呼吸运动及伸屈双足,也可做轻微的四肢主动与被动运动。第三周始可坐起,起坐时间从20~30分钟逐渐增加,起坐时动作要缓慢,逐渐下床在床边站立与踱步。第四周可在家属陪伴下由室内到走廊活动,但活动中以不出现头昏、胸闷、心慌、气短、疲劳、心绞痛等症状为宜,不可操之过急。若在活动中出现不适症状,应暂停活动,立即卧床休息。

4.预防便秘

防止于卧床上用力排便,不习惯床上大小便,进餐后不活动使肠蠕动减慢等易造成便秘。而用力排便时腹压增高,回心血量增加,加之屏气用力,使心脏耗氧量增加,心脏负担加重而加重病情,所以心肌梗死患者应积极预防便秘,进食易消化的粗纤维食物,适当增加饮水量,可进行腹部环形反复按摩,根据心肌梗死前的排便习惯,定时使用便器,有便意时及时排便,排便困难时可用开塞露等导泻。必要时于排便前给予预防性舌下含服硝酸甘油等药物及氧气吸入。

5.康复期休养

按时休息,保证睡眠,饮食有节,合理营养。避免进食过饱,保持大便通畅,养成定时排便的习惯,控制体重,戒烟,少饮酒。适当活动,不过度疲劳,保持心情愉快,精神放松,正确对待疾病,学会控制情绪,防止心肌梗死再次复发。

6.康复用药与复查

按时服药,定期复查。严格按医生处方服药,不可擅自做主停用药物,并定期复诊。心肌梗死患者出院后2~3周应复诊1次,以后每2~3个月复诊1次;第二年可3~6个月复诊1次。每年至少做1次心血管疾病专科检查,以评价康复疗效,调整用药。

7.坚持康复锻炼

根据病情、体质及年龄情况等选择适宜的康复锻炼项目,慢跑、太极拳、骑自行车均适宜,以运动后不出现胸痛、呼吸困难、心悸、头晕为原则。一般于急性心肌梗死第6周后,每日可进行步行锻炼,打太极拳,第8~12周后可开始较大活动量的锻炼,如骑自行车、洗衣等。开始锻炼的时间不宜过长,一般为20~30分钟。

8.自我监测

康复过程中患者身边没有医护人员的观察,患者要自己学会监测,如运动前后的脉搏情况,自我感觉。若运动后出现心慌、气短、心前区疼痛等症状,说明活动量过大,应减少运动量。注意观察病情,当突然发生严重心绞痛或出现呼吸困难、咳嗽、心悸、脉搏加速等症状,应立即去医院诊治。

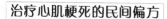

治疗心肌梗死的民间偏方

(1)洁净的菊花3克,生山楂片、草决明各15克,放入保温杯中,以沸水冲泡,盖严温浸半小时,每日数次饮用。

(2)白木耳、黑木耳各10克,以温水泡发并洗净,放入小碗中,加水和冰糖少量,隔水蒸1小时。1次或分数次食用。

(3)用紫皮大蒜30克,去皮,蒜放沸水中煮1分钟后捞出,然后取粳米100克,放入煮蒜水中煮成稀粥,再将蒜重新放入粥内,同煮为粥。可供早晚温服。

(4)先以玉米粉适量,冷水融合,待粳米粥煮沸后,调入玉米粉,同煮为粥。供早晚餐服用。

主治心肌梗死的营养饮食疗法

1.补充维生素B6

维生素B6可降低类半胱氨酸的含量,有助于防范动脉栓塞造成的心脏病突发,且能调节血脂。每日可服用维生素B640毫克。

2.补充泛酸

泛酸属于B族维生素,它的活化形态可以使升高的胆固醇及甘油三酯下降。为了维持血脂正常可每日服泛酸900毫克。

3.补钙

钙能降低血脂,防止动脉粥样硬化。西式饮食中,含钙量往往不足,所以有西式饮食习惯者冠心病发病几率也高。冠心病患者,每日应补充500毫克的枸橼酸钙。

4.低脂肪饮食

年龄超过40岁,即使血脂正常,也应遵守这一原则,少食肥肉、动物内脏、蛋黄、奶油、牡蛎、蟹黄、鱿鱼等含胆固醇、动物脂肪过多的食物,而应食用低胆固醇、低动物脂肪、高蛋白食物,如鱼肉、鸡肉、各种瘦肉、蛋白、豆制品等。

5.忌暴饮暴食

过饱饮食可使体重增加、超重和肥胖,使冠心病发生率上升。暴饮暴食则使胃肠道压力上升,充血,横膈抬高,血糖和血脂增加,从而发生冠状动脉供血不足,引起心肌缺血缺氧。晚餐暴食,更易引起心绞痛和心肌梗死的发生。

6.忌用羊脂

动脉粥样硬化患者不宜食用羊脂。动物类脂肪含饱和脂肪酸多,含胆固醇也高,食入人体后,多余的胆固醇和脂肪沉积在管壁上,日积月累,血管壁可发生内膜滋生、变性,管壁硬化,出现斑块,失去弹性及收缩力,甚至引起管腔狭小、闭塞,心肌缺血、缺氧,心绞痛,心肌梗死等严重症状,还可导致脑栓塞。动脉粥样硬化患者食用羊脂,则会明显加重病情,促发心脑疾病,故动脉粥样硬化患者不宜食用羊脂。

7.药膳

(1)山楂茶:干山楂片10克,绿茶2克,同置于保温杯内,冲入沸水,覆盖约5分钟后,代茶饮服。能降脂降压,醒脑提神。山楂能减少肠道对胆固醇的吸收,并有扩张血管的作用,因此对高血压、动脉硬化、高胆固醇均有一定疗效。茶能解除疲劳,提神醒脑。此茶适用于高血压、动脉硬化患者服用。

(2)芹菜红枣汤:取芹菜300克,大枣10枚,一同入水共煮,食枣喝汤,常服有效。芹菜煮水当茶饮用,有安眠降压的功效。如对血管硬化、神经衰弱症、高血压有很好的辅助治疗效果。

(3)返老还童茶:乌龙茶3克,槐角、冬瓜皮各18克,山楂肉15克,何首乌30克。先将槐角、何首乌、冬瓜皮、山楂肉4味,用清水煎沸20分钟左右,去药渣,取沸烫药汁冲泡乌龙茶即可。温热饮服,每日1剂。功效滋补肝肾,润须乌发,消脂减肥,延年益寿。适用于肝肾阴虚、头晕目眩、耳鸣、肥胖症、高血压、高脂血、动脉硬化等症。

(4)黄酒核桃泥:核桃肉5个,白糖50克,黄酒50毫升。将核桃肉、白糖放在瓷碗中,研成末,再放入锅中,加入黄酒,用小火煎煮10分钟。吃核桃末,喝酒。每日2次。功效补肾壮腰,宁心益智。核桃肉有较好的祛病强身效用。现代研究表明,核桃肉还有较好的降低胆固醇、防止动脉硬化等重要作用,对益智强身、延年益寿均有益处。

脑中风的防治

脑中风即脑卒中,也就是急性脑血管病变,因其发病大多数比较急骤,故又称"脑血管意外"。凡因脑血管阻塞或破裂引起的脑血液循环障碍和脑组织机能或结构损害的疾病都可以称为中风。中风造成人体的功能障碍由大脑损害的部位和范围所决定。最常见的是运动的障碍如偏瘫,患者一侧身体和手脚不灵活、无力,甚至不能活动;或一侧身体和手脚感觉麻木,日常生活中如衣、食、住、行以及个人清洁卫生等会有轻重不同的障碍。

突然眩晕、天旋地转；面部、肢体麻木、无力、嘴歪眼斜并流口水；说话突然困难或听不懂语言并嗜睡；两腿发软甚至跌倒、出现难以忍受的局部头痛；血压居高不下；恶心、呕吐等都是中风发生时的信号。严重时中风患者会突然失去知觉，有的还有麻木、视线模糊、出现双重影像、精神错乱及眩晕等症状。

中风的最大特点是起病特别急，常常在做某事时犯病，或者早上起床时发现异常。老年人容易患病，有高血压、糖尿病者更要注意。尽快让患者及时得到治疗，一旦发现可疑的中风症状，应及时与急救中心联系。

中风大致可以分为两大类，即缺血性中风和出血性中风，在这里一般指的是脑动脉系统的缺血或出血。

缺血性中风占中风患者总数的60%~70%，主要包括脑血栓形成和脑梗死。前者是由于动脉狭窄而最终闭塞所致，管腔内既没有血栓也没有栓子，这种情况也叫脑梗死。而脑梗死则是指血栓通过狭窄的动脉管腔时堵塞管腔，造成局部血流中断，以致该动脉供应的脑组织发生缺血性损伤。此外，还有一些患者脑血管没有真正堵塞，只是暂时缺血，也可以造成一过性脑损害的症状，称之为短暂性缺血发作，俗称"小中风"。

出血性中风占中风患者的30%~40%，根据出血部位的不同又分为脑出血和蛛网膜下腔出血。脑出血俗称"脑流血"，是由于脑内动脉破裂，血液溢出到脑组织内。蛛网膜下腔出血则是脑表面或脑底部的血管破裂，血液直接进入容有脑脊液的蛛网膜下腔和脑池中。

不论是缺血性中风还是出血性中风，都会造成不同范围、不同程度的脑组织损害，因而产生多种多样的精神症状，严重的还会危及生命，治愈后很多患者留有后遗症。因此，预防中风的发生是根本之道，家庭康复治疗是中风患者愈后功能恢复和保存基本生活自理能力的保证。

疾病防火墙

防治脑中风的细节提醒

1.积极防治高血压

高血压是中风发病最重要的危险因素，也是预防中风的一个中心环节，应该长期甚至是终生防治高血压，即使自认为健康的人也应经常测血压，以便尽早发现高血压。高血压病患者应坚持终生治疗，并根据血压变化及时调整用药，使血压长期保持平稳，减少波动。

2.积极防治动脉硬化

高脂血症和动脉硬化是一对患难兄弟，高血脂是动脉硬化的病理基础，而动脉硬化是中风的病理基础，因此积极防治动脉硬化也是预防中风的关键之一。预防动脉硬化应从年轻时开始，要从小培养合理的饮食习惯及健康的生活方式，如多吃新鲜蔬菜和水果，少吃动物脂肪和含胆固醇高的食物，低盐饮食，少吃甜食，适当控制食量，防止肥胖，忌烟限酒等等。对于中老年人的动脉硬化，应积极进行治疗，阻止其进一步发展与恶化，减少发生中风的危险性。

3.及时处理中风先兆

小中风是中风的先兆，及早发现和治疗小中风是预防中风的又一关键环节。中老年人一旦出现一侧面部或手足麻木，一时性的讲话含糊，剧烈头痛、眩晕或精神改变时，应卧床休息，避免紧张。小中风发作频繁者应及时到医院进行治疗。

4.避免中风的诱发因素

情绪波动、过度疲劳、用力过猛等常是中风的诱发因素，因此，应学会自我控制和自我修养，心胸要开阔，遇事不发怒，可进行养花、养鸟、练习书画、下棋等活动，使情绪得到调节。平时生活要有规律，起居有节，劳逸结合，不做任何超越自己体力和精力所能负担的事，避免过度劳累。饮食要有规律，以清淡食物为主，忌暴饮暴食及肥甘厚味、辛辣之品，同时要保证每天有足量的饮水。气候变化时，更要注意防寒保暖，以免诱发中风。

5.应急措施

患者发病时，若处于清醒状态，抢救者不要惊慌失措，以防患者紧张，导致血压升高，出血更多；若患者已处于昏迷状态，应减少搬动，尤其不要动头，应当把患者的头部转向一侧，把头部垫得稍高。让患者保持安静的平卧位置，应注意保持患者呼吸道的通畅，因为有意识障碍的患者不仅会咳嗽和吐痰，同时还容易呕吐，舌根后坠，这些都易使呼吸道堵塞，危及生命。在家庭急救的同时，应尽快打电话与医院联系。

中风患者常神志不清、躁动、抽搐或瘫痪不能动弹，以致从床上摔下，引起外伤，加重病情，因而防止其摔伤也是十分必要的。

6.大小便护理

留置导尿管的患者要防止尿管扭曲、受压及脱落，每日清洗尿道口，注意训练膀胱功能，定时放尿，使患者养成定时排尿的习惯。便秘可使血压升高，应多饮水、多食富含纤维素的食物,如蔬菜、水果,生活要有规律,养成定时排便的习惯,切忌大便时用力过度和憋气。便秘者可用液状石蜡、开塞露等协助排便。

7.康复训练越早越好

在采用适当锻炼方法的前提下,中风患者的康复锻炼越早越好,一般掌握在发病1周后开始。起初可进行轻缓的按摩与被动运动(他人帮助运动),病情稳定后就应及时开始主动锻炼。

8.语言训练

正确帮助患者表达内心意愿及使用语言,鼓励患者说话,患者进行尝试和获得成功时给予表扬。使用简单的句子,慢慢说,说话之间可以停顿,呼吸或休息一会儿后接着说。患者由于不能表达意图而急躁时,应安慰并教会如何回答,反复练习,不时重复。当患者说不出物体的名称时,应指着物体清楚地说出它的名字,如"杯子","钢笔"等,使患者重新建立物体与名称之间的联系。对讲话时出现单音、音调不正确且不连贯者,应重复患者的讲话,使患者知道他的讲话已被听懂,并适当纠正。

9.肢体训练

中风急性期家属应注意让患者的肢体保持功能位置,如仰卧时让肩关节外展90°,肘关节屈曲90°,腕关节背屈30°,手呈半握拳状;髋关节伸直,腿外侧可放置沙袋或枕头,膝关节伸直,踝关节处于足与小腿成90°位,足底垫沙袋或枕头。每2~3小时调换姿势,以防褥疮,要利用好患者翻身的机会,将肢体变换直位或屈曲位。

治疗脑中风的民间偏方

(1)黄芪、黄精、丹参、玄参各15克,鸡血藤20克,海藻12克。每日1剂,水煎服。并可随症加减。益气养阴,活血养荣,化痰软坚。主治中风后遗症偏瘫。症见中风后一侧肢体偏瘫,肌肉松弛,不能自主屈伸,舌体向健侧歪斜,语言蹇涩,舌暗红,苔薄白,脉弦细等。

化淤汤

(2)黄芪30~50克,川芎、赤芍天麻、黄芩、川牛膝各10克,归尾、钩藤各15克,石决明(先煎)20克,甘草5克。每日1剂,水煎,分2次服。主治中风。若上肢偏瘫者,加桑枝;若下肢偏软无力者,加桑寄生;若头晕甚者,加葛根、丹参;若语言不利者,加石菖蒲;若口眼歪斜者,加稀莶草、僵蚕;若夜卧不安者,加夜交藤;若胆固醇或三酰甘油高者,加生山楂、草决明;若血压偏高者,加夏枯草。

主治脑中风的营养饮食疗法

1.补充维生素A、维生素C

如把维生素A与维生素C同时服用,能有效地预防脑血栓形成。如患有脑血栓形成或心肌梗死的患者,同时服用维生素A和维生素C,将会产生良好的治疗效果。

2.补充钾

近年来,国外研究发现,选食含钾丰富的食物可降低发生中风的危险。因此建议中老年人特别是有中风危险的,平时应尽量多吃绿叶蔬菜、豆类、精肉、蛋类、香蕉、橘子、柠檬、杏、青梅等含钾高的食物。

3.宜常吃大蒜

大蒜在医学上具有杀菌防病的功能,这是人所共知的。大蒜还可以使人的血液稀薄,有防止血栓形成的作用。在大蒜里可分解出一种可以防止血液凝固的化合物,这种化合物是来自一种叫做阿里辛的一种化学物质。当把大蒜切碎煮熟之后,大蒜里就会产生阿里辛,阿里辛可以帮助伤口愈合,阿里辛被另一种化学物质激活后,又转化为一种叫阿乔尼的新化合物。这种新化合物是一种强有力的防止血液结块的物质,而且像阿司匹林一样有止痛作用,没有任何副作用。把它用于治疗脑血栓形成是理想的药物。

脑血栓形成患者常吃大蒜,有助于疾病的康复。

4.脑出血患者饮食原则

脑出血患者在发病24小时内应禁食,24小时后开始鼻饲流质饮食,如牛奶、豆浆、蒸蛋、菜汁等,并保证有足够的热量、维生素及蛋白质摄入,限制钠盐摄入(少于3克每日),因为钠潴留可加重脑水肿。流食应煮沸消毒冷却后再喂,温度要适宜,每日4~5次,每次200~300毫升。恢复期进清淡、低盐、低脂、适量蛋白质、高维生素、高纤维素食物,多食蔬菜及水果,避免辛辣食物,戒烟酒。

5.脑梗死患者饮食原则

饮食以低脂、低胆固醇、低盐、适量糖类、丰富维生素为原则,少食肥肉、奶油、蛋黄、带鱼、甜食等,多食瘦肉、虾、豆制品、新鲜蔬菜水果。提倡食用植物油,饮食有规律,忌暴饮暴食,戒烟酒,可适当饮茶。

6.推拿治疗脑中风

中风一般和高血压、高血脂、高血糖等病症有关,故穴位疗法同高血压、高血脂相似,另外还需要缓解患者的手脚麻痹等症状。

(1)百会

刺激本穴位可改善全身的不适症状,能有效缓解手脚麻痹。

位置:位于头顶中央。穴位找法:连接两耳之间的直线与眉间中心的直线的交点,即头顶处。

操作:医者在后面用手包住患者头部,用左右手拇指轻轻指压穴位。

(2)天鼎

按摩该穴可以调节血液循环,可改善颈部和肩部的酸痛。

位置:位于胸锁乳突肌、斜方筋与锁骨所形成的三角形凹陷中心,胸锁乳突肌后缘,当结喉旁,扶突穴与缺盆穴连线中点。

操作:医者站在患者后侧,以一手支撑患者身体,另一手指轻揉穴位。

(3)涌泉

反复轻敲能缓解患者手脚麻痹。

位置:位于靠脚跟方向的凹陷处。穴位找法:将足部5个脚趾用力弯曲,就会产生凹处。涌泉即在此处,比此略靠拇趾的穴位为内涌泉穴。以脚拇趾根部隆起为基准寻找,即位于靠脚跟一侧。

操作:握拳左右交互反复轻敲,有降低血压的效果。同时可用力揉压旁边的涌泉穴,有促进血液循环的效果。

(4)内关

与手背侧的外关穴相对应的穴位。加以指压能够有效地达到活血化淤的效果,从而缓解中风病人的症状。

位置:位于前臂手掌侧中心线上。穴位找法:将一手手掌朝上而弯曲手腕,内关穴位于人体的前臂掌侧,从近手腕之横皱纹的中央,往上约3指宽的中央。

操作:医者或患者自己以拇指用力指压本穴位。

(5)臂臑

指压本穴位能有效缓和肩部疼痛对因疼痛而使手臂无法举高的症状有效果。

位置:位于手臂外侧。穴位找法:将手臂朝正侧方举起,从肩膀到肘部分的三角肌会隆起之处。此三角肌,到手臂中央为止。压迫其附近,可摸到皮肤下方的肱骨。臂臑在其凹陷中,加以压迫,从上臂到肘方向会感觉疼痛。

操作:医者用一手支撑患者手臂,另一手拇指指压穴位。除了指压外,抓住前臂部从上到下进行按摩更有效。

7.沐浴养生法防治脑中风

推荐项目:中药足浴

①当归、五加皮、川芎各20克,红花15克,千年健30克,加水适量,煎煮30分钟,滤取药液,泡足,并配合下肢推拿、按摩。有养血活血、通经活络之功效,对治疗中风后遗症下肢偏瘫有效。

②桑寄虫、黄芪各30克,鸡血藤60克,当归15克,桃仁20克,地龙20克,加水适量,煎煮30分钟,滤取药液,兑入白酒30克,泡足。有补气养血、行淤通络的功效,对治疗中风后遗症下肢偏瘫有效。

③透骨草、伸筋草各30克,川芎20克,红花15克,加水适量,煎煮30分钟,滤取药液,加入白酒30克,泡足,并配合下肢推拿、足底按摩。有活血通络、祛风湿的功效。对治疗中风后遗症下肢偏瘫有效。

痛风的防治

痛风是一组嘌呤代谢紊乱所致的疾病。其临床特点为高尿酸血症伴痛风性急性关节炎反复发作、痛风石沉积、痛风石性慢性关节炎和关节畸形,常累及肾脏引起慢性间质性肾炎和尿酸肾结石形成。本病可分为原发性和继发性两类,原发性者病因少数由于酶的缺陷引起,大多原因不明,为遗传性疾病。继发性者可由某些恶性肿瘤、肾脏病及血液病等多种原因引起。

急性痛风性关节炎是最常见的先发性症状,其起病急、疼痛剧烈,多于夜间发作,关节周围有红肿热痛的表现。半数以上患者先发关节的拇指、跖趾,踝、膝、指、腕、肘关节亦为好发部位,急性发作数天至数周可自行缓解。饮酒、湿冷、疲劳、外伤手术及感染都是诱发因素。急性炎症反复发作可导致关节僵直、畸形。

痛风石为尿酸盐的沉积,它可沉积于任何部位,如皮下、耳轮、指间、掌指关节附近。历时较久的痛风患者,约1/3,有肾脏损害,主要表现为蛋白质及尿浓缩功能减退,并由慢性氮质血症发展到尿毒症症候群。原发性痛风20%~25%并发尿酸性尿路结石,有的甚至是痛风先发症状。

疾病防火墙

防治痛风的细节提醒

1.保持正常体重

过重的体重会增加痛风的发病率，所以请你尽量使体重保持在正常范围内。如果你已超重,最好减减肥,但要注意一定要适度,因为减肥太快,可能会增加尿酸量,运动是减肥的良好措施之一。

2.低嘌呤饮食

这类食品每100克中嘌呤的含量应在9毫克以下，痛风患者可随意选用,不必严格控制,包括大麦、小麦、面包、面条、粳米、玉米面、淀粉、蛋糕、饼干、黄油小点心、水果、鸡蛋、豆浆、果酱、豆腐、黄油、奶油、干酪、冰淇淋、杏仁、核桃、蜂蜜、植物油、咖啡、茶、可可、苏打水、汽水、动物胶或琼脂制作的调味品。

3.多饮水

每日喝10~12大杯开水,使每日尿量达2000毫升以上,通过这样大量地饮水及排尿,尽量使尿酸随尿液排出体外,最大限度地避免尿酸结晶在肾小球及肾小管沉积,也可使血尿酸浓度下降,减少尿酸结晶在关节等部位的沉积,这样就可以减少对人体的损害,避免肾衰竭的发生。而且多饮水,稀释了尿液,还可以防止肾结石的发生。

4.抬高患部

在急性发作期间,应抬高患肢,让患部休息。这或许不易办到,因为患肢可能痛得动弹不得。大部分患者在此阶段,连一张床单的重量都无法承受,稍微碰到关节就很痛。可以做一个保护框架,使床单及毛毯不致压到疼痛的部位。

5.避免压迫患肢

因为即使是床单或毛毯的压迫均能引起痛风关节的疼痛,在床上休息的时候可将痛风的脚放在硬纸盒或塑料洗衣用的篮子里。

6.注意保护关节

痛风容易发生在曾经受过创伤的关节。因此,尽可能不要磕到膝盖或脚趾。同时,不要穿过紧的鞋子,以免趾关节受到伤害。

7.控制血压

某些降低血压的药物,例如利尿剂会提高尿酸的量。因此,如果同时患有这两种疾病,最好是以天然的方法降低血压,例如,减少钠的摄取量、运动、减肥等方式。但勿擅自中断医生开的药方,应先与医师商讨。

8.敷木炭糊药

木炭能吸收体内的毒素。将半杯活性炭粉与数汤匙亚麻仁（搅成粉状）混合,再掺入些许温水,拌成糊状混合物。敷在疼痛的关节上。覆上一层布或塑胶,以固定之。每4小时换1次,或敷着过夜,效果都挺不错。

治疗痛风的民间偏方

(1)芋头1个,等量的面粉和姜泥(约全量的10%~20%)。芋头去皮,磨成泥状,加入面粉和姜泥,充分搅拌,贴于患部。本方主治肩、腕部痹痛,在用药物治疗的同时,可以做适当的功能锻炼。

(2)大颗的蒜头适量,艾炷数个。将蒜头切成2毫米厚的片,放于压痛点上,上放艾炷,点燃艾炷至蒜头烧到变成银狐色,更换蒜头切片,初始每次烧3片,逐渐增加次数,分上下午2次使用。本方适用于由于肌肉风湿症所引起的神经痛的治疗。

(3)葱根100克,大蒜瓣100克,花椒60克。加水适量,三味药共煎汤熏洗患处。每天熏洗3~4次,每5天更换1剂。本方主治类风湿性关节炎,也可作为其他疗法的辅助治疗。

主治痛风的营养饮食疗法

1.补充维生素B6

为了维持正常的生理功能,每个人需要40~50种必不可少的营养物质,以维生素为例,人体需要的维生素有13种之多,它们存在于天然食物中。其中除维生素D外,其余均不能在体内储存和自动合成。因此必须不断地由食物进行补充。正常情况下,人们只要每天做到平衡饮食,就能获得人体所需的足够量的必需营养素和维生素。但是对许多人来说,却难以做到维生素摄入足够、适当、不断。难免会造成维生素缺乏,尤其是维生素B6为水溶性维生素,人们在不恰当的烹调过程中就已丢失不少维生素B6,它对神经、皮肤及血液的活动极为重要。

2.补充维生素B2

维生素B2缺乏时细胞代谢发生障碍,便会产生一系列的皮肤和黏膜病变。维生素B2也属水溶性类,其缺乏最常见的原因为烹调方法不当,食物单调或偏食,进食时不喝菜汤,淘米时过度搓洗,以及各种原因导致肠胃吸收功能不良。

3.低热量饮食

痛风患者因嘌呤在体内堆积过多容易形成肥胖,反之,体重增加易加重病情,因此,患者适当控制吃高脂肪、高糖类食物是很有必要的。患者饮食宜清淡。宜多吃蔬菜和水果,提供足量的维生素和铁质。

4.宜用碱性食品

尿酸在碱性液体中易于溶解并排出体外,而在酸性液体中易发生沉淀而加重病情。人体实验表明,吃了酸性食品后,尿的PH值在5.0左右,而多吃碱性食品后,尿的PH值在6.5左右,使酸度高的尿接近中性。碱性食物就是食品在体内代谢后的产物呈碱性,这类食物有:海带(碱性食物之王)、白菜、芹菜、花菜、黄瓜、南瓜、茄子、萝卜、胡萝卜、西红柿(番茄)、土豆、竹笋、莴苣、洋葱、桃、梨、杏、栗、柑橘、香蕉、苹果、樱桃、葡萄等。故这类食物应多吃。另外,菠菜、豆类、蘑菇虽为碱性食物,但含黄嘌呤较多,却不宜多吃。

5.忌用酸性食品

尿酸盐增加可使痛风病情加重,因此应忌吃肉类、鱼类、家禽类,以及花生、醋、杨梅、泡菜、酒、饮料、酱油等酸性食品,多食碱性食品如奶类、薯类、水果,可平衡高尿酸的溶解度,使之不易形成沉淀。

6.药膳

(1)土豆萝卜蜜:马铃薯300克,胡萝卜300克,黄瓜300克,苹果300克,蜂蜜适量。上料切块榨汁,加蜂蜜适量饮用,可治痛风。

(2)芦笋萝卜蜜:绿芦笋80克,胡萝卜300克,柠檬60克,芹菜100克,苹果400克,蜂蜜适量。上料切块入榨汁机中,酌加冷开水制成汁,然后用蜂蜜调味饮用,适用于痛风,有利尿和降低血尿酸作用。

(3)芦笋橘子汁:绿芦笋60克,胡萝卜300克,橘子200克,苹果400克。如上款制作及饮用,适用于痛风,可利尿降低血尿酸。

(4)百合粳米粥:新鲜百合50~100克,粳米适量。上两料煮粥,可长期服用。也可单味百合煎汁长期用。因百合中含一定量的秋水仙碱,对痛风性关节炎的防治有效。

糖尿病的防治

通俗地说糖尿病的特征就是血液中的糖分(葡萄糖)升高,甚或尿液中都会检测出糖分。糖尿病是一种慢性疾病,虽然血糖升高本身不会引起什么危险,但是由于血液中糖分长期过高,会引起许多严重并发症,包括血管、神经和重要器官损害,对糖尿病患者来说并发症的有无或其严重程度,对其生命及其治疗起着决定性作用。

糖尿病早期常无明显自觉症状,往往在出现并发症而到医院就医时才被发现。糖尿病一般症状表现为软弱无力,头昏嗜睡,腰酸腿痛,皮肤干燥或瘙痒,男子阳痿,女子月经不调。

糖尿病是由多种环境因素和遗传因素综合作用而导致的一种常见的内分泌代谢疾病。临床可分为胰岛素依赖型(Ⅰ型)和非胰岛素依赖型(Ⅱ型)。糖尿病的典型表现是"三多一少",即多饮、多食、多尿和体重减少。

Ⅰ型糖尿病起病较急,多见于小儿及青少年,由于代谢紊乱和营养障碍,患者可生长发育迟缓,身材比同龄儿童瘦小,易患酮症酸中毒甚至昏迷。血浆胰岛素及C肽水平低,服糖刺激后分泌仍呈低平曲线,治疗须依赖胰岛素,胰岛细胞抗体往往阳性。

Ⅱ型糖尿病起病较慢,典型者多见于成年人及中老年人,血浆胰岛素相对降低,糖刺激后呈延迟释放,胰岛细胞抗体不增高,胰岛素受体往往不敏感。

糖尿病患者经久不愈或血糖控制不严,可发生急性或慢性并发症,如屡患疮疖痈肿、尿路感染、胆囊炎、结核病、糖尿病性视网膜病变、白内障、动脉硬化、冠心病、脑血管病变、肾脏损害、周围神经病变、酮症酸中毒,或高渗昏迷等。

疾病防火墙

防治糖尿病的细节提醒

1.正确认识糖尿病

糖尿病不是不治之症,而是一种可治的慢性病,只要积极、长期的治疗,树立起战胜疾病的信心和恒心,克服各种不利于治愈糖尿病的精神因素如紧张、忧虑、恐惧等,密切配合医生,进行综合治疗,照样可以带病延年,提高生命质量,同样可以长寿,有的尽终其天年。

2.具备良好的心理素养

糖尿病患者要从物质享受转向精神享受,恬淡虚无,淡泊明志,清心寡欲,生活超脱,静心修养,对疾病要抱乐观豁达的胸怀,既要重视它,又要藐视它,如听听轻松愉快的音乐,看看古典书画,外出游山玩水,在家静心养性,不能有紧张、恐惧,耿耿于怀或追名逐利的心情,总之要安静、愉悦。因为情绪急剧变化可引起血糖的升高,不利于糖尿病的治疗。

3.体育疗法

体育活动可充分利用人体肌肉中的葡萄糖,对于轻型糖尿病患者,运动之后由于末梢组织对糖的利用率增高可使血糖下降。糖尿病患者的体育活动方式可多样化,如体操、散步、打太极拳、跳舞、打球、游泳、骑自行车、划船、步行等等。可以根据自己的爱好和体育运动的负荷量,选择1~2种,如步行是既安全简便,又易持久的一种运动,应当作为首选的锻炼方式。

4.饮食疗法

应按规定的饮食量食用。主动遵守饮食计划,定时定量,但并不存在一个绝对的"糖尿病饮食",你的饮食计划要根据你的糖尿病管理计划及饮食、生活习惯来设计。如果血糖、血脂和体重接近日标值,说明饮食计划是有效的。

每日主食量简易计算方法:

标准体重(千克):身高(厘米)-105(厘米)。

日主食量(两):标准体重(千克)×0.1(两)。就是说体重50千克者,每日主食量为5两(1两为50克)、60千克者6两,不足的热量用蔬菜、豆腐、肉、鱼、蛋、奶补充。此计算方法适用于轻体力劳动者,方法简易,效果好,患者与医生容易掌握。

用热量(卡)法计算糖尿病饮食量方法:

糖尿病患者热量(卡):轻体力劳动者,每日每千克体重30卡,中体力劳动者为35卡,重体力劳动者为40卡。(1卡=4.19焦耳)

三大营养物质的热量(卡)及需要量:糖每克为4卡,日需要200~400克;脂肪每克为9卡,日需要0.5~1克/千克,蛋白质每克4卡,日需要0.5~1克/千克。

主副食计算:如某轻体力劳动者,体重60千克,蛋白质需要为4卡/克×60千克=240卡(热);主食按300克计算:热量为4卡/克×300克=1200卡。此患者的标准热量为30卡/千克×60千克:1800卡。现主食1200卡,用脂肪补足,即360卡/9卡/克=40克,即再给脂肪40克即是。此患者的一天的饮食量及热量:总热量1800卡,糖300克,蛋白质60克,脂肪40克。主食按早1/5,中2/5,晚2/5给之,副食适当分配即可。但不能将副食加在一餐内食完,也不能一餐全吃主食,一餐全吃副食,这样热量虽够,但血糖不易控制。

在计算时一般先固定主食,计算它的热量,不够的热量由蛋白质、脂肪补充。饮食疗法必须注意一要限制主食,二要控制总热量,二者不可偏废。在限制总热量基础上适当提高糖类的比重,可占50%~60%,脂肪占30%,肾功能好蛋白质为每千克体重1克。主食过少,可引起胰岛退化。

5.胰岛素的保存

置冰箱冷藏,不能冷冻,要避免直接日照,远离放射源。一瓶已开启的胰岛素在室温下最多可保存30天,如果胰岛素内有悬浮物或变色,则不能使用。

6.胰岛素的用法

胰岛素有1毫升含40单位,也有1毫升含80单位和100单位的,使用前要认清浓度,以免搞错,注射时间与进餐时间一定要配合好,若注射后半小时尚未用餐,很有可能发生低血糖。

7.注射须知

(1)不要频繁地转换注射的范围,在1~2周内,应在同一区域中的不同注射点轮流注射,至注射点差不多用完,才改换到身体另一区域。如果变换太快,会使胰岛素吸收速度不一,导致血糖时高时低,难以控制。

(2)每次应选用新的注射点,如果经常在同一点注射,会令皮下出现硬块。

(3)尽量避免在运动的手或脚上注射,因为在这些部位注射,胰岛素的吸收比正常快,容易导致低血糖反应。

(4)经常检查注射部位,如果感觉有肿块、硬结、表皮凹陷或疼痛,甚至皮肤颜色改变,应请教医生或护士,在这些情况消除之前,避免再使用此部位进行注射。

(5)妥善处理已用过的针筒和针头,将针头截断,以免意外地刺伤他人及变成传染病的媒介。

8.低血糖的处理

检测血糖,立即服用下列任何一种可快速升高血糖的食品,如2~4片葡萄糖片,饮1杯糖水,约含食糖15~20克;饮1杯果汁或可乐;1~2汤匙蜜;6颗硬糖。10~15分钟后重复测血糖1次,如果血糖仍未上升,再服前述糖类1次。服上述糖类1~2次,如果血糖上升,隔15~20分钟后进食一些含淀粉及肉类的食物,发生严重低血糖,神志不清时,立即送医院就诊。

9.预防慢性并发症

糖尿病患者有发生眼睛、肾脏和神经系统及足部病变的危险。每一位糖尿病患者,无论是Ⅰ型或Ⅱ型,都应努力控制血糖,使其尽可能接近正常,采取预防措施,降低糖尿病慢性并发症的发生。

预防眼部病变:保持血糖的良好控制,并控制血压,不要吸烟。每年进行1

次眼科检查,如果已患有视网膜病变,应限制运动量。

预防肾脏病变:控制血糖,良好的控制血压。每年进行1次尿液检查。

预防足部病变:足和下肢易受神经病变的侵犯,表现为麻木、烧灼感、冷热感觉丧失、刺疼、疼痛和痉挛。长期的糖尿病可导致足部疾患,引起感染,甚至截肢,定期的足部护理是最好的预防方法。

治疗糖尿病的民间偏方

(1)干桑葚子(干品,若用鲜品则剂量加倍)20~30克用温水浸泡片刻后捞出,与糯米60克一同入水中熬粥,粥成后当早餐或晚餐食之。

(2)猪脊肉100克用温水洗净后切成小块,用香油烹炒后再与粳米150克一同入水中熬粥,粥成之后加入川椒粉、食盐等调味品,略煮片刻即可食之。

(3)莲子(去心)、芡实各60克,荷叶(鲜品)一张淘洗干净,入水中熬粥,粥成之后稍凉食之。

主治糖尿病的营养饮食疗法

1.补充维生素B1

糖尿病患者血中维生素B含量较正常人低,如果严重缺乏即会引起神经性疾病,尤其对伴有知觉性神经病的糖尿病患者,给予一定量的维生素B1,80%患者病情都会改善。

2.补充维生素B6

维生素B6是涉及身体功能最多的一种营养素。一个非糖尿病患者如果饮食中缺乏维生素B6,即会出现血糖升高的现象,当维生素B6缺乏,改善后血糖则恢复正常。这个现象说明维生素B6对血糖的控制有一定作用。如果你是糖尿病患者,一定要查一下体内是否缺乏维生素B6。维生素B6在糖尿病治疗方面的另一个意义是可以减轻神经疾病的症状。

3.补充维生素C

维生素C在人体中的作用较广,但对糖尿病来说,它的主要作用表现在能够降低胆固醇及高血压,还能预防动脉硬化。更重要的是维生素C缺乏会影响到葡萄糖耐量,有研究表明,当血糖升高时,维生素C很难进入血管壁发挥其保护血管壁的作用。由此看来糖尿病患者避免出现维生素C缺乏,是预防血管疾病的重要因素。

4.补充维生素E

糖尿病患者对维生素E的需求量会增加,特别是胰岛素依赖型糖尿病患者,在补充维生素E后可以减少胰岛素用量,另外补充维生素E还有助于预防一些并发症的发生,如视网膜病变及心脏病等。

5.补充镁

镁在胰岛素上的作用和在血糖调节上扮演着极重要的角色,对非胰岛素依赖型糖尿病患者而言,补充镁可同时改善进食糖分后胰岛素的分泌量及胰岛素对调节血糖的作用。糖尿病患者特别是同时患冠心病或视网膜病变的人,其镁含量通常都偏低。

6.宜用豆腐渣

豆腐渣中主要含食物纤维素,其中的能量含量特别少,是糖尿病患者较为理想的食物。因为吃了豆腐渣后,葡萄糖就会吸附在纤维素上使吸收减慢,随之使血糖的增加缓慢,即使患者的胰岛素稍有不足,也不致马上引起糖尿病。而且纤维素还具有一种抑制血糖素分泌的作用。这样就可以使胰岛素充分发挥它的作用,提高对血中葡萄糖的处理功能。因此,糖尿病患者宜多吃豆腐渣。

7.宜用苦瓜

作为日常蔬菜人们常用苦瓜来败火,据药理研究表明,苦瓜粗提取物具有显著的降低血糖作用,放射免疫法测定苦瓜提取物与胰岛素受体、胰岛素抗体均有明显的结合反应,表明它与胰岛素有共同的抗原性和生物活性。苦瓜粗提取物有类似胰岛素作用。

8.忌用含糖量高的食品

白糖、红糖、冰糖、葡萄糖、麦芽糖、蜂蜜、巧克力、奶汁、水果糖、蜜饯、水果罐头、汽水、各种市售果汁、甜饮料、冰淇淋、甜饼干、蛋糕、甜面包以及糖制的各种糕点等。这类食品含糖量高,吃下去后会使血糖突然上升。

9.药膳

(1)南瓜牛肉汤:南瓜(嫩)500克,牛肉250克。将嫩青南瓜洗净,切成3厘米左右的方块。牛肉去筋膜,洗净切成2厘米见方的块,先在沸水中略焯一下,放入锅内,加入清水约1000毫升,置武火上烧沸后,加入南瓜同煮,约2小时待牛肉炖熟即成。此汤有降血糖、益脾肾之功效。嫩南瓜久服可治糖尿病,因此糖尿病患者可以常服此汤作为辅助治疗。

(2)猪胰蚌肉汤:猪胰250克,鲜蚌肉300克,黄酒、油、盐适量。将猪胰洗净,沥干,切块;河蚌去壳,取出蚌肉,洗净,沥干切块。起油锅,放植物油2匙,用中火烧油热,倒入蚌肉,拌炒5分钟,加黄酒1匙,然后焖烧5分钟,待散发出香味时,盛入砂锅内。将猪胰也倒入砂锅，加冷水浸没，用中火烧沸，加黄酒1匙，改用文火煨2小时，再用精盐少许，继续煨1小时，直至蚌肉软烂，离火即成。此汤清补五脏，除热解渴，有清肺胃之火、增强胰腺的分泌、补养和治疗的双重作用。

(3)红烧鳝鱼：鳝鱼500克，油、黄酒、酱油、大蒜各适量。将鳝鱼宰杀，去内脏，洗净，切成寸段，鳝鱼头也要。大蒜去皮拍碎。置锅于火上，放入油，投入大蒜，然后倒入鳝鱼段，拌炒3分钟，加黄酒2匙，再焖炒3分钟，待发出酒香味后加盐适量，酱油3匙，冷水适量，继续焖烧20分钟左右，至鳝鱼酥烂，加葱花即可上盘。此菜有通血脉、降血糖、去风湿、补中益气之功效。可作为糖尿病脾肾阳虚、久病不愈者的日常菜肴。

特殊疗法

推拿治疗糖尿病

按摩的部位主要以背腰部、胸腹部和四肢为主。以每天早晚各做1遍，每遍30分钟为宜。按摩前要深呼吸10余次，使周身气血通畅。按摩双脾俞各30次；揉、擦双肾俞各40次；擦腰骶，左右各30次；揉膻中，左右手各20次；摩中脘，左右手各40次；摩气海，左右手各30次；擦上肢，左右各7~10次；揉按双血海各10次；拿双阴陵泉、阳陵泉各10次；按揉双足三里各20次；按揉双三阴交各10次；搓下肢左右各10次；按揉手三里左右各10次；拿双内外关各10次；按揉双肺俞各20次；拿按双合谷各20次。操作时可由少到多，由轻至重，由慢到快，逐渐增加。

肥胖症的防治

肥胖系人体脂肪积聚过多所致。当进食热量超过消耗量，多余的营养物质主要转化为脂肪，储存于各组织及皮下，形成肥胖；或因其他病理原因，增强了脂肪的储存，也可形成肥胖。一般以超过标准体重10%为过重，超过20%以上者为肥胖。

标准体重的计算方法：身高(厘米)－1005：标准体重(千克)。

例如：身高170厘米－105＝65(千克)。即是说，一个身高1.7米的人，他的标准体重应该是65千克。肥胖多发生于40岁以上，现在有年轻化的趋势，尤以女性为多。显著肥胖常造成身体的额外负担，患者畏热、多汗、呼吸短促、容易疲乏，不能耐受较重的体力劳动，常有头晕、头痛、心悸、腹胀、下肢轻度浮肿等。极度肥胖可产生肺泡换气不足，出现缺氧及二氧化碳潴留，嗜睡，严重时导致心肺功能衰竭。

肥胖的人对感染的抵抗力较低,容易发生冠心病、高血压、糖尿病、痛风、胆石症等,各关节还可有退行性病变,常有腰酸、关节疼痛等症状。妇女月经减少,常有闭经、不育等现象。因此,对单纯性肥胖应积极治疗,不可忽视。

疾病防火墙

防治肥胖症的细节提醒

1.坚持爬楼梯

适当爬楼梯,对肥胖症患者有好处。因为上楼要把腿抬高,兼有走和跳两个动作,所以比在平地走路活动量大得多,有益于促进身体能量的代谢,能起到减肥作用。

据生理学家测定,一个60千克重的人,爬10分钟楼梯要消耗热量800焦耳,下楼梯消耗的热量为上楼的1/3。在同等时间内,爬楼梯消耗的热量比游泳多两倍半,比散步多4倍,如果一位体型较胖的女同志,住在4楼上,每天坚持步行上下楼5~6次,1年内能使体重减轻3千克。

2.步行减肥

慢跑和步行都可收到减肥效果。而步行运动更容易为人们所接受。运动时肌肉中的氧气不足,血液中的乳酸便会迅速增加,75%的乳酸来自脂肪,乳酸迅速增加,脂肪的"燃烧"(消耗)便会增加。步行这种运动方式能使乳酸增加。但是,并不是运动量越大乳酸增加越多,关键是要最有效地使脂肪"燃烧"。

据科学家测定,50%强度(中等强度)的运动可以使乳酸剧增。通俗地说,就是每天步行1小时,时速为5.5~6千米,这样,脂肪的燃烧效率最佳。2~3个月后减肥定会大见成效。

3.管好嘴,迈开腿

纵观减肥队伍中,占比例最大的要数爱美的少男少女们,而他们所采取的方式多是绝对限制进食,意在靠饥饿来达到减肥目的,岂不知这样不仅不能如愿以偿,反而会影响健康,导致营养不良或招来他病。其实当体重刚刚超标,而且精力充沛,所需要做的并不是刻意地将体重减下来,而是要迈开腿去锻炼。

4.低脂肪低热量饮食

对于肥胖者则要限制总热量的摄入,应适当低于正常摄入量,尤其脂肪的摄入量要严加限制,尽量选择低热量、低脂肪饮食,以增加人体脂肪的消耗,这是减肥的根本措施。当然人体还是需要脂肪的,因为细胞膜的构成不可缺少脂肪,这里所说的少,是要求不要超过身体需要过度摄入脂肪。一般一星期吃两顿鱼,其他可吃荤素共炒的菜,大约所需的脂肪就足够了。

5.晚餐宜少

科学实验证明,上半天进食对体重的影响要比下半天小。这是因为,一到傍晚,血中胰岛素的含量就上升到最高峰。胰岛素可使血脂转化成脂肪贮存在腹壁之下,日积月累的脂肪堆积,会使人日益发胖。晚饭吃得过饱,血脂量猛然升高加上人在入睡后血流速度明显降低,因此大量血脂容易沉积在血管壁上,造成动脉粥样硬化等疾患。

不少人习惯于晚餐吃得多,这种习惯应该改变。特别是单纯性肥胖症患者,晚餐一定要吃得少。晚餐可以适当吃些海带及蔬菜等粗纤维的食品,少吃主食,既能防止便秘,又能供给人体所需的微量元素,防止动脉硬化,改善微循环,防止肥胖,一举多得。

6.饭后适量运动

饭后活动有助于身体消除过多的热量。对于维持人体相对稳定的体重具有决定性意义。饭后45分钟内进行小运动量的活动,如20分钟的散步,也能加速消耗身体的热量。

吃饭本身就能提高新陈代谢率,所以饭后会感到温暖一些。而饭后活动能使新陈代谢提高得更多,有助于减轻体重。

7.忌体育锻炼中断

平素坚持体育锻炼的人,一旦体育锻炼中断,人就迅速长胖,这已是人所共知的事实。由于平素坚持体育锻炼的人,消化吸收功能较好,而一旦体育锻炼中断,体内消耗大大减少,就容易导致肥胖。

治疗肥胖症的民间偏方

(1)荷叶1张,生山楂、生薏苡仁、橘皮各15克,置砂锅加水煮沸,取汁,加入大米同煮成粥服用,连续服用百日之后即可见效。

(2)赤小豆25克,浸泡半日,洗净,加粳米100克同煮成粥即可,常食。

(3)鲜冬瓜80~100克(不去皮),洗净,切成小块,粳米适量同煮成粥服食,常食。

主治肥胖症的营养饮食疗法

1.补充维生素C

只有在饮食减肥基础上加一些营养素,减肥的效果才能更好,维生素C即为其中一例。在研究中人们发现,维生素C可以帮助那些屡次减肥失败的女性。因此我们建议,肥胖者可每日3次,每次口服1000毫克维生素C。

2.补充铬

吡啶甲酸铬是含铬的最有效的一种,不但能帮助减轻体重,如果在进行健身锻炼的话,它还有助于增强肌肉,使人的体形更美。

铬能稳定血糖,这样就能预防因血糖下降产生饥饿感并随之大吃大喝。对有糖尿病的肥胖患者更为适宜。为了减轻体重,建议每天服用200~600微克的铬。

3.宜用山楂

山楂内含山楂酸、枸橼酸、鞣质、皂甙、果糖、脂肪酶、维生素C等成分。具有活血化淤、消食化积等作用,是中医治疗肉食积滞、泻痢腹痛、疝气疼痛的常用药。现代研究证实其所含脂肪酶能促进脂肪分解,所以能降血脂,并且还有收缩子宫、抗心律失常、降低血压等作用,因此现代常用其减肥,治疗冠心病、高脂血症、细菌性痢疾均有较好疗效。

4.宜用大蒜

研究者在一种富含脂肪的食物内稍微添加了一点大蒜油,竟起到了预防动物体内胆固醇、甘油三酯和总脂肪升高的效果。大蒜有效地排除了脂肪在生物体内的积聚。其机理是:大蒜主要是去除了一些帮助合成脂肪酸或胆固醇的酶。也就是说,大蒜能使烟酰胺腺嘌呤二核苷酸磷酸氢化物的能量附带化合物失去活力,而这一物质正是制作脂肪类物质必不可少的。

5.宜多用醋

科学研究发现,食醋中所含的氨基酸,除了可以促进体内过多的脂肪消耗转变为体能外,还可以使摄入的脂肪与蛋白质等的新陈代谢顺利进行,因而具有良好的减肥作用。

吃醋除了有减肥作用外,还对中老年人有不少好处:①吃醋对消化不良和缺乏胃酸的老年人能生津开胃,加强消化功能;②食醋能提高胃肠道的杀菌作用,能防治痢疾、肠炎、食物中毒等疾病的发生;③醋能使食物中所含钙、磷、铁等有机物溶解出来,从而可提高食物的营养价值,利于消化吸收;④醋能降低脂肪类物质的油腻,并能保证维生素C不被破坏。

6.药膳

（1）赤小豆鲤鱼：将活鲤鱼去内脏等杂物，把赤小豆50克、陈皮6克、辣椒6克、葱姜蒜适量，塞入鱼腹内，外洒适量盐，上笼蒸熟后，即可食用，有减肥、利水的作用。

（2）减肥茶：生山楂、生薏苡仁各10克，橘皮5克，荷叶60克。荷叶晒干，上药共研成细末，混合，每天早上放入热水瓶内用开水冲泡，当日喝完，每日1剂，连续服用100天。

特殊疗法

1.推拿治疗肥胖症

对于体型过胖的患者，可以对其背部或足部等身体各部位进行指压，同时沿着腹部各穴位轻轻加以按摩，都可以一定程度地减轻肥胖。从心窝顺着肋骨内缘加以摩擦，以及到下腹部以蛇形方式进行按摩，或从期门穴到关元穴一路摩擦下来。同时，足部脂肪多的人，可按摩承山穴，以达到瘦腿的效果。

（1）承山穴

用于减肥的重要穴位。

位置：位于小腿后面正中。穴位找法：俯卧位，下肢伸直，足趾挺而向上，其腓肠肌部出现人字陷纹，于其尖下取穴。或者直立，两手上举按着墙壁，足尖着地，在腓肠肌部出现人字陷纹，当人字尖下取穴。

操作：患者俯卧，医者使用拇指腹压患者小腿穴位数秒钟，反复进行。如果过度肥胖且足部脂肪多的人，让该部分的肌肉加以振动或按摩刺激效果更好。一直持续，会让腿部看起来更加修长。

2.运动缓解肥胖法

缺少运动是肥胖的主要原因之一。运动可增加人体热量消耗、有助于体内脂肪减少。运动减肥提倡"有氧代谢运动"，这是一种中、轻度的运动，如快速步行、慢跑、健美操、保健操等，一次运动时间不少于20分钟。有氧代谢运动以消耗自由脂肪酸为主要能源，可占到能量消耗的50%以上，从而达到促进脂肪代谢、降低血脂、减少体脂形式的减肥目的。高强度的运动以消耗葡萄糖为主，可引起明显的饥饿感，从而使进食增加，于减肥无补，因此不宜采用。运动要养成习惯，持之以恒才会有好的减肥效果。

有氧代谢运动要求运动时心率保持在一定的水平上，即维持在人体最高心率的80%左右。超过或不及均达不到预期效果。但由于运动中计算心率非常不便，可用中医常用的理想运动量——"微似汗出"、"稍觉温热"、"小乏即止"，这样的运动量与理想心率非常相似。

肥胖患者在进行运动时应先确定是否患有心血管系统合并症,若有,可分别按冠心病、高血压和糖尿病的运动方式来进行。

(1)快速长距离步行

采取快速步行和慢跑,速度保持每小时5~7千米。距离逐渐延长,一日可达数千米,可分几次完成。每周坚持4天以上。在室内活动时可以利用跑步器,也可以用爬楼梯的方式。

(2)球类运动

乒乓球、羽毛球、排球、篮球、网球等均可以。但是如果属于重度肥胖或合并冠心病、高血压者,不宜参加此类运动的比赛。

(3)腹部减肥气功

具体方法:两脚与肩等宽,两膝微屈,全身放松,舌抵上腭,两眼微闭,排除杂念,用鼻吸气要缓、匀、细、长,意念随吸气贯入丹田,腹部同时尽量向外凸起,不能再凸时,用口把气呼出,同时腹部尽量向内凹陷。以上称为加强自然腹式呼吸法,重复36次。

然后再用逆腹式呼吸法,即吸气时尽量使腹部向内凹回,不能再凹时,呼气时尽量向外凸起,重复36次。收功之后,双拳击打腹部100次。早晚各1次,每次30分钟。

(4)瑜伽减肥功

保持正坐姿势,两眼微闭,舌抵上腭,排除杂念,用右手拇指堵住右鼻孔,一点一点地从左鼻孔吸气,然后用右手第四指将左鼻孔堵住闭气,再启开右手拇指静静地将气放出,这个过程要用半分钟。下次从右鼻孔吸气,左鼻孔放出。开始早晚做12次。习惯以后可做25次。

(5)腹部瘦身法

此法可有效消除腹部脂肪,达到瘦身美体的效果。具体方法:仰卧,配合吐气节奏,缓慢指压心窝到下腹部。接着从心窝沿着肋骨按摩到最下方,重复几次之后,在腹部以描绘大圆圈或S字形而加以按摩。或者轻捏肚脐附近,在反复做几次,从一边的侧腹按摩到另一边的侧腹,减肥效果也不错。

3.沐浴养生法减轻肥胖

(1)矿泉浴

矿泉浴能作用于全身各部,是肥胖症康复较为理想的方法。有条件者,可选择氡泉、氯化钠泉。氡泉可饮用,通过对内分泌特别是垂体产生作用而达到减肥的效果。氯化钠泉有调整植物神经及内分泌的作用,可增进全身的新陈代谢,增加尿量及尿素和碳酸的排泄量,对肥胖症有较好效果。水温以34—37℃为宜,每日1次,每次10~20分钟。

(2)黄瓜浴

黄瓜汁含有柔软的细纤维素,有促进肠道腐败物排泄和降低胆固醇的作用,它含有抑制糖类物质转化为脂肪丙醇二酸,因而可控制身体肥胖。黄瓜汁里的钾盐、维生素A和维生素E,微量元素钙、磷、铁及糖,能促进皮肤光洁柔嫩。将黄瓜汁适量加入温水,浸泡沐浴有助于保持身体窈窕、肌肤光滑细腻。

(3)苦丁茶浴

苦丁茶味甘苦、性大寒,有散风热、清头目、除烦渴等功效。将泡好的苦丁茶倒入浴水中,进行浸泡,有消暑、抗菌、洁肤等作用,对肥胖症、高血压也有较好的疗效。特别适合夏季沐浴。

(4)白酒浴

在浴缸中加水,水温在40℃~42℃之间,倒入750~100毫升的白酒,搅拌后沐浴,可起到减肥的作用。

4.娱乐减轻肥胖压力

大多数肥胖症患者有不同程度的心理障碍,如夜间进食综合症、饕餮综合症等。夜间进食综合症表现为白天进食少,但夜间失眠并大量进食,患者多为女性。饕餮综合症表现为无饥饿感,但有强烈的进食冲动,食后又往往后悔。

通过运动、娱乐等方式,转移其进食的欲望,对一些轻度的心理问题有很好的疗效。但注意要经常更换运动、娱乐方式,不断给以新的刺激形式。

失眠的防治

失眠指睡眠不足或睡不深熟。有几种形式:一是难以入睡,起始失眠;二是睡眠浅而易于惊醒,间断失眠;三是睡眠持续时间早于正常,早醒后不能再入睡,早醒失眠。引起失眠的主要原因是精神过度紧张或兴奋,并伴以头昏脑胀、头痛、多梦、记忆力减退、神倦胸闷、注意力不集中、食欲不振,手足发冷等,常见于神经官能症、神经衰弱等;如失眠伴以情绪不稳、过敏、潮热、出汗、头痛头晕、血压波动、月经紊乱等,年龄在45~55岁间的可能是更年期综合症;如因环境嘈杂或服用浓茶、饮料、药物、心中有事、忧郁不结、疼痛等各种原因引起的,均应根据病因,镇定安眠,心理调节。

失眠对人精神上的影响容易导致器质性的疾病,还会使人免疫力下降。经常失眠,又容易引起心理失衡,加重患者的心理负担,使人脾气暴躁,攻击性强,严重的甚至会导致精神分裂。因为生长素的分泌主要在晚上睡着后,因此儿童的失眠会减少生长素的分泌,不利于身体的生长发育。

中医学称失眠为"不寐"、"不得眠"等,认为其成因很多,有"胃不和则卧不安"、"虚劳虚烦不得眠"等说,本病与心、肝、脾、肾功能失调及阴血不足密切相关。

疾病防火墙

防治失眠的细节提醒

1.睡前洗脚

临睡前洗脚是一种良好的卫生习惯,也是一种健身方法。科学的洗脚方法,不仅要洗去污垢,更重要的是利用水和手对脚的按摩刺激作用,达到舒筋活络,防病治病的目的。

洗脚的水温一般在40℃~50℃之间,较长时间地用温水浸泡脚,能使皮肤表面的血管扩张,血液循环加快,改善足部皮肤和组织的营养,降低肌张力,消除全身及足部的疲劳。睡前用温水洗脚,还可减少噩梦和改善睡眠。

2.常听音乐

现代许多学者用电子仪器对不同音乐给人体的作用做测定,发现快速和愉快的乐曲可以使肌肉增加力量。音调和谐、节奏徐缓的乐曲可以使呼吸平稳,脉搏跳动富有节奏感。音色优美的歌曲或悦耳动听的器乐曲可以调节自主神经,使大脑得到休息,帮助人们解除疲劳。

3.适量运动

每天运动1~2次,每次20~30分钟,非常有助于你的睡眠,并且还可以使你精力充沛。你可以根据自己的身体状况制定运动计划,在清晨或下午进行,运动不仅会使你的肌肉疲倦,也会升高你的体温。当体温开始下降时,可能有助于诱发睡意,运动本身也可能有助于诱发沉睡,这是失眠者最渴望的。但注意不要在睡前运动,以免身体兴奋反倒难以及时入睡。

4.睡前做爱

对许多人而言，这是睡前相当愉快的放松方式，包括身体及心理的释放。有些研究者发现，做爱期间被诱发的荷尔蒙机制，确实能促进睡眠。但这也视个人情况而定。如果做爱引起焦虑并引发问题，睡前做爱并非是个好主意。

5.控制卧室温度

专家指出，如果卧室的温度高于25℃，就会在睡眠中经常醒转，醒后与再度入睡之间的间隔时间较长，而熟睡的时间就会相应缩短，无法获得连续性的酣睡。这样，在第二天就会有精神困倦的感觉。室内温度若低于上述温度，会令人睡得更安定而又深沉。

根据研究所得，大多数人在室温保持16℃~17℃的情况下睡得最好。不过，这并非是一个硬性的固定标准。每个人应根据自己认为是最适合的情况去调整卧室的温度。

6.控制卧室的黑暗度

失眠患者宜控制卧室的黑暗度。人在入睡期间，双眼紧闭，但外来的光线仍然会对眼部产生刺激，令人无法安眠，因此，失眠者应将厚实的窗帘布挂在窗户上。卧室的灯，应加上色泽较深的灯罩。墙壁颜色也以深沉为佳。总之，对于失眠患者来说，卧室的黑暗度越高，获得酣睡的可能性就越大。

7.常梳头

经常梳头能养生健身。祖国医学认为，头为诸阳之会，与百脉相通。头部有百会、四神聪、上星、太阳、率谷、风池、哑门、翳明、翳风、印堂、攒竹等几十个穴位，经常梳头，可对这些穴位起到按摩作用，这对于改善大脑皮质的兴奋与抑制过程，调节中枢神经系统的功能，促进血液循环，刺激皮下腺体的分泌，增加头发根部的血流量，促进头发生长，都有积极的作用。对消除神经衰弱和失眠等症状，也是十分有益的。

8.谨慎使用安眠药物

长期和过量使用安眠药不仅无助于睡眠，而且还会带来严重的不良反应。特别是像巴比妥类药物应尽量避免使用，因为它有成瘾性，过量时会有危险，尤其是和酒精合用时毒性更大。如果你使用此类药物，请尽量只服用1~2天。而苯二氮䓬类药物如三唑仑及安定的安全性比巴比妥类药物要高，但它也有依赖性，与酒精或其他中枢神经抑制剂合用会有致命危险。并且苯二氮䓬类药物长期使用会产生耐药性，不仅对失眠无效，甚至有时还会加重失眠。唑拉西泮目前是一种治疗失眠的新药，据说比苯二氮䓬类药物成瘾性要小一些。

治疗失眠的民间偏方

(1)牡蛎20克,黄连3克,阿胶、白芍、炒枣仁、陈皮各9克,鸡蛋黄1个(冲)水煎服。

(2)小红枣20枚,用水泡发,煎煮20分钟,再加洗净的葱白7段,继续以小火煎煮10分钟。吃枣喝汤。

(3)茯苓细粉、米粉、白糖各等份,加水适量,调成糊,以微火在平锅里烙成极薄煎饼食之。

主治失眠的营养饮食疗法

1.补充烟酸

烟酸具有催眠效果,用量在医师指导下进行。

2.补充色氨酸

色氨酸是蛋白质中的一种氨基酸,它可以转变成一种在睡眠调节上扮演了重要角色的神经信息传递物质。经实验证明,它的确具有改善睡眠的作用。轻度失眠者在服用色氨酸后很快即可奏效,有时甚至显现出远期疗效。故而建议这类人应断断续续地不断补充。不过目前色氨酸制剂在市场上还没有出售,可以多选用几种色氨酸含量高的食物。

3.补充铜、铁

妇女饮食或血液中如果缺乏铜或铁这两种矿物质,那么其中多数妇女就会患失眠症。不能采用那种通常服用含铜、铁的药物来进行治疗,因为如果服用这类药物过量的话,将会引起人体中毒。人们应该多吃富含矿物质的食物,如富含铜的动物肝脏、牡蛎、豌豆,富含铁的瘦肉、鱼类、禽类、甜菜、干豆、绿叶青菜等。

4.宜用酸枣仁

酸枣仁为酸枣的种子,甘酸性平,能滋养心脾,补益肝胆。其成分含多量脂肪油及蛋白质,还有两种植物固醇,此外尚含皂甙、多种维生素等成分。根据药理研究证实,其水溶性成分有催眠作用。实为治疗虚性烦扰、惊悸失眠的良药。药膳用法,可煮粥、煮肉汤等,每次用量10~25克。也可将酸枣仁炒熟研成末,每晚睡前取10克冲服。

5.宜用莲子

莲子为莲之种子,含蛋白质、棉子糖、糖类、脂肪、磷、钙、铁等多种营养成分。有养心安神、益肾健脾、涩肠等功效。可治心悸失眠、脾虚泄泻、肾虚遗精、尿频、白浊、妇人崩漏、白带多等病。莲子之心又称莲子心,其性苦寒,能清心安神,药理实验证实,莲子心所含生物碱有强心作用,同时还有降压作用。如用于失眠,对有热症者效佳。

6.睡前少量进食

就寝前的1~2小时,吃点面包及水果有益入睡,1杯温牛奶也不错。应避免甜食或油腻的食物,前者可能使精神亢奋,后者则可能压抑身体。如果年纪较大,勿在睡前喝过多液体,以免半夜膀胱的压力而迫使你醒来。

7.睡前避免食用的食物

避免在晚间食用高蛋白食物。高蛋白食物会妨碍血清素产生,所以,不论进食时间是什么时候,都不鼓励食用鱼肉、鸡鸭或蛋,想要有好的睡眠,即使晚上食用大量的豆类或豆腐都非明智之举。

睡前勿用的食物包括:咖啡因、酒精、糖、香烟、乳酪、巧克力、腊肠、火腿、热狗、茄子、马铃薯、菠菜、番茄。这些食物含干酪胺,会刺激去甲肾上腺素的分泌,这将使大脑兴奋而难以入眠。

8.药膳

(1)酸枣仁粥:酸枣仁50克,粳米100克。将酸枣仁捣碎,煎取浓汁,用粳米煮粥,待米熟时加入酸枣仁汁同煮,粥成淡食或加糖食均可,每日晚餐趁温食用。此粥对神经衰弱、失眠多梦疗效甚好,无论失眠多久,均可选用。

(2)莲子鸡丁:净鸡肉250克,莲子60克,香菇、水发玉兰片各10克,火腿6克,蛋清1个,鸡清汤60克,鸡油6克,玉米粉(或淀粉)10克。鸡肉去筋切丁,用蛋清和玉米粉拌匀,将莲子去皮去心,煮熟,滤去水分备用。将鸡丁炒至七成熟,入配料、调味品,加入莲子,翻炒几次即可。适宜于食欲不振,消化不良,肢软无力,失眠,心烦不安等患者食用,遗尿、遗精患者食用也很相宜,健康人食用更能防病强身。

(3)冰糖湘莲:莲子120克,冰糖180克,鲜菠萝30克,罐头青豆15克,罐头樱桃15克,桂圆肉15克。莲子放入碗内加温水90克,蒸至软烂。鲜菠萝切丁。锅内放入清水500克,入冰糖烧沸、溶化,去渣,加青豆、樱桃、桂圆肉、菠萝,上火煮开,倒入大汤碗,莲子浮在上面即成,随时食用。适宜于遗精、遗尿、失眠等患者食用。健康人食用能防病强身。

特殊疗法

1.推拿治疗失眠症

穴位疗法以缓和各种症状、强化身心为目的。为缓和循环器官的症状,要以背部的心俞穴、胸部的膻中穴、心窝的巨阙穴、头部的百会穴、手部的神门穴为中心治疗,对应呼吸器官的症状以背部的肺俞穴、胸部上方的中府穴、手部的孔最穴为中心进行治疗。同时,食欲不振或腹泻、便秘时,以背部的脾俞、胃俞、腹部的中脘、足三里等各穴位为中心进行治疗。

(1)肺俞

刺激本穴位可缓和身心紧张。对因胸部苦闷引起的失眠症状有一定的缓解作用。

位置:位于背部。穴位找法:位于左右两侧的第3胸椎棘突下旁开1.5寸。

操作:患者俯卧,医者两手压在其背部,同时稍加力量指压左右穴位。

(2)心俞

对循环系统的症状有效,可缓解失眠症状。

位置:位于背部第5胸椎的左右两侧约2个指幅之处。

操作:患者俯卧,医者两手压在患者的背部,稍加力量同时指压左右穴位。

(3)膻中

调整呼吸与循环系统机能,且对因精神亢奋所造成的胸部苦闷有效。

位置:位于胸部。穴位找法:连接左右乳头直线的正中央,即连接左右乳头之线与胸骨的中心线交叉点。

操作:患者仰卧,医者两手相叠指尖并拢放在其胸部,轻轻指压。患者自己一面深呼吸,一面轻轻摩擦胸部,也可使精神安定。

(4)神门

刺激本穴位可消除因不安感所引起的心悸、焦虑、莫名的不安感。

位置:位于手腕部位。穴位找法:让患者采用正坐,仰掌的取穴姿势,手腕关节手掌侧,尺侧腕屈肌腱的桡侧凹陷处。

操作:医者或患者用拇指稍加力量刺激。

(5)厥阴俞

刺激本穴位可缓和精神上的苦痛或气虚。

位置:位于背部,距离第4胸椎两侧约2个指幅之处。

操作:患者俯卧,医者两手掌压在其背部,稍加力量同时指压左右穴位。同时指压本穴位附近的背部各穴位,可使全身放松。

2.运动治疗失眠症

适量运动能促进睡眠和保证睡眠质量。日本的一项研究表明,临睡前做一些如慢跑之类的轻微活动,可以有效地提高睡眠质量。每天进行1小时以上、60%的运动强度的锻炼,能明显增加睡眠时间。阳光中的紫外线可以改善一人的心情,因此,应多进行户外光照下的运动,多接受阳光。

(1)太极拳

太极拳"静心"、"安神",能够双向调节人体中枢神经系统,改善大脑兴奋与抑制过程,对预防失眠、改善睡眠质量有很好的效果。

(2)静坐养生法

姿势类似平常坐凳,但坐的宽度不超过3寸,两脚平行分开与肩同宽。如凳子高于膝盖时,两脚可稍向前伸;如凳子低于膝盖时,两脚可向后收。以感到两脚重量平衡为度。两肩自然放松,两手放在膝盖上,保持头正、身直姿势,眼对鼻,鼻对脐。在静坐中要求意识集中。一般做15分钟。

3.沐浴养生法缓解失眠症

(1)中药浴

①磁石、刺五加20克,茯神15克,五味子10克,加水适量,煎煮30分钟,滤取药液,睡前用药液洗前额及太阳穴。有养心、安神、定志的功效,对防治失眠有效。

②夏枯草、白芍各30克,百合、钩藤、远志各10克,加水适量,煎煮30分钟,放浴盆中,加温水适量,浸浴全身。有滋阴降火、宁心安神之功效。

③丹参、酸枣仁、夜交藤各30克,加水适量,煎煮30分钟,放浴盆中,加温水适量,浸浴全身。有养心、安神、定志的功效,对防治失眠有效。

④川芎、夜交藤、丹参、酸枣仁、茯神、白芷、柏枣仁、合欢皮、黄芪各15克,牡蛎、小麦各30克,加水适量,煎煮30分钟,放浴盆加温水适量,浸浴全身。有益气活血、养心安神的功效。

(2)精油浴

在浴水中滴入几滴精油,轻松地浸泡,可以有效地改善睡眠。在睡前进行,并且在浴后立即入寝效果最好。最适合使用的精油有玫瑰、干菊、熏衣草、薄荷等。

神经衰弱的防治

神经衰弱是由于长期的精神焦虑、过重的精神负担和长期的劳逸结合不当引起的大脑皮质的兴奋与抑制过程失调。精神因素是诱发本病的主要原因。常见的精神因素有亲人死亡、家庭不和、事业挫折、过度紧张劳累、人际关系紧张和生活中各种困扰等。感染、中毒、颅外伤等也可能导致本病的发生。

患者易感精神疲劳，表现为工作效率低下、注意力不能集中、头昏脑胀、疲乏无力；神经过敏、容易烦躁、情绪不稳、对外界刺激敏感、多疑、经常头痛、头晕、耳鸣、周身酸痛等；有睡眠障碍，如入睡困难、浅睡易醒、多噩梦；有些患者还伴有消化系统等障碍，如消化不良、腹胀腹泻以及呼吸不畅、阳痿早泄、月经不调等症状。神经衰弱虽有某些焦虑，忧郁情绪，但不明显，不突出，尤其是没有与现实事件联系的焦虑，这是与焦虑症的主要区别。

疾病防火墙

防治神经衰弱的细节提醒

1.笑口常开

神经衰弱除了用药物治疗之外，更重要的还要采用"笑疗"。"笑疗"具有多种功效，它不仅使面部表情肌肉得到运动，"一笑十年少"，焕发青春，而且使心脏、肺脏、肝脏，甚至四肢都参加了运动，加强血液循环，促进新陈代谢。笑，既能通畅呼吸道，又能消除有害健康的紧迫感，使肌肉放松，精神愉快，驱散愁闷、厌烦、焦虑、紧张的情绪，有病治病，无病健身。笑，能调节大脑神经，促进睡眠，对神经衰弱的治疗十分有利。

"笑疗"既无服药之苦，又无手术之痛，更无不良反应之弊，而且可以广见闻，增知识，受教育，开心颜，寓治病于文化娱乐之中，一举数得，何乐而不为呢？

2.参加园艺劳动

某些慢性病可通过种植花草得到治愈。因为花木生长的地方空气清新，负离子积累较多，能使人心旷神怡，头脑清醒，对健康十分有利。经常从事力所能及的园艺劳动如锄草、培土、浇水、施肥、剪枝等，能培养愉快平静的情绪和积极向上的精神，有利于恢复健康。

神经衰弱患者参加园艺劳动后，大脑皮质的紧张和焦虑得到解除，可以促进睡眠。

3.改善环境,减少刺激

改善生活和工作环境,减少紧张刺激。要避免长期紧张而繁重的工作,注意劳逸结合,有张有弛,必要时可减轻学习或工作量,待疾病缓解后,再恢复原来的学习和工作。

4.学会放松自己

当感到疲乏和心烦时,暂时放下工作,给自己一个喘息的机会。例如,当电话铃响,先做个深呼吸,再接听。向窗外眺望,让眼睛及身体其他部位适时地获得松弛,可以暂时排解工作上面临的压力,甚至可以起身走动,暂时避开低潮的工作气氛。

5.舒适的睡眠环境

失眠经常由压力引起,不妨改善卧室的摆设,用最喜爱的色调来装饰。将室内的隔音设备做好,并将深色的窗帘垂下。总之,尽量使卧室舒适,无压迫感。买个舒适的床,不论是弹簧、水床或会摆动的床,只要睡起来舒服就好。穿宽松的睡衣,确保卧室的温度适宜。

6.定期运动

定期运动可改善精力,有助于治疗神经衰弱。即使在街上散步,也有助于摆脱工作上的压力。运动是对付压力的最好缓解剂,能消耗一些紧张时所分泌的化学物质,还可以放松肌肉。这些可以通过慢跑、练太极拳或气功进行。

治疗神经衰弱的民间偏方

(1)桂圆、莲子各取适量,烧煮成汤,具有养心宁神、健脾补肾的功效。适合中老年人,长期服用无不良反应。

(2)百合30克,红枣10枚,冰糖适量。上三物放锅中加水煮熟,每日1剂。治疗阴虚而引起的心悸、失眠、心烦等症。各年龄皆可服用。

(3)猪心1个,柏子仁10克。将柏子仁放入猪心内,加适量水,放蒸锅内蒸1小时,调味服食。

主治神经衰弱的营养饮食疗法

1.多吃含锌、铜的食物

据科学研究证明,身体中缺乏微量元素锌、铜,是导致神经衰弱发生的原因之一。

神经衰弱患者铁、镁两种微量元素与正常人没有差别,但锌、铜两种微量元素则明显低于正常人。神经衰弱患者平均锌值为89.73微克/升,正常人为110.10微克/升。神经衰弱患者平均铜值为85.3微克/升,正常人为101.5微克/升。

由此可见,得了神经衰弱症后,除了服药治疗,树立乐观精神,正确处理生活中的矛盾和积极锻炼身体外,在饮食上应有意识地多吃一些富含锌和铜的食物。

2.宜用核桃

据现代药理研究证实,核桃仁含有丰富的不饱和脂肪酸、蛋白质、钙、锌、铜、硒等多种微量元素和维生素A、维生素B、维生素C、维生素E等,这些物质都是神经髓鞘传递信息,掌握神经兴奋与抑制的基础物质。临床应用也证实,核桃仁具有很强的健脑益智作用,治疗神经衰弱有一定疗效。

3.喝果菜汁

新鲜的莴苣叶搅碎浸泡出汁液,每天晚上饮1~2汤匙,或食用新鲜莴苣,对神经官能症、高血压、心律失常和失眠患者有显著疗效。

4.帮助入睡的小偏方

睡前饮牛奶有助睡眠。长途劳累,夜难安睡时,用1汤匙食醋对1杯温水服下,有时效果也很好。每晚睡前饮1杯酸奶,加1个香蕉,治疗失眠也很有效,尤其对半夜不能入眠的患者,饮用后可使血糖升高,使患者再度入睡。

5.药膳

(1)芝麻桑核丸:黑芝麻、桑叶、核桃肉各60克,蜂蜜适量。将黑芝麻、核桃肉、桑叶研成细末,按常规炼蜜为丸,每丸重4.5克即可。每次服1丸,每日早晚分服。养阴安神。适用于神经衰弱引起的健忘、失眠等症。

(2)乌龟百合红枣汤:乌龟1只(250克左右),百合30克,红枣10枚。将乌龟去甲及内脏,切成块,洗净,用清水煮一会儿,再放进百合、红枣,继续熬煮,直至龟肉熟烂、药物煮透为度,最后添加少量冰糖炖化即成。喝汤,吃肉及枣。1日食完,每周食2~3次。养血安神。可辅助治疗神经衰弱。

(3)红枣葱白汤:红枣20枚,葱白7根。将红枣洗净,用水泡发,煮20分钟,再将葱白洗净加入,连续用文火煮10分钟。吃枣,喝汤,睡前服,连服数天。补益心脾,养血安神。适用于心脾失眠,多梦易醒,醒后难以入眠,心悸健忘,面色少华,神疲乏力。

特殊疗法

1.推拿治疗神经衰弱

神经衰弱是最常见的一种神经官能症，患者常因精神负担过重、脑力劳动者劳逸结合长期处理不当、病后体弱等原因所引起的中枢神经系统兴奋与抑制过程的失调。症状表现繁多，主要为失眠、多疑善虑、精神忧郁、神经过敏等。穴位治疗主要是针对这些症状做出相关治疗。

（1）神门

刺激本穴位可缓和手部虚冷和脸部灼热，对缓和精神紧张有效。

位置：位于手腕部位。穴位找法：采用正坐、仰掌的取穴姿势，手腕关节手掌侧，尺侧腕屈肌腱的桡侧凹陷处。

操作：医者从下面握住患者的手腕。拇指加力指压穴位。

（2）心俞

即中医学所说的心脏注入邪气之处。刺激本穴位对缓和身心紧张有效果。该穴位是缓和身心紧张的有效穴位。

位置：位于后背第5胸椎的左右两侧约2个指幅之处。

操作：患者俯卧，医者两手压在其背部，同时用力指压左右穴位。同时还可对背部其他各穴位，由上到下依序有节奏地进行指压和按摩，效果更佳。

（3）膻中

调整呼吸与循环系统机能，且对因精神亢奋所造成的胸部苦闷与呼吸困难有效果。

位置：位于胸部。穴位找法：连接左右乳头直线的正中央，即连接左右乳头之线与胸骨的中心线交叉点。

操作：患者仰卧，医者两手相叠指尖并拢放在其胸部，轻轻指压。患者也可以自己一面呼吸，一面轻轻摩擦胸部。

2.运动养生缓解神经衰弱

神经衰弱患者要对治愈疾病有信心，在平日要经常积极参加体育锻炼，增强体质，并且将注意力转移，不要总在想自身症状。

推荐项目：自我松弛训练法

自我松弛能使心情平静、思想集中，增加大脑功能，包括促进学习能力、增强记忆力、增进推理能力等。其操作秘诀就是将一切烦恼抛开，忘记自我，让松弛状态自然出现。初学者最好能找一处清静的地方，不受外来打扰，场地不可太热或太冷，衣服以宽阔自然为宜。

自我松弛通常每日只需做一次，熟练之后随时随地都可以进行，但在吃饱之后两小时内不适宜进行。需要记住的是,切勿勉强自己去松弛,你只能放开禁制,让松弛状态自然出现。

自我松弛的方法很多,下面介绍两种简单有效的方法:

(1)肌肉松弛法

第一步:头部下缩,双眼微合,双肩上耸,如缩头乌龟状,感到很紧张后,放松头及双肩,然后将头慢慢按逆时针转动8圈,再按顺时针转8圈。做完这些动作以后,静静地躺在床上。

第二步:将右脚绷直抬高,脚尖绷紧直到不能坚持,然后完全放松地让脚落在床上。接着抬起左脚进行与右脚相同的练习。注意:把全部注意力都集中在绷紧的那条腿上,想象从足尖到髋部都非常紧张,这样才有可能达到高度肌肉放松。

第三步:右手上举,握紧拳头、绷紧手臂肌肉,同时集中注意力想象手臂非常紧张,当感觉很累的时候,让手完全放松地落在床上。

第四步:左手重复上面第三步的练习。

第五步:在左臂放下后,双眼仍保持微合,想象头顶的天花板上有个圆圈,直径大约4米。想象着视线按顺时针方向绕圆圈转8圈,然后按逆时针方向转8圈,要慢慢地转动。完成以后,再想象一个边长大约为4米的正方形,同样顺着它的边做一遍。

第六步:什么也不要想,静静地躺着,体会运动过后的那种松弛、宁静的感觉。

这种放松的方法是很有效的,但需要在安静场合进行。

(2)呼吸松弛法

第一步:肌肉逐步松弛。先由脚部做起,抽紧脚板肌肉,然后放松,保持放松;跟着抽紧小腿肌肉,再放松。如此类推,到大腿、臀部、手部、颈部、面部、头部、至全身放松为止。如果做完一次后,感到局部肌肉仍有紧张感,可以从头再做一次。

第二步:呼吸。将身体保持松弛状态,闭上眼睛,集中注意自己的呼吸。呼吸要慢、均匀及顺其自然。吸气时默数1,3,5,7,9,停。然后呼气,同样默数2,4,6,8,10,停。这样呼吸数次,注意不要被外来思想打扰。

第三步:完成。约15分钟后(时间可以自由控制,但千万不可开闹钟),慢慢回复正常,先张眼睛,活动头部、手部,最后再活动脚部肌肉。伸展筋骨,慢慢站起来,徐徐移动脚步,使身体逐渐适应。

3.沐浴养生法治疗神经衰弱

推荐项目:中药足浴

①制首乌50克,益智仁、菟丝子各30克,川芎20克,加水煎煮30分钟,滤取药液,泡足。

②玉竹、黄芪、黄精、枇杷子、党参各16克,白术13克,红花12克,加水适量,煎煮30分钟,滤取药液,泡足。

③茯苓、黄精、玉竹各15克,神曲20克,当归、生地、白芍各10克,加水适量,浸泡20分钟,煎煮20分钟,滤取药液,泡足。

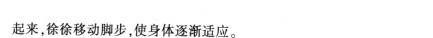

第三章
常见急慢性消化系统疾病的防火墙

消化不良的防治

人体内完整的消化过程犹如一个高度自动化工厂的传送带,食物首先在口腔内进行咀嚼,经食管传递至胃,并在胃内初步消化,然后靠胃窦的蠕动,将其磨碎后输送到小肠。在这个过程中,胆、胰分泌的胆汁、胰液中的消化酶可进一步将食物消化,其营养成分被小肠吸收,水分被大肠吸收,其糟粕变为粪便排出。

要完成食物消化,必须要有两个过程:一是食物的传送,二是食物在肠道内的消化,两者缺一不可。由于疾病(如消化性溃疡、胆囊疾患、胰腺炎及腹泻等)所致的消化不良,称为"器质性"消化不良,而由"传送"障碍引起的消化不良,称为"功能性"消化不良,通俗地讲是胃犯了"懒"病,不愿意工作了。其症状包括胀气、腹痛、胃灼热、打嗝、恶心、呕吐、进食后感觉胀得时间长久。

疾病防火墙

防治消化不良的细节提醒

1.生活有规律

生活无规律是引起消化不良的第一因素。俗话说"人是铁,饭是钢,一顿不吃饿得慌"。表明肠胃是极讲规律的,进餐需按时。当我们进餐后胃就像磨石一样,将吃进去的食物磨碎,只有直径小于2毫米的食物才允许从幽门进入小肠,吃饭细嚼慢咽就是这个道理。胃内食物排空后,胃还需要休息一段时间,并为下次进餐做好准备。如果能遵循胃的这一固有规律则会相安无事。

2.不要暴饮暴食

现代生活内容丰富,节奏快,这就使一部分人顾不得胃的固有节律和它的能力,饥一顿、饱一顿,盲目地满足自己的食欲,暴饮暴食;或者经常性地过量进食高脂肪、高热量食物,这些食物日常被人称为不易消化品。因为这些食物会影响胃的排空,从而造成胃肠运动功能障碍,产生腹胀、腹痛、腹部不适等消化不良症状,甚至会引起一系列疾病。

3.饮酒勿过量

饮酒同样也会对胃的消化功能有较大影响。有些人经常在一起聚餐,而且饮酒是重点内容,并且每次饮酒均是在开餐后的起始阶段,此时胃内没有食物,大量的乙醇会直接损害胃黏膜,使胃黏膜充血、水肿和出血等,这样轻者引起消化不良,重者会发生一系列消化道疾病。

4.禁止不良习惯

饮食习惯不良也是损伤胃黏膜的一个因素,进而影响胃的正常功能。有些人在生活中不自觉地养成一些不良的饮食习惯, 如有的人喜欢吃滚烫的食物,似乎这样才能享受到进食的乐趣,有的人喜欢冰镇食物,尤其在炎夏季节,似乎只有吃冰镇食物才能达到消暑解热的目的。殊不知, 过冷过热食物进入胃后,对胃黏膜都是不良刺激, 进而可影响胃的消化功能。细胞受到这些刺激后,胃的消化腺体及胃壁肌肉均会受到抑制,因而会逐渐产生消化不良。

5.保持心情愉快

大脑中枢神经系统、脊髓及肠管神经丛均参与支配消化道肌肉的蠕动,如果患者工作过分紧张,压力大,或具有焦虑、抑郁等心理障碍,他们的迷走神经张力明显降低,导致胃的承受能力和排空功能降低,因而会产生消化不良的一系列症状。心情舒畅对于消化不良的治疗会收到事半功倍的效果, 形象地说,如果主人快乐,胃也会有一个快乐的工作情绪,自然工作动力就强。

6.饮食原则

尽量饮食清淡,少食油腻及煎炸等不易消化的食品,多吃蔬菜水果;避免吃容易刺激胃酸产生的食物,如咖啡、巧克力和可乐饮料;而且要少贪多餐,或有规律地定时进餐,不可一餐吃得太多,也不要过长时间不进食。

7.充分咀嚼

为了使胃的初步消化负担不致过重,我们在咽下食物之前应该尽量细嚼慢咽,使食物在口腔中先得到充分咀嚼,这样既可以减轻胃的负担,又可以避免过硬过大食物在咽下过程中,损伤食道及胃黏膜,同时还可以在咀嚼过程中使唾液充分分泌,充分发挥唾液中消化酶的消化作用。

8.适当运动

"饭后百步走,能活九十九",这是句民谚,但也讲出了胃消化食物的需要。进食后正是胃紧张工作的时间,需要自身动力的充分发挥,但需休息片刻,再做适当活动,可以促进胃的蠕动,如果立即进入睡眠状态,这时胃不但借助不上其他动力,它自身也会趁机懒一回,蠕动减慢,一起享受休息的"乐趣",随之身体就得饱受腹胀、嗳气、烧心、反酸之苦了。

治疗消化不良的民间偏方

(1)橘皮10~20克煎取药汁,去渣,加入粳米30~60克煮粥。空腹食用,每日2次。

(2)胡萝卜3根切成小碎块与粳米50克同煮粥。

(3)鸡内金6克,干橘皮3克,砂仁2克,共研成细末,再用水煮粳米30克,粥成加入以上三物细粉末,加适量白糖即可。

主治消化不良的营养饮食疗法

1.补充维生素B1

维生素B1是构成羧辅酶的重要组成部分,参与糖类代谢。维生素B1能促进胃肠蠕动和消化液分泌,增进食欲,并可刺激胃收缩,使胃内容物排空效率增强。

2.补充凤梨酶

凤梨酶又名菠萝蛋白酶,菠萝含有这种酶,这是一种消化蛋白质酶群,能促进良好的消化,而且协助吸收食物和补品的营养,所以餐后可吃一片新鲜菠萝。

3.宜用木瓜

中医认为,木瓜有化湿和胃以及消食止渴的作用,常用来治疗夏伤暑湿、吐泻并作,以及食积、口渴。木瓜里最重要的消化酶是木瓜蛋白酶,它和人体的胃蛋白酶相似,还含有其他能分解牛奶蛋白和帮助消化淀粉的酶。加勒比海的印第安人他们很早就用这种水果做成多种医药和消化强化物。

4.宜用芝麻

芝麻是我们日常生活熟悉的调味品,中医认为它性平味甘,不寒不热,是益脾胃、补肝肾、润五脏之佳品。其成分中含脂肪高达60%,多为不饱和脂肪酸,还有叶酸、卵磷脂、蛋白质和较多的钙,对人体有很好的营养保健作用。

5.宜用蜂蜜

蜂蜜也属味甘性平之品,入脾肺经,功能补中润燥,止痛解毒。它营养丰富,现代医学还认为有杀菌作用。用蜂蜜治疗胃病,国内外皆有成功报道。

6.药膳

(1)萝卜饼:白萝卜250克,面粉250克,瘦猪肉100克,生姜适量,食盐、菜油适量。将白萝卜切成细丝,用食油煸炒至五成熟时,待用。将肉剁细,加生姜、葱、食盐调成白萝卜馅。将面团擀成薄片,将白萝卜馅填入,制成夹心小饼,放入油锅,烙熟即成。适用于消化不良,食后腹胀,咳喘多痰等症。

(2)豆蔻馒头:白蔻15克,面粉1000克,酵面50克。将白蔻研成细末,将面粉和水发酵,待发好后,适时加入碱水适量,撒入白蔻粉末,用力揉面,直至碱液、药粉均匀后制成馒头。适用于胸腹胀满、食欲不振等症。

特殊疗法

1.推拿治疗消化不良

采用穴位疗法来改善患者的身体状况,促进胃部机能活化,可以从某种程度上预防胸部灼热。为了改善胃弱者的体质,首先,轻揉腹部予以放松。然后轻度揉压腹部的巨阙、天枢等各穴位。为了提高消化器官的机能,胆俞、胃俞等背部的各穴位指压不可缺少。足三里、梁丘穴的指压也有效果。为了抑制打嗝,对喉咙的天突、气舍穴的指压也有效果。对以上穴位施灸也有效。

(1)气舍

气,邪气。舍,家屋、居住。"气舍"意指邪气滞留汇集之处。胃病常与气舍穴汇集的邪气有关,因此,本穴常用于胃部病症的治疗。

位置:位于前颈部中心线两侧的胸骨上端、锁骨的起点上侧凹陷处。操作:患者仰卧,尽量放松腹部,保持轻松的姿势。医者以指尖斟酌力量指压两侧的穴位。接着指压天突穴,使胃内积存的气体,以数次的大幅度地打嗝而排出来。

(2)巨阙

指压本穴可调整呼吸使精神安定下来,从而正常睡眠。对胃部各种症状有效,且可去除心窝的不适感。

位置:位于心窝正中央。穴位找法:胸骨前端有鸠尾的穴位,巨阙穴即在鸠尾穴1个指幅下方。亦即距离胸骨下端约2个指幅下方。

操作:患者仰卧,医者两手相叠在患者胸部,用中指尖朝胸部内部压迫。

(3)胆俞

刺激本穴位可缓和背部紧张,调整胃肠功能。

位置：位于背部上下正中央的脊柱(第10腰椎)两侧附近。

操作：患者俯卧,治疗则两手压在其背部,拇指同时指压其左右穴位。还可同时指压胃俞、脾俞,沿着背肌向上按摩,效果更佳。

(4)天枢

指压该穴能提高腹肌的机能。

位置：距离肚脐两侧约2个指幅外侧。

操作：患者仰卧,医者将两手食指、中指、无名指并拢,同时指压左右穴位,以腹部脂肪轻度凹陷为用力标准。若与腹部按摩并用,可提高腹肌的机能,对慢性胃弱体质者有较好的改善作用。

(5)足三里

刺激本穴位能够有效地促进血液循环,调节消化机能,缓和积食。

位置：位于膝盖骨正外侧下方。穴位找法：约在外膝眼下3寸,小腿骨外一横指,按压起来有酸胀感,但不会发麻。

操作：患者仰卧,医者轮番指压其左右穴位。患者也可以自己坐在椅子上进行揉压。此举促进血液循环,节消化机能,缓和积食。

(6)手三里

与胃肠有密切关系的穴位。要缓和胃部不适感,只须持续揉压本穴位,就可以得到效果。

位置：位于前臂拇指侧。从肘弯曲处朝向手指尖方向距离2个指幅之处。

操作：拇指尖稍加力量指压,使患者手部皮肤呈凹陷状。

2.沐浴养生法治疗消化不良

推荐项目：中药足浴

①榛子仁100克,党参、莲子各25克,怀山药50克,砂仁4克,陈皮10克,加水适量,煎煮25分钟后,加入砂仁4克,续煮5分钟,滤取药液,泡足。

②白术、茯苓各20克,甘草30克,神曲、麦芽、山楂各巧克,山药200克,太香、砂仁、草果各40克,加水煎煮30分钟,滤取药液,泡足。

细菌性痢疾的防治

细菌性痢疾是由痢疾杆菌引起的以结肠炎症为主要病变的肠道传染病。传染源是患者和带菌者,经消化道传播。细菌进入肠道后吸附并侵入结肠黏膜上皮细胞,通过基膜进入固有层繁殖,引起炎症反应。致使上皮细胞缺血、变性、坏死,形成溃疡,导致腹痛、腹泻及脓血便。其症状表现为起病急,畏寒、发热,同时或数小时后出现腹痛及腹泻,腹痛多见于脐周及下腹,呈阵发性绞痛或钝痛。腹泻每日十余次至数十次。大便初呈水样,后排出脓血便,伴有里急后重感。

疾病防火墙

防治细菌性痢疾的细节提醒

1.谨防病从口入

患有急性或慢性细菌性痢疾的患者,或是没有痢疾症状的带菌者(自己没有痢疾症状,但是,在他们的粪便中却能培养出痢疾杆菌),是痢疾的传染源。

带有痢疾菌的粪便,通过污染食物、水或环境,经过"粪—口"途径,就会把痢疾传染给无病的人。从这一点来说,加强饮食卫生的管理,就显得格外重要,同时也要注意个人卫生,一定要养成饭前便后洗手的好习惯。

2.消毒隔离措施

急性期患者的餐具、衣被应煮沸消毒,尿、粪等应加排泄物量的1/10的含氯石灰搅拌后放置2小时再弃去。连续2次粪便细菌培养阴性才能解除隔离。

3.护理方法

急性期患者应卧床休息,饮食以流食、稀饭、面条为主,忌食生、冷、油腻及刺激性食物。

4.补充液体

腹泻量多导致失水者,应多饮水,口服补液盐溶液,严重脱水者考虑静脉补液。

5.服用抗生素

遵医嘱服药,同时最好吃些生大蒜或马齿苋煎汤服等。

6.以菌治菌

乳酸杆菌是腹泻时肠内所需的细菌。它们改变肠内的菌群生态,并制造抑制有害细菌生长的物质。研究证实,继抗生素疗法之后补充乳酸杆菌,是很有效的方法。因为前者使肠胃系统损失大部分的良性菌。嗜酸菌是最佳的乳酸杆菌形式,它见于酸奶中。

治疗细菌性痢疾的民间偏方

(1)生姜适量,洗净切片,用米醋浸腌24小时后即可。用时取3片,加红糖适量,以沸水冲泡,温浸片刻,代茶饮用,常用。

(2)韭菜250克,生姜25克,洗净切碎,捣烂,用纱布绞汁,放锅内对入牛奶250克煮沸,趁热1次服完。每天2次,连服数天。

(3)乌梅500克,用冷水泡发,去核,加水适量,煎煮,每20分钟取汁1次,加水再煮,共取煎液3次,合并煎液再以小火煎至稠膏状时,对入蜂蜜1000克,煮沸,停火,待冷后装瓶备用。每次1汤匙,每天2~3次。

(4)红茶200克,加水适量煎煮,每20分钟取煎液1次,加水再煮,共取汁3次,合并煎液再以小火熬浓缩,至将要干锅时加入鲜姜汁,加热至黏稠停火,待温,拌入干燥白糖粉把煎液吸净,混匀,晒干,压碎装瓶备用,每次10克,每天3次,以沸水冲服,连服7~8天。

主治细菌性痢疾的营养饮食疗法

1.补充矿物质

服用海带粉胶囊,每天5粒,或食用海带汤以补充矿物质。每天服用100毫克钾,以补充流失的钾。

2.宜用大蒜

大蒜有较强的杀菌止泻作用,治疗急性菌痢有较好疗效。但食用剂量大则引起腹痛,因此,可将大蒜适量捣成泥,加白糖,对开水服,频频饮用,既可补充水分,防止脱水,又能起治疗作用。

3.宜用马齿苋

马齿苋能治痢疾,几乎是家喻户晓。用马齿苋(鲜品)100克,冷开水反复冲洗干净,切碎,加白糖20克、大蒜泥20克,和匀,1次服下,1日服2次。

4.宜喝浓茶

茶叶中有丰富的鞣酸,据实验研究证实,鞣酸能破坏细菌的蛋白质。赤痢菌等致病菌在茶叶中浸泡数分钟后就失去活力。茶叶有抗菌收敛止泻的作用。因此,痢疾患者宜喝浓茶,可用茶叶10克,加水浓煎服用,1日3次。疗效显著。

5.饮食调理

应吃清淡、营养丰富、易消化、含脂肪少的流食,每日6餐,每餐250毫升。病情好转大便次数减少时,可吃细软易消化的少渣、少油半流食,每日5~6餐,每餐主食量不可超过100克,多饮水和饮料,如果汁、西红柿汤等,使尿量维持在每日1000毫升以上。大便恢复正常后还要吃2~3天半流食,仍不能多吃油及纤维素多的生冷食物,身体恢复后,可吃少渣软饭,不宜吃油煎炸、坚硬及粗纤维多的蔬菜,以免肠道负担过重。

6.忌食牛奶及海鲜

牛奶、炼乳、虾、海鱼等对人体来说是一种异体蛋白,为致敏源,本病患者食用后易发生结肠过敏,导致腹泻加重,故忌食之。

7.忌油腻之物

局限性肠炎患者的消化功能较差,尤其是对脂肪的消化能力很弱,而消化不完全的高脂肪食物会引起"滑肠",加重腹泻。久而久之,由于脂肪的堆积还会诱发脂肪肝等并发症,故猪油、羊油、奶油、牛油、核桃仁等多脂肪食物均在禁忌之列。

8.忌蜂蜜及蜂蜜制品

虽然蜂蜜是一种营养丰富的副食品,但是它有较强的润肠通便作用,食用后易加重腹泻。因此,蜂蜜、西洋参蜂皇浆、花粉蜂皇浆、人参蜂王浆等都不宜食用。

9.忌生冷瓜果

本病患者多为脾胃素虚、肾阳衰弱之人,多食生冷食物、寒性瓜果,如各种冷饮、冰镇食品、生梨、西瓜、橙、柑、香蕉、西红柿、柿子、蚌肉、田螺、蛏子、海参、百合汤、绿豆汤等,会进一步损伤脾胃阳气,使脾胃运化无力,寒湿内停,同时这些食品本身性质滑利,会加重腹泻、腹痛。

10.药膳

(1)五味芡实粥:五味子10克,芡实30克,莲子30克,山药20克,大米100克,白糖20克。将五味子、芡实、莲子洗净,莲子去皮心;大米淘洗干净;山药打成细粉。把大米、五味子、芡实、莲子同放在锅内,加水适量,置武火上烧沸,文火煮30分钟,撒入山药粉、白糖,再烧煮5分钟即成。正餐食用,每日1次。补肾虚,止泄泻。脾肾阳虚患者食用尤佳。

(2)骨碎猪肾汤:骨碎补15克,猪腰子1对,料酒10克,盐3克,生姜10克,胡椒粉3克。骨碎补洗净,猪腰子一切两半,去筋膜臊腺,洗净,切成腰花或腰片,生姜切片。把猪腰片、生姜、料酒、骨碎补、胡椒粉、盐放入炖锅内,加水适量,用中火煮25分钟即成。每日1剂,吃猪腰喝汤。具有补脾肾,止泄泻的功效。适用于细菌性痢疾的恢复期。

(3)内金山楂煮瘦肉:鸡内金20克,山楂肉30克,龙眼肉20克,陈皮9克,瘦猪肉250克,料酒10克,湿淀粉10克,生姜10克,胡椒粉3克,盐3克。把猪肉洗净,切成薄片;姜切片,鸡内金炒香打成细粉,山楂洗净切片,桂圆肉洗净,陈皮洗净。将猪瘦肉放入碗中,加入淀粉,用清水挂上浆,在锅内加入水,置武火上烧沸,加入山楂、陈皮、龙眼肉、姜、料酒、盐,放入猪瘦肉片煮熟即成。每日1次,每次吃瘦猪肉50~100克,既可佐餐食亦可单食。消食化积,消炎止泻。适用于细菌性痢疾的恢复期。

消化性溃疡的防治

消化性溃疡的发生与胃酸和胃蛋白酶的消化作用密切相关,故名为消化性溃疡。因为发生的部位多在胃和十二指肠,故又称为"胃及十二指肠溃疡"。消化性溃疡除发生在胃及十二指肠外,少数可发生在食管下段,胃—空肠吻合口、梅克尔憩室等处。

长期周期性发作的节律性上腹部疼痛是本病的主要症状,可伴有泛酸、流涎、恶心、呕吐、嗳气等,还可并发出血、穿孔及幽门梗阻等,疼痛与饮食有密切的关系,胃溃疡疼痛多发生在饭后1小时以内;压痛位置偏中,一般在剑突下。十二指肠溃疡则在饭后3~4小时,有时还出现在半夜;压痛常在腹部偏右,少数患者于背部6~12胸椎棘突附近有压痛。

疾病防火墙

防治消化性溃疡的细节提醒

1.明确病因

溃疡病是由于胃酸分泌过多而造成胃黏膜自身"消化"所致。我们有些人平时饮食无规律,暴饮暴食;或进食太快,不能充分咀嚼;或喜欢进食太热、太冷的食物,对胃黏膜形成劣性刺激;或习惯饮用咖啡、浓茶、烈酒及其他过分刺激性食物。这些不良习惯均易对胃黏膜造成创伤性刺激及胃酸分泌过多,而使胃黏膜发生溃疡。这看似是个简单问题,其实饮食习惯不光涉及到胃病的发生许多疾病的发生均与不良的饮食习惯有关。许多人为了满足一时的快感,不能保持良好的习惯,终酿恶果。其实生活中只要稍加注意,就可以省去许多麻烦。

2.劳逸结合

宽松的气氛可使人精神放松,这样对溃疡病的康复有一定好处,而且溃疡病的患者工作也不适宜过度劳累,工作节奏过快,工作安排紊乱,劳累过度,精神高度紧张的人也会引发胃出血,如高考前夕的学生胃出血是常有的事。

3.注意保暖

穿衣有则,秋冬季节溃疡病容易发作,季节转换之时容易感寒受凉而引发溃疡病,因此溃疡病患者一定要注意衣着保暖;溃疡病患者的衣着以宽松为宜,衣着过紧(如女性的文胸及修饰体形的紧绷型内衣),会阻碍胃肠道血液循环,影响胃肠道黏膜细胞的营养,所以还是穿得宽松一些为好。

4.饮食有规律

饮食有规律是溃疡病患者在饮食方面必须坚持的准则。饮食无规律,暴饮暴食,饮食过硬、过冷、过热,狼吞虎咽,均是诱发溃疡病的不良习惯。那么建立一个良好的饮食习惯就成为至关重要的了。首先要有规律的饮食习惯,而且要进食有度,不要过饱过饥。曾经有人建议溃疡病患者少食多餐,且食物宜细软,但也有人建议还是一日三餐正规饮食为好,而且并不主张过软过烂的食物。理由是食物不但可以中和胃酸,又可刺激胃酸分泌,一日之内不断进食,不断刺激胃酸分泌,使胃酸始终处于高浓度状态,形成了对胃黏膜的威胁。

5.细嚼慢咽

细嚼慢咽,其作用不光是使食物得到充分的咀嚼,而且通过这个咀嚼过程,增加唾液分泌,使唾液中的淀粉酶充分发挥作用,中和胃酸,而且有提高胃黏膜屏障作用的效果。所以食物无论做得是否稀软,只要能做到细嚼慢咽便是良好的习惯,而稀粥类的软性食物往往容易不加咀嚼,直接吞咽,反倒不利消化和利用唾液中淀粉酶。

6.提早晚餐

提早晚餐时间是避免溃疡病患者在凌晨一两点发生胃痛的方法,经研究发现,提早食用晚餐可以让夜晚的胃酸分泌减少,因而可以减少夜间腹痛发作的机会,也是使溃疡病痊愈的措施之一。

治疗消化性溃疡的民间偏方

(1)生姜250克洗净切碎,放入洗净的猪肚(1个)中,文火煲熟,加盐少许,喝汤吃肚,每天吃1个,连吃3~4个。

(2)乌贼骨150克,生花生150克,共捣为末,每次服10克,每日3次。

(3)仙人掌1块,红糖200克,水煎,喝汤吃仙人掌。

主治消化性溃疡的营养饮食疗法

1.补充维生素A

维生素A兼具防止消化性溃疡的发生与帮助溃疡愈合的功能。在以动物为对象的研究中发现，补充维生素A能预防由胃酸过多所引起的十二指肠溃疡。在一项研究中,让慢性胃溃疡病患者分别接受单纯制酸剂或制酸剂加维生素A的不同治疗,4周之后,加维生素A的治疗效果,是单纯服用制酸剂的两倍。

2.补充维生素C

有测定表明体内维生素C含量越低，患消化性溃疡的可能性也就越高,同样发生出血性消化溃疡的几率也越高。有动物实验表明,在喂食缺乏维生素C的食物之后,小老鼠出现了消化性溃疡。

在法国和日本均有使用维生素C或用维生素C配合硫酸亚铁治疗消化性溃疡有效的实验报道。不过这仅是针对缺乏维生素C患者的方法。对于体内不缺乏维生素C的溃疡病患者,维生素C有无治疗作用,还未见报道。

3.补充维生素E

维生素E是细胞膜上最主要的抗氧化剂。俄罗斯的一项研究指出,消化性溃疡可能与油脂过氧化物的增加和维生素E的缺乏有关。在动物与人类的研究中都发现,补充维生素E有助于防止溃疡的发生和治疗。

4.宜用蜂蜜

蜂蜜是我们大家所熟悉的,其含有果糖、葡萄糖、蔗糖、麦芽糖、糊精、树胶、氮化物、有机酸、挥发油、蛋白质、色素、酵母、酶类等成分,常被用来治疗肺燥咳嗽、肠燥便秘,以及胃脘疼痛、口疮、烫火伤等。现代药理研究蜂蜜有抑菌、解毒、保护肝脏,促进创伤愈合等作用;有一定的降压、扩冠、降低血糖作用。

5.宜用鸡蛋花

鸡蛋花营养丰富,味道鲜美,食用方便。医学专家临床观察发现,经常吃蛋花的胃溃疡病患者的病情较轻,病程较短,病灶较易愈合。他们通过实验证实,鸡蛋花中除富含人体必需的蛋白质、脂肪、糖类、钙、磷、铁等多种营养成分外,其中蛋黄还含有大量的磷脂（卵磷脂和脑磷脂）。这种磷脂可以在胃黏膜表面形成一种很薄的疏水层,对胃黏膜具有很强的保护作用和抵御有害因子损伤的防护作用。

鸡蛋花属软质流食,益于胃的消化吸收,可减轻胃的负担。因此,特别适宜胃溃疡病患者服食,在烹调过程中,蛋花既要煮熟,又不宜煮得过老。

6.忌用辣椒

辣椒会直接刺激溃疡,诱发疼痛。同时还会刺激胃黏膜,增加胃液的酸度,加重溃疡的发作。

7.忌坚硬、粗糙之物

花生、瓜子、榧子、胡桃肉、油煎饼、炸猪排、炸鹌鹑、烤羊肉等食物,不仅会因其坚硬的外形摩擦溃疡面,加重疼痛;另一方面为了消化这些不易消化的食物,胃黏膜势必会增加胃酸的分泌,这样又会加重溃疡病的发作。

8.忌过冷过热食物

过热的食物进入胃中,会使血管扩张,容易诱发溃疡出血;过冷食物则会造成胃肌痉挛,血管收缩,加重疼痛和消化不良。因此各种冷饮、生拌冷菜、热汤、开水等,都应忌之。

9.药膳

(1)蜜枣白芨粥:糯米100克,大枣5枚,蜂蜜25克,加水煮粥,将熟时投入白芨粉15克,改文火稍煮片刻,待粥汤黏稠即可食用。每日2次,10天为1个疗程。具有甘缓和中、收敛止血、消肿生肌之功效。对溃疡病疼痛伴少量出血患者有良好疗效。

(2)草果烧牛肉:草果1个,牛肉150克,姜、葱各10克,料酒10克,盐3克,马铃薯50克,素油30克。草果去心留皮,切成颗粒;牛肉洗净,切成2厘米见方的块,马铃薯洗净去皮,切成3厘米见方的块,姜切丝,葱切花。将炒匀置武火上烧热,加入素油,至六成热时,下入姜、葱爆锅,下入牛肉块、草果炒变色,加上汤和土豆(马铃薯)先用武火烧沸,再用文火烧熟,加入盐炒匀即成。每日1次,佐餐食用,每次吃50克牛肉和马铃薯。温胃止疼,补气补血。对寒邪犯胃之溃疡病患者十分适合。

(3)党参黑米粥:党参30克,黑米150克,白糖20克。将党参洗净,切成3厘米长的段;黑米淘洗干净。把黑米、党参放入锅内,加水适量,用武火烧沸,再用文火煮40分钟,加入白糖搅匀即成。正餐食用,每日1次,每次吃粥100~150克。补脾胃,益气血。适宜于胃溃疡、胃部隐痛、喜暖喜按者食用。

(4)黑木耳炒瘦肉:红枣6个,黑木耳30克(水发),瘦猪肉100克,料酒10克,姜10克,葱10克,盐3克,素油50克,水淀粉15克。将红枣洗净去核,一切两半,黑木耳去蒂、洗净;瘦肉洗净切薄片,姜切片,葱切段。然后将瘦猪肉放入碗内,加入湿淀粉、盐、料酒,拌匀。再将炒锅置武火上烧热,加入素油,烧六成热时,下入姜、葱爆锅,随即放入瘦肉、木耳,炒熟即成。每日1次,每次吃木耳、瘦肉50克,佐餐食用。祛淤通络,滋补气血。适用于胃溃疡,胃部刺痛有淤血者。

特色疗法

1.推拿治疗消化性溃疡

按压肩井穴、肝俞、脾俞、胃俞、三焦俞各30~50次,力度稍重,以胀痛为宜。脾俞、胃俞是胃病的特效穴,对急性胃炎、慢性胃炎、胃下垂、胃疼、食欲不振、消化不良等症状有良好的疗效。

2.熨烫法

香附子30克,葱白12克,生姜12克,皂荚12克,食盐80克。将药物炒热后,外熨烫胃脘部,适用于肝胃不和胃痛者。

3.拔罐疗法

选穴肝俞、脾俞、胃俞、中脘、梁丘、足三里穴。取上穴,采用单纯火罐法吸拔穴位,留罐10分钟。亦可在上述穴位施行刺络罐法,先以三棱针点刺穴位,然后将火罐吸拔在点刺穴位上,留罐5分钟,每日1次。

便秘的防治

便秘是消化系统常见症状之一,可由肠道器质性疾病引起,但大多数单纯性(功能性)便秘,即由于排便反射失常引起所谓直肠便秘或习惯性便秘。一般来说,排便后8小时内所进食物残渣在40小时内未能排出,即是便秘。

临床表现为,排便次数减少,大便干燥或者秘结不通,排便后没有正常的舒快感。部分患者可有头晕、食欲不振、腹胀、腹痛、口苦、肛门排气多,伴随全身不适、烦躁、失眠,甚至体重下降等症状。

本病原因较多,大多由于热邪壅积、年老体虚、孕期等所引起。但因每个人的排便习惯不同,故必须根据各人排便习惯和排便是否通畅才能对有无便秘做出正确的判断。

一般来说,短期便秘对人体的影响不大,但便秘长期得不到纠正,直肠内的有害物质不能及时排除,就会对人体产生不良影响。

疾病防火墙

防治便秘的细节提醒

1.多做运动

能活动的人应尽量做一些运动,比如散步、打太极拳。不能活动的患者,如瘫痪患者,可试做腹肌收缩和提肛运动,产后妇女,也可尽早做腹肌收缩运动。具体方法是:深呼吸,同时放松腹肌,使腹部隆起,呼气时,收缩腹肌,使腹部凹陷。

2.定时登厕

有些人因为有肛裂或痔疮,害怕大便,而隐忍不厕,结果使大便更加干燥;也有的人,因工作、饮食无规律造成大便不规律,有便意时,不能及时停止手头工作,而是隐忍不便,长此以往不按时登厕,不及时将大便排出,势必造成便秘日益加重。最好能养成早晨起床后排便的习惯,有规律的排便,对防治便秘非常重要。

3.多食粗粮

众所周知,食物纤维具有吸收水分软化大便的作用,也是构成粪便的主体。能促使肠道肌肉蠕动,将粪便快速推下。这些食物纤维主要在粗粮中含量较多。粗粮进食太少会造成肠道内食物纤维残渣较少,粪便减少,肠道有效刺激太少,肠蠕动减缓,粪便在肠道停留时间太长,水分被肠道过度吸收,而致大便干燥,秘结。

4.不可常服泻药

泻药的长期使用,最终可能造成大肠的依赖性,所以最好不要持续使用泻药,而断断续续使用会好得多。如果你有长期习惯性的便秘,最好请医生帮你找出原因,有针对性地用药,彻底解决问题,如果长期靠泻药应付,便秘只能越来越严重。

5.不可乱服久服抗生素

有些人无论什么部位的炎症,都喜欢自作主张服抗生素如新诺明、氟哌酸等等,不知道这些乱用抗生素能杀灭肠道内的一些有用菌群,如嗜酸菌,结果使菌群失调而便秘。

6.补充嗜酸菌

嗜酸菌是大肠中非常重要的菌群,若能让其在肠道中成功地生存,将可免除由各种原因造成的便秘。现在市场常见的金双歧口服液便是这类制剂。它和缓泻剂不同的是,见效慢,往往要数周或数月才能见到效果,当便秘情况去时,表示嗜酸菌已经成功地繁殖,所以即使停止食用,也不会再出现便秘。

治疗便秘的民间偏方

(1)韭菜叶或根适量,捣汁1杯,温开水略加绍兴黄酒冲服,主治习惯性便秘。

(2)冬瓜瓤500克,麻油15毫升。冬瓜瓤水煎取汁300毫升,冲麻油服之,主治便秘、老年性便秘。

(3)鲜蒲公英全草或干品全草60~90克,水煎至50~100毫升,每日1剂顿服,药煎好后,可加适量白糖或蜂蜜以调味,用于小儿便秘。

主治便秘的营养饮食疗法

1.补充叶酸

叶酸缺乏症是最常见的营养缺乏症,如果便秘由叶酸缺乏引起,通常还会有其他神经方面的症状,医生的神经方面检查及实验室检查都可帮助你证实是否有叶酸缺乏现象。一旦证实便秘是叶酸缺乏引起,就需大剂量补充叶酸,但这必须在医生指导下进行。而我们自己不妨在饮食中增加含叶酸丰富的食物,例如水果中的香瓜,蔬菜中的菠菜、包心菜等。

2.补充镁、钾、钠的盐类

这些盐类能够刺激大肠蠕动,促进排便,大约在6~8小时内即可使粪便软化。氢氧化镁最为常用。具体方法是,15~30毫升的氢氧化镁,在空腹时用一杯温开水送服。

3.补充食物纤维

食物纤维缺乏是造成便秘的最普遍的原因。最理想的方法是进食高纤维饮食,如玉米、高粱、麦麸、莜面等。也可以用麦麸疗法代替,具体方法是每天食物中添加半杯麦麸(约含9克纤维),以后可逐渐加量,直到每天2杯为止。

4.宜用蜂蜜

蜂蜜内含葡萄糖、果糖、蔗糖、多种氨基酸、多种维生素、矿物质酵母、酶类等成分,具有补中益气,润肠通便的作用。主治老年人肠燥便秘。

5.宜用香蕉

吃香蕉能预防和治疗便秘。因为香蕉中含有大量食物纤维,它能像海绵吸水那样,增加大便中的水分,使大便松软,有利排泄,减少粪便在大肠中的滞留时间。此外,食物纤维能促进大肠乳酸菌的繁殖,起到刺激肠管、加速肠蠕动、促进排便的效果。

6.宜用菠菜

菠菜的营养很丰富,它含有比较多的蛋白质,多种维生素如维生素A、维生素B1、维生素B2、维生素C、维生素D、维生素K、维生素P和矿物质如铁与钙；另外它还含有大量的胡萝卜素、草酸及大量食物纤维。现代医学认为，菠菜营养丰富，能促进胰腺分泌，帮助消化，可用于习惯性便秘和久病大便燥结。中医认为，菠菜有滋阴润燥，补血止血，泻火下气，通利肠胃的功效。适用于贫血、便血、津液不足、口渴思饮、肠燥便秘等症的预防和治疗。

7.忌用辛辣食物

少食或禁食辣椒、葱、蒜，对预防便秘是必要的，而对已患便秘的患者来说，更是必须遵守的饮食原则。因为这些食物都有助火伤津的偏性容易引起便秘。再者，便秘患者多伴有痔疮、肛裂，这些食物对痔疮和肛裂也有加重作用。

8.药膳

(1)香菇桃仁汤：香菇500克，鲜桃仁200克，鸡汤550毫升，精盐、料酒、湿淀粉、白糖各适量。鲜桃仁上锅蒸熟备用，鸡汤中加精盐、料酒、白糖，下锅煮沸，再加入熟桃仁和泡发香菇共煮熟，用湿淀粉勾芡即成，可以佐餐食用，具有润肠通便的功效，适用于便秘症。

(2)姜汁拌菠菜：菠菜250克，姜25克，精盐、酱油、香油、味精、醋、花椒油各适量。菠菜去须根留红头，洗净后切长段，置开水锅内略焯后捞出，沥水，装盘抖散，晾凉，加入搅成的姜汁及精盐、酱油、香油、味精、醋、花椒油调匀拌入味。佐餐食，具有养血通便、开胃解酒的功效。适用于肠燥便秘、老年性便秘、习惯性便秘、痔疮、高血压、酒精中毒等症。

(3)五仁粥：芝麻、松子仁、核桃仁、桃仁(去皮、尖炒)、甜杏仁各10克，粳米200克，白糖适量。将5仁混合碾碎，入粳米共煮成稀粥。食用时，加白糖，每日早晚服用，具有滋养肝肾，润燥滑肠的功效。适用于中老年气血亏虚引起的习惯性便秘症。

(4)麻仁桑仁粥：火麻仁30克，桑葚30克(鲜品50克)，糯米100克，冰糖适量。先将桑葚浸泡片刻，火麻仁洗净，然后与糯米同入砂锅煮粥，粥熟后，加入冰糖溶化即可。空腹食用，每日2次，可经常食。具有补肝滋肾、养血明目之功效。适用于肠燥便秘及肝肾阴虚引起的头晕目眩，视力减退，腰膝酸软，须发早白等症。

特色疗法

1.推拿治疗便秘

患者仰卧，腹肌尽量保持松弛的状态。中脘、天枢等腹部的各穴位不宜立即进行指压,而是以肚脐为圆心,在周围进行大圆状按摩。等腹部放松后,才对中脘、天枢等穴位进行指压。然后是对大肠俞、小肠俞等背部、腰部的各穴位指压,其次是神门、足三里等手足各穴位指压。如果在触摸时感觉硬结或酸痛的穴位,则应进行仔细揉压。上述治疗需每日进行。

(1)中脘

刺激本穴位可以调整消化机能,促进排便,从而缓解便秘的痛苦。

位置:位于前正中线上。穴位找法:脐中穴上4寸。取穴时,可采用仰卧的姿势,胸骨下端和肚脐连接线中点即为本穴。

操作:患者仰卧,医者手指并挺,两手相叠在患者腹部。配合患者吐气的节奏,轻度压迫,接着进行腹部按摩。

(2)天枢

对该穴位指压及对其周围进行按摩可促进排便。

位置:距离肚脐两侧约2个指幅外侧。

操作:患者仰卧,医者将两手食指、中指、无名指并拢,指压到腹部,以脂肪轻度凹陷为力度标准。同时以肚脐为圆心,向周围以描绘圆形的方式进行按摩。还可对大巨穴以同样方式进行揉压刺激。

(3)大肠俞

与小肠俞穴一样,是肠道功能的特效穴位,刺激本穴位可缓和肠道不适症,促进排便。

位置:位于腰部。穴位找法:俯卧位,在第14腰椎棘突下,腰阳关穴(督脉)旁开1.5寸处取穴,约与髂嵴高点相平。

操作:患者俯卧,医者两手压在其腰部,配合患者的呼吸节奏,以拇指缓慢指压。

(4)小肠俞

即中医学所说的对小肠腑注入邪气之处,就是小肠俞穴。与关元穴并用治疗,对消化系统、泌尿系统的疾病有效果。

位置:位于骶骨上方的穴位。穴位找法:骶骨的左右共有4个凹陷处(后骶骨孔),其上端凹陷外侧约1个指幅之处,为小肠俞穴。

操作:患者俯卧,医者两手掌放在其腰部,以包住臀部的方式,用拇指指压左右穴位。指压后,进行腰部轻度按摩,效果更佳。

(5)神门

按摩针灸均可缓解便秘症状。

位置:位于手腕部位。穴位找法:让患者采用正坐,仰掌的取穴姿势,手腕关节手掌侧,尺侧腕屈肌腱的桡侧凹陷处。

操作:医者或患者本人可用拇指稍加力量刺激。

(6)足三里

刺激本穴位能够有效促进消化系统机能。

位置:位于膝盖骨正外侧下方。穴位找法:约在外膝眼下3寸,小腿骨外一横指,按压起来有酸胀感,但不会发麻。

操作:患者仰卧,医者分别指压左右足部。因为该穴位于足部,患者也可自己坐在椅子上以揉捏方式指压。

2.运动法缓解便秘

引起便秘的原因往往是肠胃燥热、气血虚弱、肾虚津亏等。适当的运动有助于改善脾胃功能,促进血液循环,调节体内水的平衡,从而缓解便秘。

推荐项目:吸气揉腹运动

此方法可以增强肠胃蠕动,达到治疗便秘的目的。其步骤如下:

①取坐式或仰卧式,全身放松,口目微闭,舌抵上腭,自然呼吸。

②吸气式,掌扣压腹部,顺时针揉摩9次,再逆时针揉摩9次。

3.沐浴养生治疗便秘

推荐项目:中药足浴

①生大黄20克,甘草5克,放入锅中,加水煎煮15分钟,滤取药液,调入芒硝30克,搅拌均匀,泡足。

②番泻叶、艾叶各50克,木香、枳实各20克,加水适量,煎煮20分钟,滤取药液,泡足。

③杏仁30克,火麻仁40克,桑叶50克,加水适量,煎煮30分钟,滤取药液,泡足。

④全瓜蒌30克,香蕉皮250克,蒲公英100克,加水适量,煎煮30分钟,滤取药液,泡足。

⑤香附子50克,黑丑60克,白丑、五灵脂各30克,加水浸泡20分钟,煎煮20分钟,滤取药液,泡足。

⑥橘皮、小茴香、花椒、白术、砂仁各15克,加水适量,煎煮30分钟,滤取药液,泡足。

胆囊炎的防治

胆囊炎是胆囊疾病中最常见的一种,临床常见的有急慢性之分。女性发病率偏高,发病年龄多数在20~50岁之间,发病原因主要是细菌感染和胆道阻塞及胆固醇代谢失常。

急性胆囊炎可能是第一次发作,也可能在慢性胆囊炎基础上屡次发作,发作时患者常呈急性病容。其主要临床表现为:腹痛,常发生于饱餐后的晚上,一般都很剧烈,呈持续性,有时呈阵发性加剧,开始时主要在上腹部,逐渐转移至右上腹,部分病例疼痛可放射至右肩背部。发热,体温常在38~39℃之间。同时可兼见食欲不振、恶心、呕吐、腹胀和大量嗳气等胃肠道症状。

慢性胆囊炎往往缺少典型症状,亦可无症状,若无急性发作史,往往不易确诊,症状常表现为轻重不一的腹胀,上腹部或右上腹部不适,持续钝痛或右肩胛区疼痛,胃部灼热、嗳气、泛酸等消化不良症状,在进食油脂类食物后,症状可加重。

中医认为本病是由于饮食不节、进食油腻之食品、寒温不调、情志不畅及虫积等因素,导致肝胆气滞、湿热壅阻、通降失常而成。

疾病防火墙

防治胆囊炎的细节提醒

1.坚持锻炼身体

祖国各地医学家认为"正气存内,邪不可干"。体质健壮,气血流畅,气机通调,肝脏疏泄有度,胆汁分泌与排泄正常。有人研究发现,体胖,不爱活动,经常伏案工作者易患胆囊炎,因此要坚持锻炼身体,勿使身体过胖,中老年患者尤应如此。具体方法较多,如打太极拳、练气功、做广播体操、散步等。应根据个人的具体情况,选择1~2种方法,坚持不懈地锻炼,日久可见成效。

2.保持大便通畅

经常便秘是诱发胆囊炎的重要原因之一。故防止和纠正便秘,保持大便通畅十分必要。平时应多动少静,养成定时排便的习惯,保持胃肠功能正常。饮食可多吃富含纤维素的新鲜水果和蔬菜,如香蕉、苹果、萝卜、白菜、芥菜等。以增加肠容量,刺激肠蠕动而防止便秘,若发生便秘则及时治疗。

3.保持心情愉快

中医学认为情志不调,肝气郁结,疏泄失职,胆汁淤滞是形成炎症与结石的主要因素之一。因此,要注意调摄精神,保持心情舒畅,避免发怒、焦虑、忧郁等不利于健康的情绪变动。若精神愉快,则人体的气机通畅,气血调和,肝的疏泄功能正常,胆汁就能够正常分泌和排泄,避免胆囊炎的发生。

4.控制细菌感染

要积极治疗肠道和其他系统的细菌感染,避免细菌侵及肠道而发生胆囊炎。积极治疗胆道梗阻,以免胆汁滞留有利于细菌繁殖而致肠道发炎。

5.严禁饮酒

饮酒可促进缩胆素的产生,增强胆囊的收缩,使肠道口括约肌不能及时松弛流出胆汁,有可能引起慢性胆囊炎或胆结石的急性发作。故胆囊炎与胆石症患者均需忌酒。

治疗胆囊炎的民间偏方

(1)茉莉花5克,白砂糖10克,水煎沸去渣饮水。

(2)合欢花干品10克(鲜品20克),碗中加水浸泡鲜猪肝150克(切片),加食盐少许人合欢花,隔水蒸熟做菜。

(3)蒲公英40~60克(鲜品60~90克),洗净,切碎,煎取药汁,去渣,加入粳米50~100克,同煮为稀粥。每日1次。

主治胆囊炎的营养饮食疗法

1.补充维生素A

维生素A能保持胆囊上皮细胞组织的健全,防止细胞脱落。含维生素A的食品很多,如西红柿、胡萝卜、玉米、鱼肝油等。特别是胡萝卜,既能利胆又能帮助脂肪的消化吸收。

2.饮食原则

急性胆囊炎:禁食,静脉输液维持营养。疼痛减轻时给低脂、低胆固醇、高糖流食。

慢性胆囊炎:应选用低脂、低胆固醇半流食。全日脂肪限量在20~30克,并将脂肪分散在各餐中,不可集中于一餐。食物以炖、烩、蒸、煮为主,总用油煎、油炸食物。

3.控制高脂肪饮食

胆道疾病的发作常发生在饱餐(尤其是油腻食物)后的晚上或清晨,这是因为消化脂肪需要大量的胆汁，而患本病者由于胆囊的炎症及胆结石的存在，在胆囊急速收缩时会产生疼痛，如遇结石梗阻，则绞痛更为剧烈，并伴有恶心、呕吐。慢性胆囊炎患者在过食脂肪后，会出现隐痛，并有消化不良的表现，如嗳气、腹胀、厌食油腻等症。故患本病者每日脂肪量应限制在40~50克之间，应禁食肥肉、猪油、黄油、奶油等，最好用植物油。

4.药膳

(1)蒲公英粥：蒲公英60克，金银花30克，粳米50~100克。煎蒲公英、金银花，去渣取汁，再加入淘净的粳米煮粥。每日2次，温热服食。功效清热解毒。适用于肝炎、胆囊炎等炎症。注意虚寒泄泻者总用。

(2)茅根公英粥：内茅根、蒲公英各60克，金银花30克，粳米50~100克。先煎白茅根、蒲公英、金银花，去渣取汁，再入粳米煮作粥。任意服食。

功效清热解毒，利水消肿。适用于急性肾炎、小便不利、胆囊炎等。

(3)玉米须茶：玉米须、蒲公英、茵陈各30克，加水1000毫升，煎30分钟后去渣，加白糖适量温服，每日3次，每次250毫升。急性发作期可大量饮用。功效泄热，利尿杀菌，利胆平肝。适用于胆囊炎、胆结石、糖尿病、肾炎水肿等。饮用玉米须茶时，根据民间经验禁用下列食物：酒、糯米、鱼卵、干鱼子、肥肉及辛辣料等。

胆结石的防治

胆囊内胆固醇或胆结素结晶形成的一粒粒小团块叫胆结石。胆汁由肝脏产生，贮存在胆囊内，胆汁的作用是帮助消化脂肪。胆囊内胆汁化学平衡的改变不能造成结石形成，这种改变一般是高胆固醇和高血脂造成的。

胆结石的成分最常见的是胆固醇，从细小结晶体到直径2.5厘米大小的块物。女性发病率高于男性，年纪大的人多见。

有的胆结石病不会出现任何症状，但也有一些胆结石可能从肝脏中随胆汁流出，然后被卡在胆管中。如果发生了这种情况，就会引起胆绞痛，使腹部右上方或肩胛骨间发生剧痛。

胆绞痛是由于胆囊试图将胆汁流入肠中却无法流出的结果。如果胆结石又落回胆囊里，或者是强行通过胆管进入肠中，造成胆绞痛的阻塞原因消失，疼痛也就消退了。

如果胆结石卡在胆管里一段时间,它会阻塞胆汁的出路,造成阻塞性黄疸。如果胆汁的出路被阻塞,另一种危害就是胆汁潴聚,造成胆囊发炎甚至感染。胆结石易诱发胰腺炎。

疾病防火墙

防治胆结石的细节提醒

1.有规律地进食早餐

有学者研究发现,经常不吃早餐的人极易患胆石症,其发病机制为空腹可使胆汁分泌减少,胆汁中胆酸含量降低而胆固醇含量不变,形成一种高胆固醇胆汁;若空腹时间过久而且是经常性的,就使胆汁中的胆固醇呈过饱和状态,从而在胆囊内析出胆固醇的结晶而产生结石。若经常有规律地进食早餐则不会出现这种现象。

2.少吃高脂肪、高胆固醇的食物

如肥肉、动物内脏、蛋黄、鱼子等。形体肥胖的中老年人尤应少吃。若过多地进食这类食物,可使机体内胆固醇、胆色素的代谢发生障碍,胆汁中的胆固醇含量增加,就产生了成石胆汁。

3.劳逸结合

适当参加体育锻炼或体力劳动,忌长时间坐卧,活动过少。因为胆石症与胆囊炎都有胆汁淤滞存在,而适当锻炼和劳动有助于减轻胆汁淤滞,从而使病情得以减轻。

4.保持乐观

良好的精神状态有助于胆汁的疏泄通畅,有利于疾病康复。而忧愁、苦闷、恼怒、焦虑等消极的精神状态,则会加重胆汁淤积,使病情复发或加重,对治疗极为不利。

5.不宜左侧入睡

胆囊位于上腹部,形如一只小酒瓶。当人体向左侧睡时,胆囊"瓶口"朝下方,"瓶底"朝上方。这样,胆囊结石在重力作用下就容易落入"瓶颈部",而发生嵌顿,引起胆绞痛发作。加上夜间患者入睡后,迷走神经张力增强,胆道平滑肌兴奋性增高,胆囊颈一旦发生痉挛,可使结石嵌顿更严重,疼痛即刻加重且持久。长时间的胆绞痛会引起急性胆囊炎。这就是胆结石患者夜间急诊的原因之一。可见,胆囊结石患者不要向左侧睡,尽可能平卧或向右侧睡。

6.定期驱虫

胆结石与肠道蛔虫密切相关,蛔虫残体与虫卵为结石核心者,约占所有胆结石患者的70%。因此,若能做到定期驱虫,对预防胆结石的形成有重大意义。每半年驱1次蛔虫较为合适。小儿应遵照医生嘱咐用药。得了胆道蛔虫症,更应及时治疗。

7.减肥不宜过速

据研究表明,以节食手段使体重迅速下降的肥胖者,在4个月内将有1/3的人患胆石症,其原因是快速减肥引起胆汁淤滞,糖蛋白增加而促进胆石核心形成。

治疗胆结石的民间偏方

(1)鸡骨草60克,红枣10枚置砂锅内,加水3碗,煎至1碗,去渣饮用。每天1次,10~15天为1个疗程。

(2)玉米须50克,加水适量煎汤饮服,可不拘量饮服。半月为1个疗程。

(3)鲜金钱草60克(干品30克)洗净切细水煎取汁,去渣,后入粳米50克,冰糖适量,同煮为稀粥。每日1次。

(4)鸡肫、鸭肫或鹅肫煎汤,频饮。鸡肫等切成小块,一起食用。

主治胆结石的营养饮食疗法

1.补充维生素C

维生素C有多种重要功能,它是机体内生理氧化还原过程的主要递氢体之一,对新陈代谢有着至关重要的作用。若给予动物高胆固醇饮食,动物就会有维生素C缺乏现象,并较易产生胆结石,这大概是由于胆酸减少及血液和胆囊中的胆固醇增加双重因素影响所造成的结果。而维生素C在人体不能合成,必须由食物提供,正常成人每日需要量约2000毫克,患疾病时需要量增加。目前认为较大剂量有益于健康,但过大剂量又会有不良后果。

2.补充维生素E

同维生素C一样,动物如果缺乏维生素E也会促使胆结石的形成。当给予动物大量的胆固醇或脂肪时,足够的维生素E就能防止胆结石的形成;而缺乏维生素E时,即使食用不含胆固醇和脂肪的饮食,也会发生胆结石。这表明,饮食中的维生素E含量比脂肪或胆固醇含量对胆结石的影响还大。

3.补充氨基乙磺酸

氨基乙磺酸通常与胆酸键结合在一起,增加胆酸的合成,于是降低了胆固醇的含量。国外有动物试验证明给予动物会促使胆固醇结石形成的饮食时,补充氨基乙磺酸可以抑制结石的形成。

4.补充卵磷脂

卵磷脂是胆汁中的成分之一,从前面的叙述中大家知道,如果胆汁中胆固醇的含量过高及与胆汁中胆酸、卵磷脂的比例失调,均会沉积而发生胆结石。我们知道卵磷脂是人体内的重要物质之一,在人体各种代谢中起着重要作用,降低过高的胆固醇是其功能之一。防止胆结石的形成,主要靠的是卵磷脂对胆固醇的分解、消化和吸收作用,所以卵磷脂所针对的是胆固醇结石。

5.多吃蔬菜

多吃新鲜蔬菜,每天还可以吃一些苹果、鸡蛋、酸乳、鱼、甜菜等。尽可能喝纯的苹果汁,梨子汁也不错,甜菜汁也有清肝的作用。

6.应避免的食物

避免各种动物性脂肪、肉类、油炸食物、辛辣食物、人造奶油、汽水、咖啡、糖制品、巧克力等。酒类及刺激性食物或浓烈的调味品均可能导致胆结石发作,宜尽量避免。

7.药膳

(1)麻油胡桃:胡桃仁、冰糖、麻油各500克。将胡桃仁、冰糖、麻油同放入搪瓷或陶器皿中,隔水蒸3~4小时。每日服3次,饭前服用,服时加温,于1周至10天内服完;老年或慢性胆囊炎患者剂量由小到大;脾虚泄泻患者,麻油用量可减少250克。治疗期间避免受惊劳累,饮食不宜过饱,不宜食煎炸食品,如有炎症和外感发热,应停服此药。补肾润肠,适用于胆石症。

(2)茵陈玉米须茶:玉米须30克,茵陈、蒲公英各15克。将上药药量加大10倍,共研为末。每次50~60克,置与保温瓶中,冲入沸水适量,盖闷20分钟,代茶频饮。每日1剂。低血糖、低血压患者不宜长期服用。清热利湿、利胆消黄。适用于胆囊炎、胆石症,症见恶寒发热、皮肤瘙痒等。

(3)内金山楂麦芽饮:鸡内金、青皮、郁金、大金钱草各10克,山楂、炒麦芽各20克。将上述6味同放锅中,水煎,去渣取汁服。代茶饮,每日1剂。适用于气滞型胆结石,症见上腹胀痛、时发时止、饱闷、嗳气、食欲不振等。

胰腺炎的防治

根据病程胰腺炎可分为急性和慢性两类。急性胰腺炎是由于胰酶消化胰腺本身组织而引起的化学性炎症,慢性胰腺炎是指胰腺的复发性的或持续性的炎性病变。其发病原因与胆汁或十二指肠液反流入胰管或胰管梗阻。其他如创伤和手术,某些感染、药物、高血钙或高脂血症等,也是胰腺炎的诱发因素。

急性胰腺炎其临床特点是突然发作的待续性的上腹部剧痛,伴有发热、恶心、呕吐,血清和尿淀粉酶活力升高,严重者可发生腹膜炎和休克。慢性胰腺炎表现为反复发作的急性胰腺炎或胰腺功能不足的征象,可有腹痛、腹部包块、黄疸、脂肪泻、糖尿病等表现。

疾病防火墙

防治胰腺炎的细节提醒

1.疾病防治

胆道疾病是引起胰腺炎的主要罪魁祸首,尤其有胆结石的存在,随时都有造成出口阻塞引发胰腺炎的危险。所以奉告胆结石患者一定要积极地尽早治疗,如有泥沙样或绿豆样结石,要尽快手术治疗,预防胰腺炎发生;胆囊炎患者也同样应该抓紧时间治疗,长期的炎性刺激同样容易诱发胰腺炎;对于已经发生了胰腺炎的患者,应积极治疗胆道疾病。

2.注重休息

急性胰腺炎患者要绝对卧床休息,根据疼痛情况采取舒适卧位,环境要安静。手术治疗者,术后早期可取半卧位,4~5日可下床活动,活动量以患者能耐受为限。恢复期要适当休息,避免劳累,1~3月后根据恢复期情况决定是否恢复正常工作。

3.心理护理

急性胰腺炎通常起病急,疼痛剧烈,难以忍受,患者表现出焦虑、恐惧,甚至感到死亡的威胁。家人应守护于病床旁,使患者感到安全,消除心理上的消极因素,增强治疗疾病的信心,帮助患者减轻或去除疾病带来的痛苦;支持和鼓励患者,促其心情放松,保持愉快情绪,积极配合治疗和护理,以利于病情减轻和恢复。

4.防止继发感染

注意保持患者口腔、会阴部的清洁,呕吐后要及时漱口,会阴部每晚睡前以温水清洗或用0.1%苯扎溴铵或0.05%的高锰酸钾液清洗。

5.病情观测

监测血清淀粉酶、血常规、电解质、尿淀粉酶等。应用酶抑制剂时,若出现寒战、大汗等不良反应,应及时通知医生做出妥善处理。密切观察有无并发症,如休克,心、肺、肾衰竭,胸腔积液及胃肠道出血等全身并发症和脓肿等局部并发症。

治疗胰腺炎的民间偏方

(1)莱菔子(鲜)捣汁服或用干品60~90克,浓煎汤汁分服。

(2)马铃薯(鲜)洗净、切碎、捣烂,用纱布包挤取汁,空腹服1~2匙,适加蜂蜜,每日服2~3次。

(3)海带20克,草决明10克,加清水2碗煎至1碗顿服。

主治胰腺炎的营养饮食疗法

1.补充维生素C

维生素C是一种强抗氧化剂,胰腺炎患者应适当的补充。

2.补充B族维生素

B族维生素主要在产生能量的反应中充当辅酶,其中烟酸可以帮助糖类、脂肪、蛋白质的代谢,泛酸在这方面也有相近的功能。

3.补充维生素E

维生素E作为一种强力抗氧化剂及氧的携带者,可以帮助组织修复。

4.补充脂溶性维生素

慢性胰腺炎,一般在病变持续5年以上时,胰腺的萎缩及纤维病变已比较显著,往往会出现胰腺的内外分泌功能不全的表现。其外分泌功能不全时,由于脂肪酶和蛋白酶的分泌功能丧失,患者会出现脂肪泻、消瘦、营养不良、浮肿,同时还会出现脂溶性维生素缺乏现象,如维生素A、维生素D、维生素E、维生素K等的缺乏,所以慢性胰腺炎患者应注意补充,以弥补上述维生素的缺乏。

5.宜用山楂

山楂含有脂肪酶、山楂酸、枸橼酸、维生素C、糖和蛋白质等成分。其中脂肪酶可促进脂肪分解,促进肉类脂肪食物消化,也可促进脂溶性食物吸收,山楂酶能提高蛋白酶活性,能加强对肉类蛋白质的消化,所以传统中医一直把山楂作为消除食积的药物使用,尤其在消除肉食积滞方面疗效甚佳。慢性胰腺炎患者往往出现脂肪酶和蛋白酶分泌不足现象,适当食用山楂会有一定益处。

6.忌暴饮暴食

"饮食有节"是每个人都应遵守的健康原则。对于胰腺炎患者更应注意饮食要有规律,饭有定时,食有定量,一餐不可过饱,以九分饱为度,必要时还应少食多餐,避免给胰腺造成过重负担;细嚼慢咽,不狼吞虎咽。

7.药膳

(1)山楂荷叶煎:山楂30克,荷叶15克。将山楂、荷叶一起放入砂锅内,加水文火煎煮半小时,去渣取汁服用,具有清热、化积散淤之功效。用于胰腺炎发作。

(2)黄蜜茶:大黄20克,蜂蜜适量。将大黄置于大茶缸中,冲入沸水200毫升,闷泡15分钟,加入蜂蜜,搅匀代茶饮用。具有泻热、润燥、通里攻下之功效。用于胰腺炎发作期。

(3)党参延胡肉汤:党参15克,延胡索12克,茯苓10克,鸡内金10克,兔肉250克。将延胡索、茯苓、鸡内金用纱布包好,兔肉洗净切块,与药袋、党参等一起放入砂锅中,加水文火炖烂熟,去药袋,加调料而成,饮汤吃肉。具有健脾益气、消积化淤之功效。用于胰腺炎慢性期。

肝炎的防治

肝脏发生炎性病变,就是肝炎。肝炎的病因有病毒、细菌、阿米巴等感染,也可由于毒素、药物、化学品中毒等引起,有急性、慢性之分。症状上共同之处为恶心、食欲差、厌恶油腻、脘腹胀闷、大便时溏时秘、易疲劳、发热,出虚汗、睡眠差、肝区不适或疼痛、隐痛、肝功能异常、肝大、乏力等等。

传染性肝炎又叫病毒性肝炎,多由肝炎病毒引起。现在已知肝炎至少可有甲、乙、丙、丁、戊等多种,该病预后危险,且极易传播,故确诊后应对患者分床分食进行隔离为好。肝炎的主要症状有食欲减退、恶心、乏力、肝大、伴压痛等。

急性重症肝炎(急性重型肝炎)是以中枢神经系统症状最为突出,如烦躁不安、尖声喊叫、精神错乱、嗜睡、昏迷等,且预后很差,病程一般不超过3周。慢性肝炎中慢性迁延性肝炎的病程常超过半年,病情不见明显好转,反复出现肝区痛、食欲减退、疲乏无力、腹胀等症状,肝脏也可肿大、有压痛,肝功能异常反复出现,但并不严重;而慢性活动性肝炎的患者一般情况较差,面色晦暗,有肝掌或血管痣出现,肝脏质地较硬,脾大。

疾病防火墙

防治肝炎的细节提醒

1.合理休息

肝炎急性期及慢性肝炎活动期,特别是黄疸出现和转氨酶猛升阶段,正是大量肝细胞肿胀坏死的关键时期,每天除饮食、洗漱、二便外均须卧床休息。实践证明,卧床时出入肝脏的血比站立时至少多40%,此时静养等于自我输血。肝炎恢复期或慢性非活动期,不必卧床休息,可以做一些如散步、体操、练气功及打太极拳等动静结合的运动,可以从事部分轻微的工作,每天的运动量以不疲劳为宜。

2.充足睡眠

肝炎恢复期和慢性肝病患者,每晚保证8小时,中午1小时午睡就足够了。久卧则会造成新陈代谢下降、营养障碍、气血不畅、筋脉不舒,"久卧伤气"。为保证肝脏获得更多的血供和营养,每餐饭后左侧卧半小时。中午1小时午睡,这样餐后定时注意体位休息的方法有利于食物消化吸收和利用,从而为肝炎的康复创造物质条件。晚上必须形成定时睡眠的习惯,不要熬夜。晚饭宜清淡,切勿过淡或过咸。睡前用热水泡脚,做几节保健按摩或气功,提高睡眠质量。

3.心胸开阔

肝炎患者必须心胸开阔,情绪饱满,树立起同疾病作斗争的信心,抱着"既来之,则安之"的乐观心态,这样会减轻病痛,促进机体免疫功能的增强,保持内环境稳定,有利于疾病的治疗和恢复。

4.隔离治疗

乙肝表面抗原阳性者的食具、牙具、刮面刀、注射器、穿刺针、针灸针等应与其他人分开。要防止唾液、血液和其他分泌物污染环境,感染他人。同时,要经常洗手及换洗衣服,浴室也应该经常消毒。

5.慎用药物

肝脏是药物进入人体后最主要的代谢、解毒场所。据国内外资料统计,约有4000种常用药在用量过大、用药时间过长时,均可引起"药物性肝炎"。也有药物在常用剂量范围内引起肝炎的,这是由于患者的过敏体质不能耐受药物所致。最常见可以引起药源性肝炎的药物有四环素、苯唑西林、红霉素、甲基多巴、异烟肼、阿司匹林、硫嘌呤、甲氨蝶呤、保泰松、布洛芬、氯霉素、磺胺类、呋喃妥英、氯丙嗪、甲巯咪唑、雄性激素、雌性激素、环磷酰胺、安妥酮等。

6.须连续就诊

无论你患有哪型肝炎,接受何种治疗,都应该连续就诊,直到血液检查证明病毒已被完全清除。即使所有肝炎症状都已经消失,只要血中尚存有病毒,就是乙型肝炎或丙型肝炎的病毒携带者。

7.勿纵欲过度

过度纵欲不仅耗伤元气,损害肝肾,产生诸如疲倦、腰酸膝软、食欲不振、头晕耳鸣、失眠健忘等并发症,对于肝功能基础本来较差的患者来说,更是严重的伤害。慢性肝炎病情不稳定时,一定要禁房事;处于病毒携带状态或病情稳定时期的患者,也应该控制性生活的频度,一般来说,青年人每周1次,中年人两周一次,中年后期每月一次较为合适。如果房事过多,出现乏、腰酸、头晕等症状,应及时停止性生活。

治疗肝炎的民间偏方

(1)50克蒜头捣烂如泥,绿豆汤加内糖适量,冷却后冲服,每日2次。本方适用于慢性肝炎,同时应配合其他药物,并加强营养。

(2)西瓜1个开1小盖,去瓜瓤,留瓜皮,把砂仁120克,大蒜瓣250克(去皮),放入西瓜腹内,用黄泥涂西瓜,如泥球,在日光下晒干,置木柴火炉上,徐徐烘干后去泥,研面装瓶内备用。每日早晚开水送服1.5克。

(3)桃仁15克,捣烂,加水适量浸泡,研成末去渣。粳米50克,红糖适量,同入砂锅内,加水450毫升,用文火煮成稀粥。每日温开水服食1~2次。

主治肝炎的营养饮食疗法

1.补充维生素C

每天3000~5000毫克。维生素C是一种有效的抗病毒剂。

2.补充维生素B12及叶酸

大剂量维生素B12及叶酸,可以使疾病早日恢复。

3.饮食原则

肝炎患者的饮食原则经历了"一高二低"即"高糖、低蛋白、低脂肪"和"三高一低"即"高蛋白、高糖、高维生素和低脂肪"的两个前期阶段,目前进一步修订为"足量的蛋白质、糖、维生素,适量的脂肪与无机盐、微量元素"的一般指导性原则,并建议肝炎患者掌握科学的饮食知识,根据自身条件的不同有针对性地进行贪补,以达到配合治疗的效果。

4.饮食应富含维生素

肝病患者应设法从饮食中补充所需维生素,富含维生素A的食物主要有:动物的肝脏、牛奶、鸡蛋黄、韭菜、包心菜、菠菜等;富含维生素C的食物主要有各种新鲜蔬菜、水果、豆芽等;富含B族维生素的食物主要有豆类、花生、新鲜蔬菜、酵母、动物的肉类、肝脏等;肝炎患者由于胆汁分泌受阻,影响对维生素K的吸收,应多食用菠菜、圆白菜、菜花、花生等富含维生素K的食物。同时蔬菜和水果亦是矿物质、纤维素及微量元素的重要来源,因此有人主张肝病患者每天至少食用500克蔬菜或水果。

5.多吃西瓜

西瓜,性寒,具有清热解暑、除烦止渴、利尿降压的作用,可以治疗许多热盛津伤的热病,古人称之为天然内虎汤。西瓜中富含大量的糖、维生素,还可以清热利湿,使体内的湿热从小便而解。现代研究证明,西瓜汁及皮中所含的无机盐类,有利尿作用;所含的配糖体,具有降压作用;所含的苷,可以把不溶性蛋白质转化为可溶性蛋内质,因此对肝炎患者非常适合,是天然的治肝炎的食疗"良药"。

6.喝酸奶

酸奶中含有大量的优质蛋白和多种营养成分,同时还含有乳糖酶和大量的酵母菌,其乳酸杆菌进入人体肠道内,可繁殖生长,抑制和杀灭肠道内的腐败菌,减少肠道内细菌分解蛋白质产生氨等有毒物质,同时乳酸杆菌的大量繁殖生长,使肠道内呈酸性环境,减少氨的吸收,对于肝脏患者,特别是肝硬化患者是非常有益的。急性肝炎患者每日喝酸奶200克左右为宜,恢复期以2~3瓶/日为宜;肝硬化患者以每日1瓶为宜。

7.绝对禁止喝酒

对于肝炎患者,绝对禁止喝酒,酒对肝脏来说是一种毒品。文献报道,急性肝炎潜伏期患者,由于大量饮酒,可突然发生急性肝功能衰竭;慢性肝炎一次大量饮酒可引起慢性肝炎活动,激发黄疸。乙肝表面抗原长期阳性的患者长期饮酒易致肝硬化和促进肝硬化失代偿,还可促进肝癌,缩短寿命。肝炎患者,肝功能已有损害,各种对乙醇代谢的酶类活性减低,肝脏解毒功能低,即使少量饮酒,也是有害无利的。

8.药膳

(1)枸杞炖乌骨鸡:乌骨鸡1只(约重750克),枸杞子20克、葱段、姜片、精盐、料酒、味精适量。乌骨鸡宰杀后去毛,斩去爪、头,去内脏,洗净;枸杞子洗净。将大砂锅置旺火上,加足清水,放入乌骨鸡,葱段、姜片,煮沸后撇去浮沫,移小火上慢炖,至鸡肉五成烂时,放入枸杞子同炖至熟,用精盐、料酒、味精调味即可食用。枸杞有滋养肝肾、益精补血之功效,含有胡萝卜素和多种维生素,有保护肝脏的作用,可促进肝细胞新生。乌骨鸡的营养亦极为丰富,且易被人体吸收,故可用于辅助治疗慢性肝病。

（2）丹参桃仁炖甲鱼：丹参6克，桃仁6克，甲鱼1只（500克），绍酒20克，姜5克，葱5克，盐5克。将丹参浸透切片，桃仁洗净去杂质；甲鱼宰杀后去头、尾及内脏和爪；姜切片，葱切段。把甲鱼和丹参、桃仁同放炖锅内，放入绍酒、盐姜、葱，注入清水800毫升。将炖锅置武火上烧沸，再用文火炖煮50分钟即成。每日1次，每次吃甲鱼50克，随意喝汤。祛淤血，通经络。适合慢性肝炎患者食用。

（3）白茅根豆浆饮：白茅根30克，豆浆250毫升，白糖20克。将白茅根洗净，放炖杯内，加水150毫升，文火煎煮25分钟，除去渣，留汁液待用。把豆浆放炖杯内，用文火煮5分钟，加白茅根汁液，烧沸，加入白糖搅匀即成。每日4次，每次饮60毫升。生淖止渴，清热利尿。适用于急性病毒性肝炎患者。

（4）白板西瓜饮：白茅根30克，板蓝根30克，西瓜瓤500克，白糖20克。将板蓝根、白茅根洗净，放锅内，加入清水200毫升，置武火上烧沸，再用文火煎煮25分钟，去渣留药液。把西瓜瓤绞取汁液，与药液混匀即成。每日2次，每次服150毫升。生津止渴，清热解毒。供急性病毒性肝炎热毒内陷患者高热时饮用。

特殊疗法

1.推拿治疗肝炎

依据中医学而言，"肝肾"有"肝胆相照"的含意，是强调肝脏、肾脏、胆囊的机能非常重要。因此，对肝脏疾病的穴位治疗，必须以与肝脏、肾脏、胆囊的机能有着密切关系的肝俞、肾俞、胆俞穴为中心。为了缓解和消除腹胀，提高所有消化器官的机能，对期门等腹部的各穴位进行指压、按摩也有效果。同时，手足各穴位当中的蠡沟与太冲穴对肝病的治疗效果高，曲泉穴能够缓解困倦。

（1）期门

期，期望、约会之意。门，出入的门户。期门名意指天之中部的水湿之气由此输入肝经。按摩本穴可缓和上腹部胀满与沉闷的不适感。

位置：位于胸部。穴位找法：当乳头直下，第6肋间隙，前正中线旁开4寸。

操作：患者仰卧，医者以两手拇指指压到肋骨下方，以皮肤轻度凹陷为用力标准。从心窝的巨阙穴到期门、日月、大巨穴，进行按摩效果更佳。

（2）太冲

太，重要。冲，指要冲、通路、通道。"太冲"意指调整肝脏机能的能量通路原点。平常进行揉压，对肝脏的诸症状有效果。

位置：位于足背隆起处的脚拇趾与第2趾之间的线上。

操作:用大拇指指压。先轻度压迫,逐渐加力。

(3)肝俞

为促进肝脏机能的特效穴位,加上胆俞、肾俞穴的指压,效果更佳。

位置:位于后背,距离第9胸椎的左右两侧约2个指幅之处。

操作:医者两手掌压在俯卧患者的背部,以拇指指压。先轻度压迫,逐渐加力,持续3~5秒。

2.沐浴养生法防治肝炎

推荐项目:中药足浴

①橘皮100克,橘核80克,橘络10克,加水适量,煎煮30分钟,滤取药液,泡足。

②金橘叶100克,郁金30克,玄胡15克,川芎15克,加水适量,煎煮30分钟,滤取药液,泡足。

肝硬化的防治

肝硬化是一种严重的变性疾病,健康的肝细胞被损害,形成坚硬的瘢痕组织,肝脏失去正常的功能,严重时可导致肝衰竭,甚至死亡。

肝硬化是一种不可逆转和治愈的疾病,除非进行肝移植,但如果早期发现,及时治疗,还是可以中止和延缓发展的。

肝硬化是由一种或多种致病因素长期或反复损害肝脏所致。按其病因可分为病毒性肝炎肝硬化、酒精性肝硬化、代谢性肝硬化、胆汁性肝硬化、淤血性肝硬化、自身免疫性肝硬化、隐源性肝硬化等。慢性肝炎及长期酗酒是发病的最常见病因。

肝硬化患者常有肝区不适、疼痛、全身虚弱、厌食、倦怠和体重减轻,也可以多年没有症状。若胆流受阻可出现黄疸、瘙痒、黄斑瘤。营养不良常继发于厌食、脂肪吸收不良和脂溶性维生素缺乏。门静脉高压引起食管胃底静脉曲张导致消化道出血是其常见症状之一。肝脏肿大且质地较硬,肝掌、血管蛛,腹壁静脉曲张、腹水。

疾病防火墙

防治肝硬化的细节提醒

1.坚持慢跑

早期肝硬化患者除了服药治疗外,还宜坚持慢跑。因为慢跑是治疗肝硬化的良方。浙江丽水县食品公司职工金尔温,患早期肝硬化。有人告诉他,坚持慢跑是个好办法。于是,他下决心用坚持慢跑来治疗这个病。开始是散步,坚持1个月,情况很好,肝功能好转。两个月,腹水消失。他更增强了信心。第六个月开始,坚持慢跑,每天清晨坚持慢跑3000~5000米。1年后,面部不再黧黑,肝超声波复查"密集微小波伴低中波",现已去掉"伴低中波"四字,恢复工作。

慢跑不仅能治肝脏疾病,而且能防治心血管疾病,好处实在多。

2.注重休息

患者应减少活动,切忌强体力劳动及运动量过大,失代偿期者应绝对卧床休息。

3.保持乐观情绪

情绪乐观可促进肝硬化的康复;反之,情绪紧张,忧郁寡欢,疑虑重重,坐卧不安,将会直接影响肝硬化的治疗效果。

祖国医学对此早有认识,早在2000多年前,《内经》中就有"怒伤肝","怒则气上,思则气结,恐则气下,惊则气乱"的记载。后世医家也明确指出"肝郁胁痛者,悲哀恼怒,郁伤肝气"。说明人们的情绪变化,对脏腑气血都有影响,其中尤以对肝脏的影响最大。

4.禁止喝酒

禁止喝一切含酒精成分的饮料。酒精可使肝脏中毒,加速肝硬化的进程。肝硬化患者饮酒可危及生命。

5.患者六忌

忌吸烟,烟中尼古丁不仅能损害肝脏,而且对整个消化系统都有害;忌郁怒,如情绪忧郁或盛怒,不仅会导致肝区胀痛,食欲减退,还会诱生腹水;忌劳累,过度劳累会使肝脏的负担加重,使肝脏缺氧,缺乏营养,加速恶变;忌感冒,经常感冒,容易导致病毒感染,可使肝细胞的损害加剧;忌暴食,暴饮暴食对肝脏的危害较大。它能加重肝脏的负担,特别是胃底静脉曲张的患者,还容易造成血管破裂而大出血;忌纵欲,如房事过频,使精力消耗过多,引起头晕目眩,腰酸背痛,对肝脏的康复不利。

6.肝性脑病护理

肝性脑病是由各种类型的肝硬化引起的。在发病期应绝对卧床休息,以促进肝细胞的恢复。同时注意安全,限制探访。对异常兴奋、躁动不安的意识障碍患者要使用床档或约束带,防止发生意外;当发现行为和性格方面的异常时应密切观察,及时送往医院就诊。

治疗肝硬化的民间偏方

(1)鹅血10毫升或相当于此量的冻干血粉,每日1剂分服。

(2)猪胰,焙干研成粉,每服6克,每日3次。

(3)淡菜20克,加水煮汤,吃肉喝汤,每日1剂。

(4)鲜茅根200克(干品50克)加适量水煎煮,水沸半小时后捞去药渣,再加洗净的大米150克煮粥,1日内分2次服用。

(5)猪胆4个烘干,研成末,同绿豆面500克,加水捏成豆丸。每次服6~9克,每日3次,服完为止。

主治肝硬化的营养饮食疗法

1.补充维生素A、维生素C、维生素D、维生素E乳剂用量依产品标示,这些都是人体必需的营养素,适当补充可减轻肝脏的负担,乳剂较易被吸收利用,避免使用片剂。

2.补充硒

每天200微克,它是一种很好的解毒剂。

3.补充卵磷脂

每日2粒,与正餐服用,能清除血液、肝脏毒素。

4.补充维生素B群及叶酸

它们是吸收营养及形成红细胞所必需的营养素,并维护肝脏正常的代谢功能。

5.饮食以天然品食为主

饮食以天然食品为主,尽量避免食用合成方便食品,因其或多或少都有一些人工合成的色素、防腐剂。同时在食用天然食品时,尽量洗净,以免上面的农药加重肝脏的损害。

6.饮食调理

由于肝硬化患者食欲差,消化功能亦差,因而食物的品种宜多样化,且要求美味新鲜,才能促进食欲并有利于消化。饮食中蛋白质对肝脏有保护作用,且为修复肝细胞所必需。每日每千克体重需要蛋白质1~2克,应进食牛乳、鸡蛋、鱼虾、瘦肉等优质蛋白。糖类有保护肝脏和提供能量的作用,每天应摄入300~400克糖类,可选用蜂蜜、果汁等。主粮采用大米、白面等。

脂肪应控制在50克以下,尽量采用植物油,过多的脂肪势必增加肝脏的负担。蔬菜因体积大、热量低,不宜多吃,以免影响其他食物的摄入。肝硬化代偿期应适当淡食,如有腹水,应吃得更淡。待腹水消退,再适当增加食盐。

7.限制脂肪

肝硬化及腹水者应限制动物脂肪的摄入,肝细胞内脂肪的沉着能妨碍肝糖原的合成,并能降低肝细胞的功能,易引起脂肪肝。但脂肪有刺激胆汁分泌的作用,并有促进脂溶性维生素的吸收和促进患者食欲的作用,故不可限制过低,肝硬化及肝腹水患者可用植物油代替,每天不超过50克为宜。

9.药膳

(1)三豆白鸭汤:赤小豆50克,绿豆50克,蚕豆50克,白鸭1只,姜5克,葱5克,盐5克,大蒜10克,料酒10克。将以上三豆洗净,去杂质,用清水浸泡2小时,白鸭宰杀后,去毛、内脏及爪;姜拍松,葱切段。把三豆、白鸭、姜、葱、大蒜、料酒、盐放入炖锅,注入清水1500毫升。将炖锅置武火上烧沸,撇去浮沫,再用文火炖煮1小时即成。每日2次,吃鸭肉喝汤,随意吃三豆。补气血,消腹水。适宜于肝硬化腹水患者食用。

(2)赤小豆鸭肉粥:赤小豆50克,大米100克,鸭肉50克,姜5克,葱5克,盐5克,大蒜10克。将赤小豆洗净,去杂质,浸泡2小时;鸭肉洗净,去骨,切成肉粒,姜、葱、蒜剁成粒;大米淘洗干净。把大米放锅内,加赤小豆,注入清水600毫升。将锅置武火烧沸,再加入鸭肉、姜、葱、蒜、盐同煮,用文火继续煮45分钟即成。每日1次,每次吃粥100克。可清热解毒,利水消肿。适用于肝硬化腹水者。

特殊疗法

1.足底按摩法

选用肾、输尿管、膀胱、十二指肠、肝、胆囊、胃肠、淋巴结等反射区,每个反射区按摩3分钟,每日2次。

2.敷脐法

大葱(连根带叶)120克,芒硝60克共捣烂如泥状,用纱布包好,放锅内文火烘热,敷于肚脐上,再以热水袋置于药包之上(以保持一定温度),约3小时。本方主治肝硬化,兼以腹水、大小便不利为主者。

第四章
常见急慢性外科疾病的防火墙

痔疮的防治

痔疮是在肛门或肛门附近因为压力而伸出隆起的正常血管,主要是静脉丛发生扩大、曲张所形成的柔软静脉团,类似腿部的静脉曲张,但痔疮常常会发生出血、栓塞或团块脱出,由于痔的发生部位不同,可分为内痔、外痔和混合痔。内痔生于肛门齿线以上,外痔位于齿线以下,混合痔是指痔上静脉丛与痔下静脉丛吻合相通,在同一部位内外痔同时存在。

痔疮多发于成年人,常因有症状而影响劳动。得痔疮的原因很多,如习惯性便秘、妊娠、盆腔肿物、年老久病、体弱消瘦、长期站立或久坐、运动不足、劳累过度、过食辛辣、冬季缺乏蔬菜、肠道慢性炎症等。其中不良饮食习惯是引发持续便秘及造成痔疮的主因,也可能因为用力排便而使腹压增加造成团块。其他相关因素包括:怀孕、遗传、长期便秘或腹泻。

疾病防火墙

防治痔疮的细节提醒

1.养成合理排便习惯

在人体结肠的蠕动波中只有出现大蠕动波后才会使结肠内压增高,引起排便反射,将贮存在乙状结肠下段的粪便排出体外。大蠕动波主要发生在饭后,尤其是早饭后。早晨起床产生一种叫"起立反射",是大脑给了结肠加快蠕动的信号,引起排便反射。因此,每天在早晨起床后或早饭后排便最符合生理要求。因为在这时期内排便,可不必过多用劲就能使腹压增高而迅速排便。如果不在这时排便,往往要费很大的劲才能使腹压增高而排便。排便费劲,腹压增大,可使肛门周围的静脉怒张而充血,会使痔疮的症状加重。

排便的时间以每次不超过两分钟为宜。因为每次的排便时间过长,就容易加重静脉怒张的程度。因此,每次解便时不要看书报,尽量缩短解便时间。

解便的姿势,坐位比蹲位好,因为蹲位受地心引力的影响较大,对肛周静脉的怒张更有不良影响,从而不利于痔疮的康复。

2.防止便秘

大便秘结是诱发痔疮的主要原因之一。因为大便秘结解便特别困难,每次解便就要用相当大的腹压才能将粪便排出体外,而且解便时间也相对增加,使肛周的静脉怒张度更大,淤血更多,更不利于痔疮的康复。同时,由于大便干结,解便时,粪便与肠道的摩擦力加大,很容易把血管擦破而引起痔疮出血,甚至造成贫血。因此痔疮患者要多吃含纤维素较多的蔬菜和水果,如芹菜、白菜、香蕉等,这样才有利于痔疮的治疗。

3.避免久坐久站

痔疮的发生与缺乏体育运动有一定关系,一般常见于固定在某一姿势工作的人,如久坐、久站等。因为由于长期处于一种体位,血液下行后,回流就比较困难,就容易淤积于肛门周围,诱发痔疮。因此,长期久坐、久站者,应经常参加体育运动,如做操、跑步、打太极拳等。

4.加强局部按摩和提肛锻炼

局部按摩是用食指按压揉摩长强穴或肛门周围,用力应柔和均匀,每次5分钟,每日2次,提肛锻炼是用意念指导使肛门一松一紧,每次5分钟,每日2次。这两种方法应同时相兼而做,这样,能促进肛肠静脉血液回流,逐渐使痔核缩小而消失。

5.用手法辅助复位

内痔常因解便时用力过猛而外脱嵌顿于肛门之外无法回收,如果不及时复位,嵌顿的组织就容易因局部血液循环受阻缺氧而肿胀、充血、发绀,甚至坏死。所以一旦发生这种情况,宜立即用手法复位。方法是:患者侧卧在床上,弯腰,屈腿,全身肌肉放松,并做有节律的深呼吸运动,然后在脱出物上涂少许植物油使之滑润,再用手向上挤压肿物,趁呼吸时使内痔复原。

6.节制性生活

性生活对痔疮有一定的影响。不正常的性生活是诱发痔疮的重要因素之一,如房事过度,性交不洁,忍精不泄等等。因为在性交时,全身肌肉都处于高度的紧张状态,尤其是背部和臀部的肌肉高度紧张地持续收缩肛门,在臀部肌肉过度紧张的收缩下,肛门周围的静脉丛就会受到很大的压迫,局部的血液循环发生淤血,一直到性交结束后,血液循环才恢复正常。一般来说,正常适量的性生活不会因此形成淤血,但如果性生活过度,就会造成痔静脉的血液循环障碍,形成痔疮,或促使痔疮加重。

同时,性交时肛门周围出现抽搐样的收缩,会引起大肠下部肠管也产生强烈的抽搐样蠕动,导致局部温度升高,久而久之就容易出现炎症和肿胀,妨碍痔静脉的血液回流而加重病情。因此痔疮患者宜节制性生活,每周不宜超过2次。

治疗痔疮的民间偏方

(1)用猪大肠1段(约30厘米)洗净,把槐花30克放入猪大肠内,两头用线扎紧,加水适量煮熟,以食盐少许调味,食猪大肠及饮汤。

(2)苦参6克,加水400毫升,浓煎去渣放入鸡蛋2只,红糖60克,蛋热去壳,带汤1次服,每日1剂,4日为1个疗程,轻者1个疗程,重者3个疗程可愈。

(3)干柿饼1只去蒂,重约14克,将饼置于锅内烘热,加白蜡1块,约3克,烊化,煎至如荷包蛋状,乘热食之,每日1~2只。

主治痔疮的营养饮食疗法

1.补充维生素E

除多年顽固性痔疮外,90%以上的患者在服用维生素E后,病情都有所好转,而免手术之苦,服用维生素E,每日3次,每次50毫克。

维生素E能促使末梢血管畅流,使皮肤毛细血管血流增加,改善血液循环,从而发挥治疗作用。

2.忌吃辛辣食物

痔疮的发生与饮食习惯也有一定关系,一般多见于喜吃辛辣食物的人。辛辣食物如酒、辣椒等,对肛门黏膜有一定刺激。辣椒很不易被吸收,留在直肠中,对肛门黏膜和血管有直接的刺激,容易导致局部充血,加重病情,对治疗极为不利。

3.合理膳食

饮食不节对痔疮的形成和发展有很大的影响,过食油腻、生冷、辛辣的食物易使肠胃气机壅滞,湿热下注,从而导致肛肠血管扩张、扩大,乃至痔核结节形成。痔疮患者应尽可能少吃辣椒、生葱蒜、胡椒等。而应适当多吃糙米、玉米、薯类等。要防止暴饮暴食。

4.药膳

(1)白糖炖鱼肚:鱼肚25~52克,白砂糖50克。将鱼肚和白砂糖同放砂锅内,加水适量炖熟。每日服1次,连续服用。有补肾益精、止血消肿功效。适用于痔疮。

(2)白芨大蒜炖乌鲤鱼:白芨15克,大蒜3头,乌鲤鱼250克,精盐、味精各适量。将乌鲤鱼去鳞、鳃及内脏;大蒜去皮。将乌鲤鱼、大蒜及白芨同放锅内,加水炖煮,熟时加精盐、味精调味即可。每日1剂,连用数日。适用于湿热型痔疮,表现为肛门坠胀灼痛,便血,大便干结,或有炎性溃疡,行走、咳嗽、劳累时加剧等症。

(3)荞麦猪苦胆丸:荞麦面若干,猪苦胆1个,蜂蜜150克。将猪苦胆汁与荞麦面和匀,以能成丸为度,每丸重10克。每服3丸,隔日1次,连用3次,以蜂蜜为引,白开水送服。适用于湿热型痔疮。

骨质疏松症的防治

骨质疏松症是单位体积内的骨量减少,以致皮质骨变薄,内骨变稀疏,孔隙增大,从而产生腰背四肢疼痛,脊柱畸形以及骨折。可无症状或仅表现为腰背、四肢疼痛、乏力;严重者活动受限,甚则卧床不起;无明显诱因或轻微外伤后发生骨折,不同部位的骨折有各自的临床表现。

一般人年龄在35岁时,骨骼最坚硬,但从此后就慢慢地走下坡。这种现象,妇女特别显著。妇女初患骨质疏松症时,她们的骨骼强度不及男人的30%。妇女在35岁后,骨质疏松症发展较快,在停经后,更是加速恶化。日常生活中,可以见到一些老年妇女,遇着轻微的碰撞,就发生了骨折,这就是得了骨质疏松症的缘故。

骨质疏松症的发病因素除遗传性、某些内分泌疾病的影响、废用性(如长期石膏固定以及瘫痪、严重关节炎造成不活动,骨形成作用减少)等外,饮食中长期缺钙,是造成骨质疏松症的重要原因。

疾病防火墙

防治骨质疏松的细节提醒

1.适当运动

适当运动可以使骨质疏松的发生减缓,或使其程度减轻。我们前面说过,运动可以强化骨骼,而且运动之时增加了日照,使维生素D的来源充足,做一些运动,像散步、打网球、跳舞、打太极拳等强化和支持背部的特殊运动。运动加上钙营养能提高预防效果。某大学研究人员对30位过了更年期的妇女做了钙及运动对骨密度影响的研究证明,运动组的脊柱矿物质密度增加了0.5%,而不做任何运动者则下降37%,这表明运动、饮食及生活方式在减少骨质疏松症发病率上产生了相当大的影响。

2.多吃高钙食物

高钙食物是你日常生活中的重点选择,你也许苦于不了解哪些食品钙源丰富,那么这里首先可以告诉你的是,牛奶、奶制品、虾皮、虾米、鱼(特别是海鱼)、动物骨、芝麻酱、豆类及其制品、蛋类及某些蔬菜等,都是含钙丰富的食物。其中牛奶不仅含钙量高,而且奶中的乳酸又能促进钙的吸收,是最好的天然钙源。

3.补肾

祖国医学认为肾主藏精,精生髓,髓居骨中,骨赖髓以滋养。中医大多数学者认为,骨质疏松症与肾关系密切,经实验研究表明,补肾中药可影响骨骼生长和恢复。因此中医治疗骨质疏松多从补肾着手,此外肝、脾与骨质疏松也有着一定的关系,益肝补脾之法用来治疗骨质疏松的报道也有。有实例,一老中医自40岁之后坚持服用六味地黄丸,待70岁后测其骨骼结构及其骨密度,证实其骨况远远较其实际年龄年轻。因此,我们不妨将六味地黄丸作为日常保健服用成药,每晚服1~2丸即可。另外可选用一些具有补肾、益肝、健脾的中药,配合日常食物做成药膳经常食用。

4.多晒太阳

我们知道紫外线能刺激某些皮脂制造维生素D,因此阳光也是维生素D的绝好来源。所以每天1~2次,每次10分钟处于阳光下是解决维生素D不足的绝好办法。当然不可在阳光最强的时候曝晒,以上午10点以前和下午3点以后为佳。阳光照射后使自身产生维生素D是最好的办法,因为过量服用维生素D也是有害的,会增加骨质再吸收。如果在冬季或是寒冷地带日照不足时,必须在医生指导下来确定你的维生素D用量,一般每天400国际单位的用量是适宜和安全的。

5.慎用药物

老年人应慎用药物,如利尿剂、甲状腺补充品、抗血凝素、四环素、异烟肼、抗癌药、泼尼松等均可影响骨质的代谢。若正服用利尿剂,需提高钙质的剂量。噻嗪利尿剂具危险性,而且可能引起肾结石。勿将此利尿剂与钙及维生素D合用。

6.积极治疗

骨质疏松症一旦确定,想要使它逆转相当困难,而且在诊断确定前发生的损害,通常都是永久性的。但不应放弃努力,可使用激素、钙剂及氟化物治疗,可使病情的发展缓慢下来,甚至停止。

治疗骨质疏松的民间偏方

(1)猪骨头1000克,黄豆250克,加水小火烧烂,加盐姜调味分饮食之。

(2)猪脊骨1具,洗净,红枣120克,莲子90克,降香、生甘草各9克,加水小火炖烂,加姜、盐调味分多次饮之。

(3)鲜湖蟹2只,取肉(带黄),待粳米粥熟时,入蟹肉,再加以适量生姜、醋和酱油服食,常服。

主治骨质疏松的营养饮食疗法

1.补充钙

人体中几乎99%的钙存在于骨骼中,所以钙的新陈代谢与骨质疏松间的关系是十分密切的,有实验证明当人体血液内的钙呈负平衡时:骨骼内的钙以每日25毫克的速度向血液释出,久而久之骨骼明显脱钙,造成骨质疏松,所以避免造成钙负平衡是防止骨质疏松的起码保证。一般认为,提高钙的摄入量,特别是对处于生长发育阶段的儿童和少年来说,保证钙的摄取量是保证其成长和防止骨质疏松的必要措施,另外在哺乳期增加钙的摄取也可减少骨钙的流失。

2.补充维生素C

胶原是构成骨质的重要物质,足够的维生素C对胶原合成时所需的一种重要酶的活性是必要的。因此,维生素C不足可能会导致骨质疏松症:而且补充维生素C是非常安全的。虽然维生素C的临界缺乏对骨质疏松症有多大影响并不明确,但为了防备万一,服用一些也是值得的。

3.补充镁与硼

镁和硼均是维持正常骨髓健康的非常重要的矿物质,两者都可减少钙的流失,硼还可以升高血液中雌激素的含量,这些均可以避免钙流失。但两者在我国尚无推行的现成口服制剂,而且镁吸收过量还容易引起腹泻且易损害肾功能,所以我们暂且尽量摄取含镁食物即可。镁的良好食物来源,包括香蕉、杏、桃、咖喱粉、麦糠;种子食物如谷物、坚果类和豆荚;还有海产品、干香菇和绿叶蔬菜等。

4.多食用枸杞子

枸杞子是常用的补肝肾之品,现代常被民众选来做日常补品之用,其久服有滋肾、补肝、强筋壮骨及润肺、明目的功效,有延年益寿之功,常用来治疗头晕眼花、耳鸣、遗精、腰膝酸软、疼痛等病症,因其含有胡萝卜素,维生素B1、维生素B2、维生素C、钙、磷、铁、亚油酸等营养物质。

5.药膳

(1)枸杞肉丝:肉丝120克,枸杞子60克。先用猪油将枸杞子略炒,加少量水炖烂,出锅;再用猪油将肉丝炒熟(不可过老),倒入枸杞合炒,调味品自酌。还可做枸杞炖羊肉、枸杞炖牛肉、枸杞粥等,根据自己口味制作。在制作过程中亦可加入适量杜仲或肉苁蓉。

(2)杜仲腰花:炙杜仲12克,猪腰子250克。将猪腰子如常法处理,切成腰花;炙杜仲加清水,熬成50毫升药液;用药液一半及其他调味品拌入腰花;如常法炒制腰花,炒制过程中将另一半药液倒入锅中。

(3)椒桃片:芝麻9克,核桃仁15克,桂圆肉6克,灵芝9克,首乌9克,大豆15克,珍珠粉3克,花椒1克。上药轧压成片,供食者以做点心,该方有补肾壮骨的功效。

(4)肉苁蓉炖(羊肉)羊肾:肉苁蓉20克,羊肾1对(或羊肉250克切块)。将肉苁蓉蒸软切片,与羊肾一同入锅,加水适量,文火炖熟,加味精、盐、胡椒调味至可口(此菜也可用杜仲做)。

特殊疗法

1.推拿治疗骨质疏松

骨质疏松最常见的原因就是缺钙,因此,穴位治疗因以调节肠胃功能为主,需对胃俞、小肠俞等穴进行仔细指压。另外对于骨质疏松引起的呼吸功能下降、胸闷、胸部疼痛等症状,按摩相关穴位也有一定的缓解效果。

(1)小肠俞

能够调节消化系统机能,帮助钙的吸收。

位置:位于骶骨上方的穴位。穴位找法:骶骨的左右共有4个凹陷处(后骶骨孔),其上端凹陷外侧约俞穴。

操作:患者俯卧,医者两手掌放在其腰部,以包住臀部的方式,用拇指指压左右穴位。可与大肠俞穴同时进行。指压后,进行腰部轻度按摩,效果更佳。

(2)肺俞

可有效缓解呼吸困难和胸痛等症状。

位置:位于背部。穴位找法:位于左右阴侧的第3胸椎棘突下旁开1.5寸处。

操作：患者俯卧，医者两手压在其背部，以拇指同时指压左右穴位，缓慢指压。

2.运动治疗骨质疏松

运动可促进人体的新陈代谢。进行户外运动以及接受适量的日光照射，都有利于钙的吸收。运动中肌肉收缩，直接作用于骨骼的牵拉，会有助于增加骨密度。因此，适当运动对预防骨质疏松有益，如快走、长跑、登山、中老年健美操、广播体操、体育舞蹈、门球、太极拳等都是很好的运动项目。

骨质疏松患者在进行运动时应注意以下几点：①不宜进行激烈的竞技性运动，运动强度以中等强度为主。对于体质较弱、运动能力低的患者，大量的不恰当运动是有害的。②为了维持运动对骨的积极作用，应进行持续长久的锻炼。③在运动的过程中如果感觉有不适，因立即停下来接受检查。

肩周炎的防治

肩周炎是一种肩周围关节软组织的慢性退行性病变，又称五十肩。多见于50岁左右的人，发病原因是因人到中年后，肾气不足，气血渐亏，加之早期劳累，肩部露外受凉，寒凝筋膜，机体新陈代谢功能减弱，各种组织出现退化性变化，肩关节功能性活动减弱等阶段。

本病起病缓慢，患者常感肩部酸痛，不能持重物，初发1~2周后，疼痛渐增，肩关节外展、外旋功能开始受限。重症者肩臂肌肉萎缩，疼痛较重，常不能举臂梳头、穿衣和背手擦背，夜间尤甚。

疾病防火墙

防治肩周炎的细节提醒

1.注意防寒保暖

由于自然界的气候变化，寒冷湿气不断侵袭机体，可使肌肉组织和小血管收缩，肌肉较长时间的收缩，可产生较多的代谢产物，如乳酸及致痛物质聚集，使肌肉组织受刺激而发生痉挛，久则引起肌细胞的纤维样变性，肌肉收缩功能障碍而引发各种症状。因此，在日常生活中注意防寒保暖，特别是避免肩部受凉，对于预防肩周炎十分重要。

2.加强功能锻炼

对肩周炎来说,特别要注重关节的运动,可经常打太极拳、太极剑、门球,或在家里进行双臂悬吊,使用拉力器、哑铃以及双手摆动等运动,但要注意运动量,以免造成肩关节及其周围软组织的损伤。

3.纠正不良姿势

纠正不良姿势。对于经常伏案、双肩经常处于外展工作的人,应注意调整姿势,避免长期的不良姿势造成慢性劳损和积累性损伤。

4.注意相关疾病

注意容易引起继发性肩周炎的相关疾病,如糖尿病、颈椎病、肩部和上肢损伤、胸部外科手术以及神经系统疾病,患有上述疾病的人要密切观察是否产生肩部疼痛症状,肩关节活动范围是否减小,并应开展肩关节的主动运动和被动运动,以保持肩关节的活动度。

5.对健侧肩积极预防

对已发生肩周炎的患者,除积极治疗患侧外,还应对健侧进行预防。有研究表明,有40%的肩周炎患者患病5~7年后,对侧也会发生肩周炎;约12%的患者,会发生双侧肩周炎。所以,对健侧也应采取有针对性的预防措施。

治疗肩周炎的民间偏方

(1)生山楂50克,桑葚50克,桑枝25克,乌梅25克,白芍20克,伸筋草20克,醋制元胡20克,姜黄15克,桂枝15克,威灵仙15克,醋制香附15克,甘草10克。水煎温服,3日2剂,1个月为1个疗程。服药期间除配合练功外停用其他药物或疗法。舒筋通络,祛淤行痹止痛,滑利关节。

(2)白芍、沙地龙各400克,制马钱子、红花、桃仁、威灵仙各350克,乳香、没药、骨碎补、五加皮、防己、葛根、生甘草各150克。将上药共研为极细末,装入胶囊,每粒含生药0.2克,成人每次口服3粒,每日3次,温开水送服。半个月为1个疗程,休息3天,再行下1个疗程。

(2)黄芪60克,当归20克,桂枝12克,白芍20克,炙甘草16克,大枣10克,威灵仙120克,穿山甲6克,防风12克,蜈蚣2条,生姜10克,羌活12克。每日1剂,水煎服。补胃气,通经络,散寒湿。主治肩关节周围炎。冷痛者,加制川草、乌草各10克;兼痰湿者,加法半夏12克,胆南星10克;病久三角肌萎缩者,加制马钱子0.3克。

特殊疗法

1.推拿治疗肩周炎

(1)舒筋活络法:此为准备手法。患者取端坐位,医者以右手全掌着力,从手腕部开始,由肘、肩推抚至颈部,由上肢、肩内侧至外侧、后侧,依次推抚,反复施术20余次。

(2)滚揉法:患者仰卧或坐位,医者用滚法或指揉法施术于患侧肩前部及上肢内侧,反复数次,配合患肢外展、外旋活动。再取卧位,医者一手握住患肢肘部,另一手在肩外侧或腋后部施用滚揉法,并嘱患者做患肢上举、内收等活动;再让患者仰卧,医者用滚揉法或指揉法在患侧胸外上部、肩前部滚揉,然后让患者坐起,配合患肢后伸活动。

(3)点按穴位法:患者取坐位,医者点按合谷、曲池、缺盆、肩髃、肩贞,肩髎、肩井、天宗、曲垣、阿是等穴,使局部产生酸胀感。

(4)环转摇肩法:医者站在患者患侧稍后,一手挟患肩,一手握住腕部或托住肘部,以肩关节为轴做环转运动,幅度由小到大。然后,一手托起前臂,使患侧肘屈曲,前臂内收,患侧手由健肩绕头顶、患肩、面前反复环绕10次。同时,另一手拿捏患肩。

(5)上肢被动后扳法:医者站在患者患侧稍前方,一手握住患侧腕部,以肩顶住患者患侧肩前部,握腕之手将患臂由前方扳向背后,逐渐用力使之后伸,反复4~5次。

(6)背后拉臂法:医者站在患者健侧稍后方,一手扶健侧肩,以防止患者上身前屈,另一手握住患侧腕部,从背后将患肢向健侧牵拉,逐渐用力,加大活动范围,以患者能忍耐为度。

(7)提抖法:医者站在患者患侧肩外侧。双手握住患肢腕部稍上方。将患肢提起,用提抖的方法向斜上牵拉,牵拉时要求患者先沉肩屈肘,医者缓缓向斜上方牵拉患肢,活动幅度逐渐增大,手法力量由小到大,注意用力不能过猛,防止意外发生。

2.自我按摩法

中医认为,人的经络有12条,其中6条通过肩膀,3条通过手背面,3条通过手掌面,因而疏通经络可以治疗肩周炎。治疗时,可用食指、中指、无名指和小指在手背面上,从手指朝肩膀方向按摩,然后在手掌面上从肩膀朝手指方向按摩,也可用毛巾做按摩工具,一般按摩3~5次,把皮肤擦红即可。

手指按摩有4种方法:①左手手指和右手手指反交叉,同时拉伸手指根部的关节,然后手再正交叉,有节奏地一张一合,做3~5次。②手指交叉,犹如基督教徒祷告似的,使手掌弯曲,以刺激手掌和所有的手指持续30秒钟。③用大拇

指和食指的指心揉另一只手的手指,动作要轻柔,左右手的手指都要揉。④采
用指压法,用大拇指指心刺激手掌的肌肉和指根部,一面数"一、二、三",一面有
节奏地按压,每处按压3次。

颈椎病的防治

颈椎病又称"颈椎综合症",是中老年人的常见病、多发病。本病是由于颈
椎增生从而直接或间接刺激或压迫颈神经根、颈部脊髓椎动脉或交感神经所出
现的一系列综合症。

根据本病在临床中的特点,可将本病分为5种类型,即神经根型、脊髓型、椎
动脉型、交感神经型及混合型。在这几种类型中,以神经根型和混合型最为常见。

导致本病的原因可归纳为两种,一种是外部原因,也即各种急慢性损伤造
成颈椎及其周围组织不同程度的损伤;另一种是内部原因,也即颈椎本身的退
变,颈椎的椎间盘从30岁开始退变,椎间盘脱水纤维化,厚度变小,椎间隙变窄,
脊柱稳定性下降,从而使颈椎增生,压迫和刺激血管和神经而产生症状。

疾病防火墙

防治颈椎病的细节提醒

1.纠正头部的不良姿势

纠正头部的不良姿势。在行走时,应抬头挺胸,双眼平视前方,不要总是低
头走路。在看书、读报时也尽量不要采取低头姿势,避免长时间的低头工作。对
长期从事低头工作的人,在工作过程中要提倡经常地、适当地调节颈部的位置,
定期做一些颈部的后伸动作。定时远视前方,最好每30分钟重复1次。也可在工
作之余,互相做一些颈部肌肉的按摩,或应用小型按摩器按摩,以增强颈部肌肉
的血液循环,消除肌肉的疲劳状态。

2.枕头的高度要合适

人的一生约有1/3的时间是在床上度过的,长期使用过高或过低的枕头均
容易导致颈椎病。因此睡觉时要使用合适的枕头。一般来说,侧卧位时枕头的
高度:大约为本人两个拳头的高度。仰卧时枕头高度应为侧卧时的一半。使用
时应放在头部枕骨下与颈部的凹处,尤其应充分填充仰卧时颈后的空隙或侧卧
时面部至肩部间的空隙,而不应把枕头放在枕骨最突处,使颈部悬空。

3.避免头颈部外伤

外伤与颈椎病的发生与发展有着密切的关系，必须设法避免各种工伤、生活意外伤、交通事故及运动损伤等。头颈部外伤后，应及时去医院诊治。

4.积极治疗咽喉部炎症及其他疾患

咽喉部炎症是颈椎病的诱发因素之一，故对咽喉部各种急慢性炎症如咽炎、扁桃体炎、淋巴结炎等感染都应积极治疗。此外，积极治疗各种全身性疾病如高血压、内分泌紊乱等，对颈椎病防治亦有重要意义。

5.加强体育锻炼

通过医疗体育、保健操等手段，加强对颈部肌肉的强化练习，增强其功能运动，以保持颈椎具有较好的稳定性。

6.牵引疗法

颈椎牵引是治疗颈椎病的有效措施。牵引治疗前要选购好颈椎牵引带，也可用薄帆布或厚棉布自制。先将牵引带的长头放置在患者的下颌部，短头放置在枕部，两侧的耳朵位于牵引带之外，牵引带的两侧有结扎固定用的小布条，便于结扎固定好头部。为了避免牵引重量拉紧牵引带而玉迫颈前部的气管等组织，可在下颌部放置一块小而薄的棉垫。

开始时应用较小重量进行牵引，一般约2千克，倘若一开始就应用较大重量牵引，患者很可能因不能忍受而拒绝牵引治疗。因此，必须要有一个逐步适应的过程，应逐渐增加重量，最大牵引重量不得超过3千克。牵引可以在仰卧位进行，也可在坐位时进行，以患者自觉症状获得减轻为宜。症状严重者宜住院牵引。

牵引时颈部放在稍微屈曲位，即头向前倾斜约10°~15°，如此使牵引力加在颈椎上，椎间隙增宽最明显，倘若颈椎放在正中位而不是向前屈曲10°~15°位，牵引治疗的效果就会受影响，甚至有时会加重患者的痛苦。一般可以采用间歇牵引法，每日1~3次，每次牵引30分钟至1小时。严重者可以持续牵引，每周6~8小时，持续约3周。牵引疗法贵在坚持。

治疗颈椎病的民间偏方

（1）当归、川芎、红花、桃仁各10克，桂枝10~15克，葛根15~20克，赤芍15~20克，白芍20~30克，丹参20克，陈皮12克，甘草20~30克。疼痛厉害加威灵仙；头晕者加石菖蒲12克。水煎服，每日1剂，10日为1个疗程。

（2）当归、骨碎补、杜仲、淫羊藿、龟板、鹿角霜、防风各10克，川芎、土鳖虫、桂枝各7克，鸡血藤、熟地、煅龙骨、煅牡蛎、葛根、威灵仙各15克，细辛3克。疼痛较剧者加制川乌7克,片姜黄10克。水煎服,每日1剂。

(3)白芍240克,甘草30克,伸筋草90克,葛根60克,没药20克,桃仁60克,红花60克。将上药研成细粉,压片,每片0.5克,含生药0.3克。每次服5片,1日3次,1个月为1个疗程。

(4)木瓜10克,黄芪15克,白芍20克,羌活、独活各10克,桑枝20克,徐长卿12克,续断12克,牛膝10克,桂枝6克,五加皮10克,甘草6克。痛甚加稀莶荸10克,威灵仙10克;兼有骨质增生者加骨碎补、自然铜各10克。水煎服,每日1剂,15日为1个疗程。

主治颈椎病的营养饮食疗法

1.注意饮食调养

宜进食滋养筋脉,充益气血的食物,过分油腻及煎炸类食品不宜进食。宜服食偏温性的蔬菜水果,如韭菜、香菜、胡萝卜、山药、桃子、葡萄、橘子、杏仁核、桃仁等。

2.忌寒凉生冷之品

忌食绿豆、冬瓜、黄瓜、芹菜等凉性食品,又如冰食、冷饮等,生冷瓜果亦应少食,因其不利于疾病的康复。

3.药膳

(1)人参大枣粥:人参3克,粳米50克,大枣肉15克,白糖适量。将人参研成细粉,粳米用水淘洗干净,大枣洗干净去核。粳米、大枣放入锅中煮成粥,粥成后调入人参粉及白糖适量。功能补气益血,适用于气血不足型颈椎病。

(2)莲党杞子粥:莲子50克,党参50克,粳米50克,枸杞子15克,冰糖适量。莲子用温水浸泡,剥去皮,粳米、党参、枸杞子用水洗净,全部原料放入锅中,加水适量,熬成粥,加冰糖即可。功能益气养血,适用于年老体弱的颈椎病患者。

(3)黄芪桂圆粥:黄芪20克,桂圆肉20克,粳米50克,白糖适量。黄芪切片,置锅中,加500毫升水,煎取汁。粳米洗净,放入黄芪液并加适量水煮沸,放桂圆肉同煮成粥,加适量白糖。功能气血双补,适用于年老体弱,气血不足型颈椎病患者。

(4)桑葚枣圆粥:桑葚(鲜)、大枣、糯米各50克,桂圆肉20克,冰糖适量。桑葚、大枣、糯米洗净,放锅中加水适量,用武火煮沸,加桂圆肉后,改文火煮成粥,加冰糖即可。功能养血健脑,适用于年老体弱的颈椎病患者。

(5)猪心花生粥:猪心150克,粳米50克,花生50克,味精、精盐、花生油、葱、姜末、料酒各适量。猪心洗净切成丁,花生、粳米洗净。花生油下锅加入葱、姜末、料酒及猪心,煸炒片刻,再加入精盐、清水、粳米、花生。武火烧沸,文火熬煮成粥,加入适量味精即可。功能养心安神,养血健脑。适用于各型颈椎病的辅助治疗。

特殊疗法

1.推拿是治疗颈椎病的首选方法。推拿治疗本病以解痉止痛、舒筋活络、理气活血、理筋整复为原则。其作用在于扩大椎间隙及椎间孔,使椎体滑脱者复位,颈椎恢复正常的生理曲度,缓解肌肉和血管的痉挛,改善血液循环,增强局部的血液供应,促使病变组织的修复。临床上以牵引复位为主,按压解痉为辅。

下面介绍几种适合家庭用的按压解痉法。

(1)筋腱组织松解法:患者取坐位,颈项肌肉放松,医者立于患者背后,一手稳住患者前额部,另一手的拇指指腹在患者颈部,从上到下徐徐按压颈项肌肉肌腱5~7次。

(2)痛点强刺激法:患者取坐位,颈项肌肉放松,医者站于患者背侧位,一手稳住患者前额部,另一手的拇指指腹在患者痛点和附近部位,慢慢由轻到重用力按推5~7次。

(3)钳提松筋法:患者取坐位,颈项肌肉放松,医者立于患者背后,一手稳住患者前额部,另一手的拇指和食指将颈肌钳提起,然后自然放开,自上而下,反复5~7次。

(4)穴位推按法:推按穴位,主要选风池、大椎穴,配肩俞、肩井穴。医者立于患者背后,一手固定患者头部,另一手的拇指指腹在患者后脑枕部的一侧风池做推按。推按手法由轻至重,由下向上推压,每次推压要持续5~10秒钟,反复5~7次。按同法再施术另一侧穴位,也可用双手拇指指腹同时推压患者两侧风池、大椎、肩俞、肩井等穴位。

(5)椎后按揉法:患者取坐位,颈项肌肉放松,医者站在患者后方,一手稳住患者前额部,另一手的拇指指腹从相应的第1颈椎椎后投影部位开始(每个椎体为一个部位),按椎后7个部位,沿椎体后部,自上而下地用拇指指腹左右揉动按摩,每个椎体部位按5~7次。

(6)肌肉按压弹动法:患者取坐位,颈项肌肉放松,医者立于患者背后,用双手指指腹用力对向按压颈椎椎体两边, 按45°角方位向上推压椎旁两边的软组织,然后突然放开,患者感到手法部位的肌肉韧带有弹动感,手法从双侧风池穴开始,向下至大椎穴两边,颈椎的7个椎体分7个部位每个部位弹压5~7次。

第五章
常见急慢性生殖泌尿系统疾病的防火墙

肾结石的防治

人体尿液中含有一种晶体聚合抑制物质,它能阻止尿中磷酸盐、尿酸盐、草酸盐等晶体从尿中沉淀出来。如果尿中晶体物质含量过高,或其抑制物质减少,都可能使尿中形成结石。尿液偏酸多形成尿酸盐、草酸盐结石;碱性尿液多形成磷酸钙结石。泌尿系感染、甲状腺功能亢进、尿路不畅、地理气候、水源环境、种族遗传等因素,均可诱发形成结石。

在我国本病南方发病率高于北方,男性多于女性。30~40岁者居多。临床上根据病变部位不同而分为肾结石、输尿管结石、膀胱结石和尿道结石。

刺痛或持续性钝痛,多在劳累时出现,常伴有肉眼血尿。肾绞痛发生时,疼痛从腰部向下腹部放射,患者坐卧不安,汗出,持续数分钟至数小时不等,发作后或有小的沙粒状结石排出。有的患者,病变相对稳定,长期无明显症状。

疾病防火墙

防治肾结石的细节提醒

1.增加饮水量

增加饮水量,可以降低尿内盐类的浓度,减少沉淀的机会,另外饮水量增加排尿量,也会促使一些盐类物质不断随着尿液被排出体外。所以请你每天喝8杯至10杯水冲洗肾脏,每天的排尿量达2000毫升以上,就不容易形成肾结石了。实际调查发现,饮水多的人,基本不患肾结石,但要注意,喝茶太多又会增加草酸盐,易引起肾结石。

2.注意蛋白质的摄取

肾结石与蛋白质的摄取量有直接的关联。蛋白质容易使尿液里出现尿酸、钙及磷,导致结石的形成。假使曾患过钙结石,应特别注意是否摄取过量蛋白质,尤其假使曾有尿酸过多或胱胺酸结石的病历。每天限吃180克的高蛋白食物,包括肉类、干酪、鸡肉和鱼肉。

3.蹦跳排石

结石的治疗中,一般来说,结石直径小于1厘米,表面光滑,圆形,可以在增加排尿量和用药使平滑肌缓解的前提下,结合蹦跳的方法,使结石依靠自己的重力而排出。

治疗肾结石的民间偏方

(1)鲜葫芦适量,捣烂绞取其汁,调以蜂蜜适量,每次服1杯,每日2次,10日为1个疗程。

(2)鲜杨桃5个,切成块,加清水3碗,煎至1碗,冲入鲜蜂蜜适量,饮服。每日1次,1周为1个疗程。

(3)葱250克洗净,猪蹄1段,加水适量,共熬汤喝,连服3日。葱和猪蹄可吃亦可不吃。

主治肾结石的营养饮食疗法

1.补充维生素A

肾结石患者宜补充维生素A。医学研究证实,维生素A缺乏可引起尿路结石。因此患者宜适当多吃鸡蛋、猪肝等维生素A含量较高的食物。

2.补充钾

钾实际上能预防肾结石,这也有大量的事实。大量摄取水果和蔬菜的人,比少吃这些食物的男人,形成肾结石的危险少一半。而水果蔬菜里含很多的矿物质就是钾,所以人们推断钾有预防肾结石的机能。患肾结石的人,每天至少口服1片钾片。

3.补充维生素B6

维生素B6可治疗和预防肾结石,这是因为维生素B6有两个作用,一是利尿,促进排尿是冲洗肾脏的最好方法,能防止结石形成;二是能溶解结石,可用以治疗肾结石。因此我们提倡肾结石患者,每天最多可3次服用维素B660毫克。

4.晚上不宜饮牛奶

人在晚间活动较少,特别是睡眠之后,尿量减少,尿中的各种有形物质增加,尿液变浓,一般饮用牛奶后2~3小时,正是钙通过肾脏排除的高峰时,此时若已开始入睡,浓缩的含钙的尿液极易再形成结石,加重泌尿系统结石的病情。故泌尿系统结石患者晚上不应饮用牛奶。

5.不宜吃菠菜

菠菜是含草酸较高的蔬菜。动物实验证明,用菠菜汁喂养蝌蚪,可因草酸结石而致死。人吃菠菜后的6~8小时,尿中的草酸含量仍高于正常数据。有的人小便中草酸钙处于饱和状态,吃菠菜后尿中草酸将成倍增加,明显增加了形成结石的危险性。因此,属于草酸结石的尿路结石症患者,应禁吃菠菜。即使要吃,也要煮熟后弃汤吃菜,不能将菠菜炒食。

6.药膳

(1)核桃糖酥:核桃仁120克,冰糖120克。将冰糖溶化浸入核桃仁肉,以香油炸酥,装于密封容器内,每次食用30~60克,每日3~4次。也可用市售翡翠胡桃,服法同上。本品温补肺肾,润肠通便,对于无泌尿道梗阻的状如绿豆大或大豆(黄豆)大的结石,有促使其排出的作用,对于结构疏松的结石可帮助其分解后排出。阴虚火旺者忌服本方。

(2)核桃茶:核桃肉、白糖各90克。先将核桃肉磨成粉,越细腻越好,放在容器中,加入适量水调成浆状。铝锅内放水1大碗,加入白糖,置火上烧至糖溶于水,放人核桃肉浆拌匀,烧至微滚即成。代茶饮,每日1次。可排出结石,用于治疗各种尿路结石。

急性肾炎的防治

急性肾炎是常见病。病变开始主要在肾小球,而且是弥漫性的,许多肾小球都被侵犯到,因此称为弥漫性肾小球肾炎。根据病程的不同,分为急性肾炎和慢性肾炎两种。

急性肾炎的发病与链球菌感染有关。大多数急性肾炎患者在发病前有过急性溶血性链球菌感染的病史,如急性咽炎、扁桃炎、猩红热、副鼻窦炎、中耳炎、腕疱疮等。但肾炎的发炎和其他炎症不同,它不是由链球菌直接侵犯肾脏而引起发炎,而是人体由于链球菌及其产物的作用而引起的一种不正常的免疫反应的表现。

急性肾炎典型的症状是突然出现眼皮浮肿或头面部浮肿。到午后或傍晚面部浮肿可逐渐消退,而下肢却浮肿了。病情较重的往往全身浮肿,甚至有胸腔积液和腹水,因此感到气急、腹胀。约有1/3的患者血压升高,可有头痛等症状。尿常规检查有红细胞、白细胞、管型、尿蛋白等。

疾病防火墙

防治急性肾炎的细节提醒

1.适当做些体育运动

急性肾炎发病初期,绝对禁止参加任何体育运动,因为运动量加大,血流量也会随之而增加,肾小球的负荷就会加重,使肾小球无法休息而加重损伤。一旦病情稳定后,就应逐渐参加体育运动,如散步、做操、太极拳、气功等,通过适当的体育锻炼,增强体质,提高自身的防病能力,利于康复。但不能过度疲劳,要量力而行,适当锻炼。

2.积极防治链球菌感染性疾病

急性肾炎发病前多有链球菌感染的病史,如急性咽炎、扁桃体炎、猩红热、副鼻窦炎、中耳炎、脓疱疮等。为了预防急性肾炎,对上述疾病应积极防治,以免发展成为慢性肾炎。

3.饮食调理

伴有水肿者,应限制钠盐摄入,每天1~3克。尿少时,应限制含磷食物,如橘子、果汁等。蛋白质的摄入应根据肾功能而定,严格按照医嘱进食。限制进液量,每日进液量=尿量+500毫升。

4.节制性生活

急性肾炎,应绝对禁止性生活,因为性生活会消耗体内的大量能量。夫妻之间10分钟的性生活,所消耗的体内的能量约为3000瓦,可供一个家庭内包括照明、冰箱、录像机等家电用电10分钟。这样大的能量消耗,对肾炎的康复不利。研究表明,在性交的时候,人体交感神经兴奋性增强,可使肾血管痉挛,肾血流量减少,血中有害氮质增多,血压升高,会使肾炎患者病情加重。

肾炎患者在病情稳定后,水肿消失,尿蛋白、红细胞、管型等全部消失后,才能进行性生活,而且次数宜少。未婚青年在肾炎彻底治愈后1~2年才能考虑结婚。

5.用药须知

避免使用肾毒性药物,如庆大霉素、链霉素、先锋霉素等。了解免疫抑制剂的作用和副作用,如环磷酰胺、氮介等易引起骨髓抑制和消化道反应、脱发、出血性膀胱炎,刺激局部引起红肿、疼痛等不良反应,应用时应注意药物副作用。

患者一定要在医师指导下有规律地减量或停药,不可随意中断;避免出现反跳现象。如加重蛋白尿等,激素治疗时应严格按不同阶段给剂量,治疗阶段量要足,巩固阶段减量要慢,维持阶段剂量要最小,且疗程要够,减药原则是首剂应用6~8周后开始减量,减原有剂量的10%~20%,以后每隔2~4周再减前次剂量的10%~20%,直至最小剂量,再根据医嘱停药。

治疗急性肾炎的民间偏方

(1)每次用新鲜生鱼1条(约100~200克),去鳞和肠脏,冬瓜100克(连皮),赤小豆60克,加葱头5枚,清水适量,煮汤服食,不要加盐。

(2)鲜荠菜100克,洗净放入瓦锅中,加水3大碗,煎至1碗水时,放入鸡蛋1个,煮熟,加盐少许,饮汤吃菜和蛋。每日1~2次,连服1个月为1个疗程。

(3)陈葫芦粉10~15克,粳米50克,冰糖适量,先将粳米、冰糖同放砂锅中,加水500毫升,煮至米开花时,加陈葫芦粉,再煮片刻,粥稠为度,每日服2次。

主治急性肾炎的营养饮食疗法

1.低蛋白饮食

蛋白质摄入量应根据肾功能情况而定,若患者出现少尿浮肿、高血压和氮质潴留时,每日蛋白质量减至20~40克/日(相当内生性代谢氮),以减轻肾脏的负担,避免非蛋白氮在体内积存。但这种低蛋白的饮食不能长期食用,最多只能用7~10天,因长期应用营养价值低的饮食不仅对大脑皮质的兴奋及抑制过程不利,而且还会影响内分泌的代谢及机体内固有蛋白质的消耗。

2.限制水量

急性肾炎有尿少、眼睑浮肿、全身水肿及高血压,这是水代谢紊乱的表现,故限制液体量的摄入对消除浮肿、减轻心脏压力是有重要意义的,液体量应视浮肿程度和排尿量而定,急性期一般以500毫升为限,以后视尿量而增加水量。

3.限制食盐

水肿和血容量与盐关系极大,每1克盐可带入10毫升左右水,肾炎如食入过量食盐,使排尿功能受损,常会使浮肿加重,血容量增大,造成心力衰竭,故必须限制食盐及给予低盐饮食。

4.药膳

(1)鲫鱼苡仁汤:鲫鱼剖杀去鳃与内脏,洗净,放锅内加清水与冬瓜皮、薏苡仁共煮,不要加盐,鲫鱼熟即可。饮汤,食鲫鱼肉。健脾行水,利尿消肿。适用于各种急、慢性水肿症,对于急性肾小球肾炎所致的水肿效果尤佳。

（2）玉米须车前叶粥：玉米须、鲜车前叶各30克，葱白1茎，粳米50~100克。将鲜车前叶洗净，切碎，同玉米须、葱白煮汁后去渣，然后加粳米煮粥。每日2~3次，5~7日为1个疗程。清热利尿。适用于急性肾炎小便不利，尿血，水肿等症。

（3）葫芦粥：陈葫芦粉（越陈越好）10~15克，粳米50克，冰糖适量。先将粳米、冰糖同入砂锅内，加水500毫升，煮至粳米开时，加陈葫芦粉，再煮片刻视粥稠为度。温热服用，每日2次，5~7日为1个疗程。利水消肿。适用于肾炎及心脏病水肿，脚气水肿等症。

（4）白菜苡仁粥：小白菜500克，薏苡仁60克。先将薏苡仁煮成稀粥再加入洗净、切好的小白菜，煮2~3沸，待小白菜熟即成，不可久煮。食用时不加精盐或少加精盐。每日2次。健脾祛湿，清热利尿。适用于急性肾炎的水肿少尿症。

阳痿的防治

　　阳痿是指在性交时阴茎不能勃起或举而不坚，不能进行性交而言的一种性功能障碍病发现象。正常情况下，性兴奋刺激从高级中枢神经传导到勃起中枢，勃起神经（盆内脏神经）传导到阴茎海绵体神经丛引起海绵体充血、勃起。发生阳痿的原因是多方面的，多数是因为神经系统功能失常而引起，往往有头昏眼花、头痛脑胀、腰酸背痛、四肢无力、失眠、出冷汗等。另外一些肿瘤、损伤、炎症等也可引起神经功能紊乱而导致性功能衰退。有的则可能由于内分泌系统的疾病、生殖器本身发育不全或有损伤、疾病而引起。

　　阳痿在青年时期，发病率较低，但到中年时期，发病率日渐增高，40岁左右大约有5%的男性患阳痿，50~60岁，则阳痿的发病率依次为10%至15%。阳痿是最伤男性自尊的疾病，他们到处求医问药，身心疲惫，夫妻之间心存芥蒂，有的甚至导致家庭破裂。这是一种值得重视的疾病。

疾病防火墙

防治阳痿的细节提醒

1.检测方法

　　目前，阳痿诊断和鉴别诊断中常用的检测方法是用阴茎勃起强度测量带测试，即"撕裂记录带"法。该方法能在家中自用，一次性使用，方便可靠。方法为：入睡前在阴茎松软的情况下，将测量带上的粘贴接头保护层揭去，然后绕在阴茎体部即可。次日晨观察红、黄、蓝(注,亦有的为蓝、红、白三种颜色)三档压力小带的断裂情况来判断结果。

"撕裂记录带"的四个判断等级结果为:①压力小带无断裂为无勃起;②断裂红色一档为无效勃起,表示阴茎硬度较小,难于插入阴道;③断裂红、黄二档为勃起不充分,表示可插入阴道;④红、黄、蓝三档都断裂为正常勃起,表示完全可以插入阴道。该法不仅可用于阳痿的筛选诊断、器质性与心理性阳痿的鉴别诊断,还可以用于心理性阳痿的辅助治疗,以及性康复治疗的疗效观察。

2.消除精神压力

对精神压力的危害性,我们已多次提到,所以要想使身体健康,必须学会自我调整,消除精神压力,这对维持正常的性功能也不例外。这就要求合理安排工作和学习,不致身心疲惫;遇上烦心的事情要学会排遣,保持乐观,这对延长性生活年龄也是有帮助的,是预防阳痿的有效措施。

3.性生活适度

性生活适度有利于健康,更能预防阳痿。在下列情况下不宜进行性生活:

①饮酒后不宜性交,此时性机能受到抑制,勉强为之,有损身体,更易使反射机制疲劳。

②大风、大雨、打雷天不宜性交,以免受惊致阳痿。

③饱食后不宜性交。

④不安静的环境下不宜性交。

4.忌酗酒和吸烟

少量饮酒对性生活可能还有一定益处,但酗酒却相反,因此千万不可经常酗酒。已患阳痿者,一定要忌烟,未患阳痿者,也要注意减少吸烟量,以防造成血管痉挛引发阳痿。

5.积极治疗相关疾病

如果患有心脏病、高血压、糖尿病、前列腺肥大等易引起阳痿的疾病时,一定要高度警惕,积极治疗相关疾病。最好能从预防这些疾病出发,进行生活饮食调理,实际上也就起到预防动脉硬化出现、预防阳痿的作用。这就要求在饮食上要遵循低盐、低脂肪、低糖、高蛋白的饮食原则,多摄取纤维,营养上多摄入富含维生素E、维生素C及锌、钙、镁等物质的食物。还要采取适量运动、避免肥胖等一系列措施来预防阳痿。

治疗阳痿的民间偏方

(1)鲜胎盘半个,洗净切块,冬虫夏草10~15克,生地20克,放蒸锅内隔水炖熟服食,隔日1次,连服7~8次。

(2)何首乌60克,枸杞子15克,鸡蛋2个,加水同煮,蛋熟去壳后再煮片刻,去药渣,吃蛋饮汤。每日1次,连服10~15日。

(3)猪肾1对,剖洗干净,去筋膜、切片,黄芪15克,炙甘草6克,核桃仁50克,党参5克同放锅内煮汤,熟后去药渣调味服食。隔日1次,连服3~5剂为1个疗程。

主治阳痿的营养饮食疗法

1.补充维生素E

这种维生素不仅改进全身循环,而且是一种有力的抗氧化剂,能够减低血胆固醇和预防动脉硬化。每个男人都应该服用维生素E,不论是从含量丰富的食物中,还是专门补充。

2.补充胡萝卜素

胡萝卜素在身体需要的时候能转换成维生素A。维生素A提供制造性激素的原料。因此为了使性激素不缺乏,就最好补充胡萝卜素。

3.补充锌

锌是形成睾酮的要素。男性的体内含锌量低,可导致阳痿,也可导致男性不育。因此有必要补充锌,且锌有助于前列腺肥大恢复。

4.补充镁

这种矿物质有促进脑部产生两种使性冲动的主要化学品,即多巴胺和乙酰胆碱。

5.宜用核桃

核桃补肾强腰,益肺定喘,润肠通便,乌须黑发。核桃是古代大力士的不可缺少的食物。著名的补肾药"青娥丸"、"胡桃丸",均以核桃为主药。李时珍在《本草纲目》里介绍,每晚睡前剥2~3枚核桃仁,再切1片生姜,同时放在嘴里慢慢嚼烂,再徐徐咽下,主治阳痿。核桃粥、炸核桃腰等亦为常用之药膳。

6.宜用麻雀肉

麻雀肉甘温,有"壮阳益精,补肾强腰"的作用,据说在唐代时就用麻雀肉同蛇床子熬膏制成"驿马丸",治疗阳痿,明朝皇帝经常服用,疗效颇佳。除雀肉外,雀卵、雀脑也有壮阳益精,补肾强腰作用。

7.宜用虾

虾内含蛋白蛋、脂肪、糖类、钙、磷、铁、维生素A、维生素B1、维生素B2等营养成分。具有壮阳托疮、益肾强精的功效。适用于肾阳亏虚阳痿,畏寒,体倦,腰膝酸软及乳痈溃烂,寒性脓疡久不收口等。日常做菜可常食虾及虾米等,既可饱享口福,又可防治阳痿。

8.药膳

(1)肉苁蓉羊肉粥:肉苁蓉15克精羊肉100,粳米50克。肉苁蓉加水煎煮,煮烂后去渣留汁;羊肉切片后入药汁中,加水煮烂;粳米加水,如常法煮粥,待半熟时,加入羊肉及药汁,煮至米开汤稠加入少许葱、姜,熟后温热服用。此款补肾益精作用很强,适用于肾虚阳痿,遗精早泄,腰膝冷痛,筋骨赢弱,阳虚便秘,性机能减退等症。

(2)鲜奶玉露:粳米60克,炸核桃肉80克,生核桃肉45克,牛奶2000克,白糖12克。将粳米淘净后用水浸泡1小时捞起,沥干水分,粳米、生核桃肉、炸核桃肉、牛奶、清水放在一起拌匀,用小石磨磨细,再用细筛滤出细茸待用;锅内加清水,武火烧沸,加白糖,烧至糖溶化滤去渣,再烧沸,然后将核桃茸慢慢倒入锅内,待熟后装碗即成。有壮阳滋补作用。

(3)虾米茶:虾米500克,拌少量盐,待水烧开,把虾放入煮熟,捞出晒干,去壳,然后装入瓦罐密封,泡茶时,杯内放入虾米,加适量白糖,闷泡5分钟后即可服用。每次10克,1日2次,边喝边品杯中虾米。

特殊疗法

(1)附桂熟地水治阳痿:制附子、元桂各5克,熟地12克,川芎、白术各6克,白芍、当归、党参、枸杞、仙茅、巴戟天各9克,黄芪24克。将上药加清水适量,浸泡20分钟,煎数沸,取药液与1500毫升开水同入盆中,趁热熏蒸会阴部,待温度适宜时泡洗双脚,每日2次,每次40分钟,15天为1个疗程。适用于阳痿。

(2)柴胡当归水治阳痿:柴胡、当归、白芍、云苓、郁金、九节、石菖蒲各10克,薄荷6克,淫羊藿、菟丝子各30克。将上药加清水2000毫升煎至水剩1500毫升时,澄出药液,倒入脚盆中,待温度适宜时泡洗双脚,每晚临睡前泡洗1次,每次40分钟,20日为1个疗程。主治阳痿,属肝郁不舒、情志不畅者。

(3)金樱子巴戟天水治阳痿:金樱子、巴戟天、淫羊藿各30克,阳起石25克,葫芦巴20克,柴胡15克。将上药加清水适量,煎煮30分钟,去渣取汁,与2000毫升开水一起倒入盆中,先熏蒸会阴部,待温度适宜时泡洗双脚,每日早、晚各1次,每次熏泡40分钟,10日为1个疗程。温补肾阳,固精秘气,疏理脾气,升举阳气。

适用于阳痿心情抑郁者。

泌尿系统感染的防治

泌尿系统感染这里指尿道和膀胱感染。尿液从膀胱通到体外去的通道：尿道排出，尿道和膀胱二者紧密相连，尿道感染常会上行引发膀胱炎症。一般来说，泌尿系统感染多与卫生不良有关，大约50%的女性至少患过1次泌尿系统感染，20%的女性则患过多重感染——许多女性1年患1~2次是很常有的事。

泌尿系统感染来源于大肠杆菌，它们盘踞阴道，并侵占尿道。在阴道外，这些细菌无大碍，问题开始于它们进入尿道时。这些细菌见于所有女性身上。那些患尿道感染的妇女，其体内结构和其他女性并无两样。就某些不明原因，某些女性较易受感染。还有一些女性泌尿系统感染是在性交中受到挫伤的结果；男性也会得此病，但较为罕见，男性泌尿系统感染通常是由性病所引起。非特异性尿道炎及淋病两种性病最常引起尿道和膀胱炎症。

疾病防火墙

防治泌尿系统感染的细节提醒

1.注意个人卫生

平时要注意个人卫生，防止细菌侵入和病菌感染。穿棉质内衣裤，使你保持干爽，避免紧身不透气的裤子，勤换内裤。不要用公共浴池、浴盆洗浴，不要坐在未经消毒的马桶上，不要与他人共用一条毛巾。

2.多喝水

经常大量地喝水，大约每天1500~2000毫升，能把附着在膀胱、尿道的微生物冲洗掉，能够预防膀胱炎。对于已患膀胱炎者，多喝水也有助于疾病痊愈。

3.纠正房事不良习惯

某些人在憋尿情况下行房事，而在性交后又不清理外阴，很容易造成膀胱炎。而有些人行房事时用避孕套，又没有适当装好，会使其压迫尿道，往往造成反复感染。

4.洗淋浴和不乱用清洁剂

有些人喜欢盆浴，很容易造成污水灌入阴道及尿道（特别是女性），还有人在洗澡时，用淋浴液或洗泡沫浴，或在阴部周围使用一些特殊香水或其他化学制品，结果对尿道及阴道造成不良刺激。另有些人在游泳时穿化纤游泳衣，游泳后又没有尽快换上干衣裤，没有使阴部尽快干燥，很容易造成细菌生长。

治疗泌尿系感染的民间偏方

（1）取鲜韭菜30~60克（或用韭菜子5~10克），粳米100克，细盐少许，先将韭菜洗净切碎（韭菜籽细末），先煮糯米为粥，待粥沸后，加入韭菜或韭菜籽末，精盐，同煮成稀粥。主治肾虚之尿频。

（2）粳米50克，薏苡仁30克，甲岛跖草15克。先将鸭跖草水煎取汁，加入粳米、薏苡仁煮粥吃，每日1~2次。

（3）粳米60克，绿豆15克，薏苡仁20克，同煮粥吃，食时可加入冰糖。

主治泌尿系感染的营养饮食疗法

1.补充维生素C

每天服用1000毫克左右的维生素C（分成数次服用），将足以酸化尿液，以干扰细菌生长，如果有再感染或复发的情形，而又正好无处求医，这是个好办法。

2.补充钾

在治疗膀胱炎时，有时需使用利尿剂，而利尿的同时，必然会造成钾的流失，因而此时应补充富含钾的食物，如橘子。

4.多吃大蒜

大蒜内含蛋白质、脂肪、糖、B族维生素、维生素C、蒜素等成分。大蒜具有把细菌和病毒置于死地的作用。不仅能杀死膀胱内细菌，而且对打击造成酵母菌感染的微生物特别有效。

5.药膳

（1）双豆粥：绿豆50克，黑豆50克，车前子15克，蜂蜜1匙。将车前子用纱布包好，用绿豆、黑豆共入锅中，加水适量煎煮，至豆烂熟，离火，弃药包，调入蜂蜜即成，吃豆饮汤。适用于小便不利、尿短急痛、腰酸腰痛患者。

（2）冬瓜绿豆汤：新鲜冬瓜500克，绿豆50克，加白糖适量，煮汤饮服。既能清热利尿，又能防暑降温，是防治泌尿系感染的最佳饮料。

（3）豆芽汁：绿豆芽500克，白糖适量。将绿豆芽洗净，捣烂，用纱布压挤取汁，加白糖代茶饮服。可治泌尿系感染、尿赤、尿频、淋浊等症。

前列腺肥大的防治

前列腺肥大的症状完全是由于前列腺增生后对膀胱颈和后尿道造成压迫而逐步产生的梗阻和一系列并发症的症状。尿频为早期症状,先为夜间排尿次数增加,每次尿量不多,以后白天也出现尿频。50%~80%的患者伴有尿急或急迫性尿失禁。

当增生的前列腺向尿道内突出时,后尿道延长、弯曲、变窄,增生腺叶突向膀胱颈也可形成球形活瓣,使排尿时阻力增加,患者表现为排尿起始迟缓,排尿时间延长,射程缩短,尿线细而无力。排尿阻力进一步增加,使每次排尿不能排尽,表现为膀胱内有较多的残余尿量,残余尿量的出现是膀胱逼尿肌失代偿的结果。

长期排尿不尽,易引起尿路感染,使排尿困难、尿频、尿急症状加重,血尿也是前列腺肥大的常见症状,它是由于前列腺黏膜上的小血管被增大的腺体牵拉破裂所致。长期排尿困难可继发肾功能减退,膀胱结石等并发症。

疾病防火墙

防治前列腺肥大的细节提醒

1.减轻体重

肥胖超重的男性患前列腺肿大的几率要高,年龄段要提前。一般男性前列腺肿大发生在60岁以后,而肥胖型的男性可提前10年,所以前列腺增生的肥胖患者应在生活和饮食中注意减肥。

2.温水坐浴

温水坐浴可使前列腺内血管扩张,改善前列腺血液循环,有助于减少发炎及炎症恢复,舒缓被刺激的前列腺。

3.运动

运动也很重要,走路是很好的运动,这样可促进局部的血液循环以及肌肉运动,有利于排尿。

4.常做收腹提肛操

收腹提肛操这种锻炼方式具有改善会阴部的血液循环、防止前列腺肥大的作用。其方法是:随自己的呼吸,吸气时有意收小腹缩肛门,呼气时放松其部位,连续100次,每天上年、下午各一遍,姿势不限,站、坐、卧皆可。

治疗前列腺肥大的民间偏方

(1)通草5~10克,小麦25克,放锅内加水400毫升,煮15分钟,用汁沏茶(绿茶)1—2克,分3次服用。

(2)莲花蕾20克,甘草5克,放锅内加水300毫升,煮沸后加入绿茶即可,冷却后分3次服。

主治前列腺肥大的营养饮食疗法

1.补充锌

在前列腺中,锌的含量比其他任何器官中都要高,可能是因为前列腺中雄性激素的新陈代谢需要锌这种矿物质参与的缘故。当前列腺肿大时,前列腺细胞与锌结合会少,因此,即使前列腺的锌含量不足,而血液中锌的含量也显示正常,但前列腺细胞中实际上锌的含量却仍然可能不足,在一些实验研究中发现,补充锌能够有效地减少大部分男性前列腺肥大的情形以及相关的一些症状。因此前列腺肥大患者,应每天补充锌50毫克。

2.多喝水

多喝水多排尿会冲走造成尿道感染的细菌,这样可大大减少前列腺感染的机会。因为尿道感染是造成前列腺感染,促进前列腺肥大的重要原因。

3.多吃赤小豆

赤小豆内含蛋白质、脂肪、粗纤维、维生素B1和维生素B2、维生素C、烟酸、钙、磷、铁、皂甙等成分。能清热利尿,保持小便通畅,预防尿路感染及尿潴留,有利于前列腺肥大的治疗。

4.药膳

(1)胡桃粥:核桃肉30~50克,粳米50克。粳米加水以常法煮粥,核桃肉去皮捣烂,粥熟后加入,调匀。浮起粥油时即可食用。早晚各1次。核桃肉性味甘温,有壮腰补肾、润肠通便之功效。此款可用于伴有大便硬结压迫前列腺造成的尿潴留。

(2)山药车前子粥:生山药30克,研成细末,生车前子12克。先将山药粉用凉水调成稀糊,再放入车前子同煮成稠粥,不拘时食之。具有健脾固肠、益肾利尿之功效。可用于兼有肾气虚之前列腺增生小便不利者。

(3)利尿蛤蜊肉:蛤蜊肉250克,牛膝30克,车前子、王不留行各20克,精盐、味精各适量。将蛤蜊肉洗净,把牛膝、车前子、王不留行装入纱布袋内。将上药

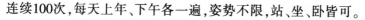

及蛤蜊肉共入砂锅内,加清水适量,文火煎煮半小时,取出药袋,加精盐、味精调味。吃蛤蜊肉,喝汤。1次1碗,2次吃完,连服5~7日。滋阴清热,软坚利尿。适用于肾阴不足,湿热内蕴,前列腺肥大,小便淋漓涩痛,五心烦热等症。

(4)炖麻雀:麻雀10只,葱白5茎,料酒50毫升,姜汁、酱油、精盐、白糖、味精、植物油各适量。将麻雀宰杀去毛及内脏,用姜汁、酱油腌渍10分钟后放入六成热的植物油锅内翻炒,加料酒、精盐、水和拍碎的葱白段,用小火焖煮40~60分钟起锅前加白糖、味精,将汤汁收浓后即可。佐餐食。益肾缩尿。适用于前列腺肥大,小便频数等症。

第六章
常见急慢性五官、皮肤科疾病的防火墙

斑秃的防治

斑秃，又称圆形脱发，往往一夜之间头发脱落几片，因此民间称这种病为"鬼剃头"。斑秃是一种局限性斑块脱发，病因尚不明，可能与精神因素、内分泌障碍和头皮部压迫等有关。斑秃没有自觉症状，脱发部头皮较光亮，仍可见毛孔。进展期患者的皮肤损害可逐渐扩大，甚至有的人发展成"全秃"，即头皮部头发大部脱落，眉毛、胡须、腋毛、阴毛均可脱落。大部分患者可以治愈，只是有的患者病程较长。

有一种类型的患者，精神抑郁，多忧虑，精神上受过刺激，患者感到疲乏、嗜睡、多梦、头皮有麻木发胀的感觉。另一种类型的患者则相反，精神兴奋，易激动，失眠，头皮有刺痒的感觉。

疾病防火墙

防治斑秃的细节提醒

1.保持精神开朗

保持精神开朗是保养头发无形的却是很重要的基本要素。平时可经常做些深呼吸、慢跑及做些松弛肌肉的运动，可消除疲劳，振奋精神，防止脱发。

2.科学护理头发

科学护理是日常生活中至关重要的一条。首先应选用合适的洗发剂，香波中含有十二醇硫酸钠、依捷那、硬脂酸钠等原料，对头皮的刺激很小，又能去掉头发上的油垢。洗发用的水不宜过烫，水温过高会损伤头皮表皮层。

3.避开不利环境

某些环境因素对头发会带来伤害,如夏季阳光中强烈的紫外线,不仅灼伤皮肤,而且可使头发干枯易断;长期在空调环境下工作,会使头发水分丧失而易发生头发分叉劈裂,同时易产生静电。

4.按摩头皮

按摩是很好的头发保健方法。以双手前发际由前额向头顶揉,接着揉向后脑,然后再由两鬓向头顶按摩,再转向枕部。揉、擦用力均匀,切勿忽轻忽重。每次按摩2分钟,以后可延长5~10分钟,每天睡前和起床后各按摩1次。有效的按摩会使头皮有发热和紧缩感。

平时最好选用黄杨木木梳和猪鬃发刷,可避免产生静电。对于脱发者每天多梳几次,每次梳100下,以头皮温热为度这样可促进局部血液循环,也能起到头皮按摩的作用。

5.注重营养

正确的饮食营养是保护头发最重要的内在因素。饮食中维生素、矿物质、适度的饱和脂肪酸以及糖含量,都对头发的质量有着重要影响。饮食中如奶油、油炸食物、巧克力、白糖和盐摄取过多,其代谢产物中的酸性物质在血液中浓度升高时,头发即容易枯黄、脱落或折断。有很多女性为了身材苗条,不合理地控制饮食,盲目节食,结果造成营养失调,这种做法对身体的影响自不必说,令人始料不及的是可使头发受损。

营养失调所造成的影响不仅仅是我们常说的蛋白质、脂肪酸及糖类的不足或过剩,这其中包含着维生素及矿物质的成分在内,而头发对膳食中的某些微量元素缺乏是比较敏感的,缺钙易导致头发变粗而干燥,缺B族维生素易导致头发变灰白,缺铜、钴、铁后头发变黄变白,缺锌易导致秃顶甚至全秃。

6.忌烟

因为连续吸烟会使体温降低,血液不能流畅地进入毛囊的毛细血管,从而对头发生长不利。嗜酒,特别是饮烫热的酒,会使头皮产生热气和湿气,引起脱发。禁饮酒精度高的酒,否则可损伤肝脏,影响肝脏对头发的原料氨基酸的合成。

7.用钢丝梳叩击脱发处

用钢丝梳叩击脱发处是治疗斑秃的辅助方法,这种方法能促进患处的血液循环,以利毛发再生。方法是:用梳头的钢丝梳轻轻叩击斑秃患处(用钢丝的一面叩击),每日早晚各1次,每次10~15分钟。叩击用力要均匀、适度,以叩击至斑秃区域局部微组充血为度,勿叩破头皮出血。这种辅助治疗方法要持之以恒,方可收效。

治疗斑秃的民间偏方

（1）苦陈皮适量研成细末与蛋黄油调匀,用药时将患者头发剃去,以温水洗净头部涂擦此油,每日换药1次。

（2）尖小辣椒10克切成细丝,用老白干酒50克浸泡10天,用酒涂擦患处,每日数次。

（3）生姜皮30克,骨碎补60克浸酒中10天,取酒涂擦患处,每天3次

（4）鲜生姜切成薄片,用姜片擦脱发部位,擦至使皮肤发红为度,每天2~3次。

主治斑秃的营养饮食疗法

1.补充维生素B族

B族维生素是一个族群,有维护神经、皮肤、眼睛、头发、肝脏、口腔健康的作用。B族维生素主要是在产生能量的反应中充当辅酶。我们在这里主要强调的是泛酸(维生素B5)、维生素B6及烟酸(维生素B3),它们可以使得皮肤组织更有韧性,促进毛发生长。

2.补充肌醇

肌醇对毛发生长很重要。它有助于预防动脉硬比,且对卵磷脂的形成很重要,对脂肪和胆固醇的代谢也很重要。它还可以辅助清除肝脏的脂肪。肌醇主要来源于水果、蔬菜、谷物、肉类、牛奶。饮用过量的咖啡因可导致体内缺乏肌醇。

3.补充锌

锌参与蛋白质代谢,而头皮主要由蛋白质构成。维生素E在体内的浓度也需要锌来维持,锌还可以增加免疫功能以促进毛发生长。

4.宜用黑芝麻

黑芝麻是一种常用的润燥滑肠、滋养肝肾的佳品,也是日常补食的佳品,曾风行一时的黑芝麻糊即以此为原料。其性甘平,内含脂肪油、蔗糖、多缩戊糖、卵磷脂、蛋白质等成分。黑芝麻确实是个宝,据中医古书记载,它具有补肝肾、润五脏、益气力、长肌肉、填脑髓的功效。能治肝肾不足、病后虚弱、须发早白、皮肤干燥、大便燥结、腰膝酸痛、四肢乏力、言语謇塞、步履迟缓、头晕耳鸣等病症。在乌发养发方面,黑芝麻的功效更是有口皆碑,是中医治疗脱发、白发的常用佳品。

5.宜用胡桃肉

胡桃肉即我们日常所食干果——核桃之肉。其成分中的40%~50%是脂肪

油,其中主要是亚油酸;另含糖类、蛋白质、胡萝卜素、维生素B2、钙、磷、铁和卵磷脂等成分,核桃中的蛋白质和脂肪,均易被人体消化吸收。核桃蛋白质含各种氨基酸,更是组成人体蛋白的原料,对大脑细胞具有良好的作用,核桃中的不饱和脂肪酸有软化血管、降低胆固醇的作用。可以防治动脉硬化和心血管病,胡桃肉一般作为补益之品,有补肝肾、强腰膝、敛肺定喘的功效。中医还认为其有益智补脑生发之效,故它常用于记忆力下降及脱发等症。

6.宜用海带

海带性咸寒,含有褐藻胶酸纤维素、粗蛋白、糖类、甘露醇、钾、碘等成分,具有消痰软坚等功效,常用于瘰疬、瘿瘤、疝气下坠等,常服还可以补充头发生长所需的矿物质。

7.药膳

(1)何首乌煮鸡蛋:何首乌100克,鸡蛋2个,葱适量,生姜、食盐、料酒、味精、猪油各适量。将何首乌切块;把鸡蛋、何首乌放入锅内,加水适量,再放入葱、生姜、食盐、料酒等调料。将锅内水烧沸,文火煮至蛋熟,剥去蛋壳,再放入锅内煮2分钟。食用时,加味精少许,吃蛋喝汤,每日1次。适用于血虚体弱,头晕眼花,须发早白,未老先衰,遗精,脱发,血虚便秘等症。

(2)蜂蜜桑葚膏:鲜红熟桑葚200克,蜂蜜50克。将鲜红熟桑葚放入大碗中,用擀面杖捣烂,倒入由纱布滤汁液,然后将汁液放入瓦锅内熬至稍浓,加入蜂蜜,不停搅匀,煮成膏状,冷却后储瓶备用。食用时取1~2汤匙,温开水送服,每天早晚各服1次。适用于须发早白,脱发,病后血虚,未老先衰等症。

(3)怀药酥:怀山药250克黑芝麻20克,白糖100克。怀山药切成菱形小块,放入植物油锅内,炸至外硬中间软,浮出表面时,捞出。白糖加水少许溶化,炼至糖汁成米黄色,随即放入怀山药块,并不停翻炒,使外面包上一层糖浆,直至全部包牢,然后撒上炒香的黑芝麻即成。适用于肾虚久咳,须发早白,脱发,大便燥结锌症。

(4)乌发糖:核桃仁250克,黑芝250克,红糖500克。红糖放入锅内,加水适量,用武火烧开,移文火上煎熬至稠厚时,加炒香的黑芝麻、核桃仁,搅拌均匀停火。将乌发糖倒在涂有熟菜油的搪瓷盘中,摊平、晾凉,用刀切成小块,装盒备用。食用时,早晚各服3块。适用于头昏,耳鸣健忘,头发早白,脱发等症。

(5)黑芝麻核桃粉:黑芝麻500克,核桃粉500克,分别炒熟,搅拌匀,放入瓶中,每天早晨细嚼3匙,可用白水或牛奶边嚼边喝送服。适用于健忘,头发早白,脱发等症。

特殊疗法

1.用大蒜擦患处

大蒜可以治疗斑秃。方法有几种：①把蒜瓣切成片，直接在患处揉擦，每次揉擦15分钟左右。②把剥去表皮的蒜瓣捣烂成泥状，然后把蒜泥直接涂敷于患处，局部不用包扎，每天涂1次，涂敷后2小时再用香皂或洗发膏把头皮洗净。每7~10天为1个疗程。

大蒜揉擦局部或蒜泥涂敷局部，对皮肤有刺激作用，可使皮脂腺血液循环改善，毛囊扩张，利于毛发生长。

2.用蛋黄油涂搽患处

蛋黄油涂搽斑秃，是民间常用的治疗方法，简便易行。安全有效。方法是：鸡蛋带壳煮熟，剥去蛋壳，取出蛋黄，将蛋黄放入铁锅中煎熬，熬至焦黑，即得蛋黄油。用蛋黄油涂抹患处，每日涂3~4次。

白内障的防治

正常透明的晶状体变混浊时，称为白内障。白内障明显时可在病眼的瞳孔区后表现为乳白色，视力的好坏与白内障的程度有关。白内障是最常见的致盲眼病，但通过手术可以复明。白内障类型较多，老年性白内障是白内障中最常见的。

白内障患者多为双眼发病，但两眼可有先后或程度不同，呈进行性、无痛性视力下降。在早期常有固定不飘动的眼前黑点，视物模糊，也可有单眼复视或多视。根据白内障开始形成的部位，可分为皮质性、核性和囊下性三种，以皮质性最为常见。如无裂隙灯显微镜或在放大瞳孔的情况下，难以做出诊断，只有发展到很明显且视力显著下降时，肉眼在充分照明的情况下，才可察见混浊的晶状体。白内障可造成视力的高度减退，但仍保持良好的光觉和色觉。

疾病防火墙

防治白内障的细节提醒

1.保护双眼

为了避免紫外线伤害眼睛，出门请戴太阳镜，不只是夏天如此，整年都应这样。此外,戴宽边帽子也可以阻挡50%的紫外线,同时也有助于预防皱纹的产生。避免置身于不必要的紫外线下——如日光浴之类,因为紫外线可以破坏晶状体细胞,并促进晶状体氧化。

2.积极治疗相关的疾病

如糖尿病、肥胖症和高脂血症,其血糖、血脂代谢紊乱,均可引起晶状体营养障碍,使晶状体发生混浊,所以这三类疾病患者,其白内障患病率也高,尤其糖尿病患者白内障发病率明显升高。

3.多吃蔬菜水果

据有关专家研究,患白内障的老人,蔬菜和水果的摄取量偏少。事实上,每天的蔬菜水果摄取量低的人,患白内障的几率是其他多食蔬菜水果的人的5倍。白内障患者血液中的类胡萝卜素和维生素C含量均较低,而蔬菜和水果里含有丰富的这两种化合物,因此,得出上述结论也就不足为奇了。

4.适量服用阿司匹林

每天服用阿司匹林治疗关节炎的患者,其白内障的发病率是那些不服阿司匹林治疗关节炎患者的一半。阿司匹林能防止白内障发生的机理是:它能破坏眼睛晶状体液中的蛋白质交叉连接,而这种蛋白质交叉连接会使晶状体浑浊,形成白内障,遮住视网膜。单纯依靠阿司匹林不能治愈白内障,它只有阻止和延缓白内障形成、发展的作用。服用少量阿司匹林对老年人来说是无害的,阿司匹林不仅能阻止白内障的形成,还能防止心血管疾病。

5.常用热毛巾敷额头

用热毛巾敷额头保护视力,是中国民间流传的一种防止视力衰退的简便方法。许多人坚持数年,直到古稀之年也能不戴眼镜看书报,方法是:每次洗脸时,首先将热毛巾置于额部(连眼睛全盖严),让热气通过额和眼睛,传达到颅内,待毛巾冷时,又放入热水中,拧干后再置于额部,反复10余次,直至头部发热,或有少许微汗,前额皮肤红润即可。这是一种物理疗法,能加强局部细胞组织的新陈代谢,使眼睛各组织的功能得到较好的恢复。

治疗白内障的民间偏方

(1)黄精15克,枸杞子9克,菊花3克,珍珠母18克,陈皮9克,红糖适量,水煎服,每天1剂,述服10~15天。

(2)夜明砂9克,怀山药30克,苋丝子9克,用布包好加水5碗煎成3碗,去渣后入粳米60克,红糖适量煮粥食。每天1剂。连服15~20天。

(3)麻雀10只去毛、翅、脚、嘴,连肠胃骨肉研烂,磁石30克煅后,醋淬7次,研成细末,神曲30克炒后研成末,精盐30克,肉苁蓉30克用酒浸,炙后研成末,菟丝子90克相酒浸3天后,研成末,用米酒、蜂蜜适量将以上诸药膏为丸,每丸梧桐子大,每天2次,每次20丸,温酒冲服,连服数剂。

主治白内障的营养饮食疗法

1.补充维生素C

维生素C具有防止白内障形成的作用。用紫外线辐射人工培养的晶体组织,结果发现使用维生素C越多,形成白内障所需的时间越长。研究表明,人眼中维生素C的含量比血液中含量大约高出30倍。随着年龄的增长,培养吸收功能与代谢机能逐渐减退,晶状体营养状况不良,维生素C的含量明显下降,久之则引起晶体变性,影响视力。

2.补充维生素E

有人对350名年过55岁的老人进行了流行病学的调查研究,发现其中每天服用维生素E有5年以上历史的老人不易患白内障。有人还比较了175名没有患白内障的老人和175名做过白内障摘除术或即将做手术的人,发现服用维生素E的人患白内障的比率比不服用者少56%。因此,认为每天服用少量维生素E,并坚持服用几年对防治老年性白内障有一定的辅助作用。维生素E是抗氧化剂,可防止或减少因年龄关系由氧化引起的眼部疾患。一般来说每日服用50~150毫克较为适宜。

3.补充锌

近年来,我国眼科学者运用先进的检测技术对年龄相同的健康人和老年性白内障患者进行了晶体及血清中微量元素锌的测定对比,结果发现,白内障患者的锌含量明显低于健康人。微量元素锌,是生物催化剂中不可缺少的成分,当体内锌含量不足时,代谢就会异常。晶体代谢异常后首先反映到它的透明度。因此认为,缺锌引起糖代谢异常,是导致老年性白内障发生与发展的重要因素之一。目前,在临床上,常采用服硫酸锌的方法来改善白内障的症状,但长期服用副作用较大,难以耐受。因此,老年性白内障患者宜多吃花生、芝麻、豆制品、动物肝、鱼、虾等含锌量较高的食物。

4.补充维生素B2

目前已知,维生素B2缺乏和白内障发生有关。有人试用维生素B2,结果初期白内障患者在48小时内,视力就有明显改善,9个月后白内障完全消失了。因此白内障患者每天可服用15毫克的维生素B2。

5.宜用枸杞子

枸杞子含胡萝卜素、维生素B1、维生素B2、维生素C、维生素A、烟酸及钙、磷、铁、锌、亚油酸等营养物质。枸杞子久服有滋肾、润肺、养肝、明目、强筋健骨、延年益寿等功效。中医常用其治疗头晕眼花、耳鸣、遗精、腰膝酸软、视力减退等病症。大诗人陆游到老年，因两目昏花视物模糊，常吃枸杞治疗。因此而做"雪霁茅堂钟磬清，晨斋枸杞一杯羹"的诗句。

6.药膳

(1)猕猴桃赤豆饮：猕猴桃100克，山楂100克，赤小豆100克，白糖100克。前三味放入砂锅内，加水1000毫升，煎熬成浓汁后去渣，加白糖煮沸片刻，趁热加入黄酒，冷却贮瓶备饮。此汤重在利用日常饮水之机补充维生素C。

(2)银杞明目汤：水发银耳15克，枸杞5克，鸡肝1副，茉莉花24朵，料酒、姜汁、食盐、味精、水淀粉、清汤各适量。鸡肝洗净切片，加水和淀粉、姜汁、料酒、食盐拌匀待用；银耳洗净，撕成小片，用水浸泡待用。茉莉花择去花蒂洗净，枸杞洗净；锅内加清汤，入料酒、姜汁、食盐和味精，随即下入银耳、鸡肝、枸杞烧沸，打去浮沫，待鸡肝刚熟，装入碗内，将茉莉花撒入碗内即成。此汤具有补肝益肾，明目美颜的功效，还适用于肝肾阴虚所致视物模糊，两眼昏花，面色憔悴等症。

(3)沙苑子鸡：沙苑子150克，鸡肉500克，姜、盐各适量。将鸡洗净，切块；沙苑子纱布包，与鸡肉同放锅内，加水适量炖至鸡烂熟，去沙苑子布包，放姜、盐调味。补肝肾，益气血。适用于老年性白内障。分3次服食。

(4)猪肝膏：猪肝150克，竹笋50克，鸡蛋2个，蘑菇15克，料酒、盐、葱、胡椒粉、肉汤适量。将猪肝筋膜撕去，洗净后放砧板上敲成浆，滤去肝渣。将肝浆放在浅汤盆中，放入葱、姜、鸡蛋、盐、胡椒粉、味精，用筷子搅均匀，放入笼中蒸15分钟，蒸至肝浆结成膏即出笼。然后往锅中放入肉汤、蘑菇、笋片、鸡蛋、胡椒粉、味精、料酒、烧沸，出锅装碗，把肝膏覆在汤上面。滋阴润燥，养血明目。适用于白内障。佐餐食。

(5)山药夜明粥：夜明砂9克，怀山药30克，菟丝子30克，粳米60克，红糖适量。将夜明砂、怀山药、菟丝子用布包好，加水5碗煎成3碗，然后去药包，入粳米、红糖煮粥。滋补肝肾，潜阳明目。适用于脾虚气弱型老年性白内障。顿食，每日1剂，连用20剂。

结膜炎的防治

结膜炎的特征是眼皮内的衬膜发炎。若是由病毒感染引起的,则具有高度的传染性。眼睛可能肿大、布满血丝,通常会痛痒不舒服。由于感染部位长满脓,使眼皮容易在久闭之后(例如睡眠后)粘在一起,无法张开。造成结膜炎的因素包括细菌感染、眼睛受伤、过敏、刺激眼睛的物质(例如烟雾、隐形眼镜冲洗液、游泳池中的氯、化妆品)等。

急性结膜炎也称为"红眼病",多发于春秋季节,常流行于学校、幼儿园等集体生活环境。

急性结膜炎发病很急,常在感染后的1~2天,甚至几个小时内两眼同时或先后红肿起来,伴眼分泌物多,流泪,有异物感,眼内烧灼样疼痛等。有的患者还伴有耳前淋巴结肿胀,压痛、头痛、发热、咳嗽等全身症状和体征。病情发展一般在3~4天即达高峰,以后逐渐减轻,7~14天后消退。部分患者可出现角膜浅层多数点状浸润性混浊或浅溃疡,此时还有睫状体充血。

疾病防火墙

防治结膜炎的细节提醒

1.冲洗眼睛

患眼分泌物较多时,可用生理盐水或2%硼酸水冲洗眼睛,每日2~3次。冲洗前用消毒棉签擦净眼睑缘上的分泌物。冲洗水的温度应接近室温,这样可使患眼舒适。

2.注意避光

应在光线较暗的房间休息,避免强光刺激引起的不适。若需外出时,可戴墨镜遮光。

3.避免传染他人

患者用过的洗脸用具、手帕等物品要消毒,家庭可用煮沸消毒法。不与其他人共用洗脸毛巾和脸盆,避免传染给他人。

因眼的分泌物具有很强的接触传染性,所以在分泌物多时最好不要外出。尽量不去公共场所如游泳池、影剧院、商店等地方,防止传染他人。

4.不能遮盖患眼

不能用敷料、手巾等遮盖患眼。因为遮盖使眼分泌物不能排出，同时又增加眼局部的温度和湿度，有利于细菌或病毒繁殖，加重病情。每次滴眼药前须将眼分泌物擦洗干净，以提高疗效。

5.忌用手揉搓眼睛

急性结膜炎因眼结膜充血、痒痛。此时，切忌用手揉搓眼睛。揉眼，很容易使手中的病毒或细菌带入眼球而加重感染。

6.切忌游泳

急性结膜炎患者如果到游泳池游泳，不仅可以把细菌和病毒传染给他人，而且也会使自己的病情加重，因为游泳池的人不可能经过消毒，池水中有细菌和病毒，会造成重复感染。在红眼病暴发流行的区域，游泳池都应该关闭。

7.用茶水冲洗眼部

急性结膜炎多为细菌或病毒所引起，因茶叶中的鞣酸有消炎和抗菌的作用，有清利明目的功效，可作为辅助治疗的一种措施。方法是：取茶叶10~15克煎沸，待冷，用茶水冲洗眼部，1日3次。

8.避免长期用氯霉素眼药水点眼

急性结膜炎如系病毒感染者，用氯霉素眼药水滴眼治疗无效。就是因细菌感染引起的结膜炎，也只宜短期使用。

动物实验证明，氯霉素能从眼里转向全身扩散吸收。而氯霉素有降低骨髓机能的毒副作用。因此，不能用氯霉素眼药水长期点眼。

患眼分泌物较多时，可用0.25%生理盐水或2%硼酸水冲洗结膜囊。根据病因不同，使用抗生素眼药水或抗病毒眼药水，一般白天点眼药水，每小时甚至半小时点眼1次，每次1~2滴；晚上睡觉前涂1次眼药膏。

细菌性红眼病，常用眼药水有2氯霉素、0.5%新霉素、0.5%庆大霉素、氧氟沙星及磺胺等。病毒性红眼病，可点0.1%疱疹净、0.4%阿糖胞苷、10吗啉胍等；同时适量用抗生素眼药水，以预防混合感染。过敏性红眼病，可点皮质类固醇眼药水，如可的松、地塞米松等，并适当配合点抗生素眼药水，以预防感染；同时口服扑尔敏或赛庚定等。

治疗结膜炎的民间偏方

(1)陈皮10克，研为细末，拌入适量蛇胆汁，干湿适度，装入胶囊内，每日2次，每次2~3粒，饭后温开水吞服。

(2)黄连5克，切片，浸入人乳汁驴毫升内，待1刻钟后去黄连，取乳汁滴眼；

每日3次。用于急性结膜炎。

（3）西瓜1只，在瓜蒂处切开，挖去部分肉瓤，将皮硝500克装入瓜内，然后将瓜皮盖好，用绳扎牢，悬挂于阴凉通风处，约10余天后，瓜皮外面不断析出白霜，将霜陆续扫下，即为西瓜霜。取西瓜霜10克，加蒸馏水100毫升，过滤，隔水煮沸消毒，待冷，注入消毒过的眼药水瓶中，滴眼，每日3~4次。此方适用于慢性结膜炎。

（4）玄参15克洗净，切成薄片，装入纱布袋内扎紧，猪肝500克洗净后，一起放入锅内，加水适量，煮1小时捞出，切成薄片，倒入油锅内，加其他作料烹炒，再对入原汁少许，收汁，勾入水淀粉，汤汁透明即成，每日佐餐食用。用于急慢性结膜炎。

主治结膜炎的营养饮食疗法

1.补充维生素A

患有结膜炎的人可每天服用维生素A乳剂50000国际单位，2周后减至5000国际单位，1个月后，转用胶囊，每天2500国际单位。维生素A有助于分散毕托氏白斑，这些白斑可能是由于缺乏维生素A所引起的。

2.补充维生素C

保护眼睛免于更进一步的发炎，同时也促进组织复原。因此每日可分数次服用维生素C2000~6000毫克。

3.忌酒

本病属风热邪毒或兼胃肠积热侵犯肝经，上攻于目所致。饮酒（包括各种烈酒、黄酒、果子酒、米酒、啤酒等）可助邪热毒气，犹如煽风点火；同时饮酒还能损及肝阴，使肝经空虚，风热邪毒更易侵袭，以致本病病程延长。

4.忌食辛辣之品

京葱、洋葱、韭菜、蓼蒿、芥末等辛辣之品，能温阳而助风热时邪，并可耗损肺胃之阴，使肺胃积热加重，使风热时邪与肺胃积热搏结难去，而不利于本病的早期康复。

5.忌腥膻发物

红眼病患者应忌黄鱼、鳗鱼、橡皮鱼、桂鱼、鳝鱼、黑鱼、鳊鱼、蟹、虾之类腥膻发物，否则导致风热之邪更盛、热毒愈益内盛，给治疗、康复带来不必要的麻烦。

6.忌食生姜

眼部炎症者不宜食用生姜。眼部炎症宜食用清凉散热之品，忌食温热辛散食物，生姜温热，且味辛走窜行散，既助火热，又伤阴液，眼部炎症者食用，将会加重病情。

7.药膳

(1)猪油炒苦瓜：苦瓜250克，猪油、葱、姜、盐各适量。将苦瓜洗净，剖成两半，去内瓤，切成丝。把锅烧热，放入猪油，烧至油九成热时，将苦瓜倒入，加葱、姜、盐、爆炒至熟即成。可作菜用。清热，养肝明目，润肺，补肾。适用于热性目疾，体衰等症。

(2)竹叶粥：竹叶50片，石膏150克，白糖50克，粳米100克。竹叶用清水洗净后，用刀切成约3~5厘米长的节。粳米淘净。然后将竹叶、石膏水放入锅内，加清水约1000毫升。用中火煮约20分钟后，滤出药汁，去渣不用，澄清，凉后滤出上层汁，备用。粳米、药汁放入锅内，用中火煮至米烂成粥。食时加白糖搅匀即成。清风热，益目赤。治膈上风热，头痛目赤，目视模糊等症。

(3)菊花龙井茶：菊花12克，龙井茶3克。将菊花、龙井茶放入杯中，开水冲沏，代茶饮。疏风清热。用于急性眼结膜炎的辅助治疗。失眠者不宜饮用。

口腔溃疡的防治

口腔溃疡，是口腔黏膜疾病中最常见的溃疡性损害，具有周期性复发的规律，所以常称为复发性口疮。历代医家将口疮的病因、病机概括分为虚、实两类。实症的表现是：发病迅速，病程短，一般7~10天逐步愈合，愈后不留瘢痕；溃疡好发于口腔前半部，多见于唇、舌、颊、口底等部，龈、腭少见。初起红赤稍隆起，中央出现溃点，逐渐扩大凹陷，呈绿豆粒大或黄豆粒大小，圆形或椭圆形，表面多覆有黄白色膜，周围绕有红晕。

虚症的表现是：发病稍缓，病程长，易反复发作，间歇期时间长短不等，终年不断，此起彼伏，溃疡多发于口腔前半部，但久病者逐渐向口腔后部移行，侵及软腭及腭弓；溃疡大小不等，周围微红不肿；溃点数量少而分散；溃疡疼痛轻微或不痛。本病属中医"口疳"、"口疮"范畴，发病与心肾不交、虚火上炎或脾胃湿热有关。治滋阴清火，清泄胃热。

疾病防火墙

防治口腔溃疡的细节提醒

1.用金印草制漱口水

用金印草根制成浓茶,当作漱口水。或制成糊状物,直接涂在溃疡上,效果不错。

2.避免刺激性物质

咖啡、辛辣调味料、橘橙类水果、富含清氨酸的核果(尤其是胡桃)、巧克力及草莓等物,刺激口腔溃疡,并使某些人产生口腔溃疡,因此应避免这类食物。

3.每天吃酸酪乳

每天吃4汤匙的原味酸酪乳,可将良性菌送入口腔,与那些有害的细菌作战,或许有益于预防口腔溃疡。

4.避免会引起溃疡的食物

避免口香糖、抽烟、咖啡及那些已知会诱发口腔溃疡疮的食物。

5.用明矾可以防止感染恶化

明矾是止血药里的活性成分,可在口腔溃疡初期使用。明矾是一种杀菌剂及止痛剂,它只防止感染恶化,但它无法消除口腔溃疡。

治疗口腔溃疡的民间偏方

(1)老黄瓜1条切去一小截,掏尽子后,装满芒硝,再把切掉的一小截盖上,悬挂在阴凉通风处,5天左右黄瓜表面附着一层白霜,每天用毛笔将霜扫在瓶内备用,用时将霜研成细末,先将口腔面用银花甘草汤洗净,用棉签蘸药粉涂患处。用于口腔炎阶段。

(2)露蜂房30克,剪碎炒焦,枯矾9克,共研为细末,用香油调匀,敷患处,或用干粉涂患处。用于口腔炎阶段。

主治口腔溃疡的营养饮食疗法

1.补充叶酸、维生素B12、铁

常发口腔溃疡的人,有一部分缺乏这三种营养素,而这三种营养素缺乏往往正是造成贫血的原因,所以这部分人往往同时又患有贫血。有一项针对130位患者的研究证实,18%的人缺乏上述两种或三种营养素,当给予适当的营养素补充,1年后症状都有了改善,且2/3的人竟完全好了。值得一提的是他们的贫血症状也得到了改善。

2.补充维生素C、维生素B1、维生素B2

这三种营养素可以提高机体对创面的修复能力,促进溃疡愈合。这也是临床医生们常开给口腔溃疡患者的药物性制剂。作为患者本人,除了在日常生活中注意这些营养素的摄取外,当口腔溃疡发作时,可以大剂量口服,以加速溃疡面的愈合。

3.补充锌

锌缺乏引起的一系列病症中,就有黏膜病变,这可能是由于锌是人体100多种酶的组成部分,对人体的生长发育等生命活动起着重要作用的缘故。事实上给口腔溃疡患者补充锌,对治疗口腔溃疡是非常有效的,但是对于血清锌浓度正常的患者,效果远不如血清锌浓度偏低者。

4.宜用蛋黄

即新鲜鸡蛋的卵黄。性平味甘,常用于阴虚不寐、产后虚痢等症,熬油后,即为蛋黄油,能润肤生肌,外搽可治疗口腔溃疡及乳头破碎及奶癣等。

5.宜用苦瓜

苦瓜性寒味苦,具有清热解毒、清暑明目的功效,能治疗口疮、暑天或热后口渴多饮等病。现代研究发现苦瓜中维生素C的含量很高,居瓜类之冠。维生素C能促进体内抗体生成,增强机体对疾病的抵抗力。苦瓜还含有一种能提高免疫功能的苦瓜蛋白,所以对免疫功能低下、机体修复功能较差的顽固口腔溃疡患者来说,确实是一味药食皆宜的佳品。

6.宜用绿豆

绿豆性凉味甘,具有清热解毒、清暑利尿等功效,可治疗暑热、小便不利、疮疖、腮腺炎和药物中毒等症,对口腔溃疡也能起到辅助治疗作用。

7.药膳

(1)鲜藕红糖蜜膏:鲜藕1500克,蜂蜜400克,红糖200克。鲜藕洗净,用擦刮刀擦丝,以洁净纱布绞取汁液,再将红糖、蜂蜜倒入鲜藕汁液内,拌匀,倒入锅内,文火煎熬,至稠时,停火即成。清热解暑,润燥解毒。用于心火上炎之口腔溃疡。每日服3次,每次1汤匙,以沸水冲化食用。

(2)西瓜盅:西瓜1个,鸡丁100克,火腿丁50克,新鲜莲子100克,龙眼肉50克,胡桃肉30克,松子仁20克,杏仁20克。将西瓜洗净,在蒂把下端切开为盖,挖去西瓜瓤,将鸡丁、火腿丁、莲子,龙眼肉、胡桃肉、松子仁、杏仁等放入盖好西瓜盖;将西瓜装入盆内,隔水用火煨炖,约3小时,待西瓜熟透即成,佐餐食用。清热解暑,除烦止渴。用于心火上炎之口腔溃疡。

(3)五鲜汁:鲜藕250克,梨250克,苹果250克,西瓜500克,荸荠250克,白糖50克。将西瓜洗净,挖去西瓜瓤,用洁净纱布挤绞汁液,荸荠、藕去皮,洗净,切成细丝;苹果、梨去皮、核,切薄片,将藕、梨、苹果、荸荠共置洁净纱布内,挤绞汁液,然后将西瓜汁加入拌匀;将五鲜汁放入盆内,加白糖、凉开水适量,再搅匀即成,常饮用。生津解暑,除烦止渴。用于心火上炎之口腔溃疡。

(4)柿霜糖:柿霜100克,白糖250克。将柿霜与白糖拌匀,放入锅内,加水适量,文火熬化白糖至黏稠起丝时,将糖倒入涂过熟素油的搪瓷盘内,摊平,用小刀划成2厘米的小块,即成。每日空腹时服2次,每次5块。清热,润燥。用于心火上炎之口腔溃疡。

牙周炎的防治

牙周炎是指发生在牙齿周围组织的慢性破坏性疾病,为口腔中仅次于龋齿的常见病,通常见于成年人,而且随年龄增长,患者数和疾病的严重程度也逐渐增高。牙菌斑是牙周炎的重要致病的局部因素,牙石刺激、健康状况和抗病能力差、遗传、内分泌、营养等因素也与牙周炎发病有关。

牙周炎常开始于牙龈炎,主要症状为牙龈红肿、溢脓、出血,有时成为脓肿,正常外形改变,龈缘糜烂或增生,咀嚼食物或刷牙时容易出血。由于牙周纤维和牙槽骨的破坏出现龈沟加深继而形成牙周袋,牙齿松动,咀嚼无力。由于牙龈萎缩,牙颈部暴露可出现牙庶遇冷热刺激疼痛、口臭;牙间隙增宽和食物嵌塞等症状。

疾病防火墙

防治牙周炎的细节提醒

1.一定要去除牙石

造成齿龈疾病和蛀牙的罪犯是相同的,即细菌斑的累积。大家知道,口腔里共生着许多种细菌,这些细菌和口腔里的食物残渣、唾液里的黏合物质等混合成细菌斑,紧紧地贴附在牙齿和牙龈相邻接部位,如果刷掉,6小时后又会产生新的细菌斑,若不及时刷掉,菌斑就会和唾液中的矿物质结合变硬,像石头一样——此即牙石,这时再用一般牙刷就刷不掉了,菌斑长期附着于牙齿表面,会侵蚀珐琅质造成龋齿,结石附于齿龈线上,会刺激牙龈,使牙龈红肿、疼痛、糜烂、容易出血——此即为牙龈发炎。医学上把这种牙龈发炎叫做不洁性牙龈炎。不洁性牙龈炎是大多数牙周炎的直接病因和早期表现。

2.保持牙齿清洁

保持牙齿清洁是预防牙病的根本办法。我们说无论是菌斑堆积,还是食糖导致病菌过度繁殖,或是食物残渣在口腔内腐败,只要我们及时把它们刷掉,这些致病因素就无法在口腔内兴风作浪,也可减少牙石的形成,口腔疾病自然就可大大减少。但是刷牙也是有讲究的,有的人早晨起来用牙刷在嘴里草草刷几下,就匆匆了事,岂不知这样刷牙既不能将菌斑和食物残渣刷掉,也不能使牙膏充分和牙面接触来发挥它的保健作用。

正确的刷牙方法应该用牙刷顺着牙缝竖刷,每次刷牙不可少于3分钟,而且要认真地刷到每一个部位,这样不仅可以有效地预防菌斑形成和防止形成的菌斑长期停留危害牙齿和牙龈,还可以对牙龈起到按摩作用。我们前面还说过细菌斑被刷掉后,6小时内又会产生新细菌斑,所以我们应该坚持早晚刷牙,平时进食后及时漱口。

晚饭后刷牙可以清洁一天内积存下来的食物残渣,清晨刷牙可以清除夜间睡觉时所形成的细菌斑,饭后漱口可以及时地把食物残渣冲掉,减少其在口腔内腐败的机会。刷牙的另一个问题是牙膏的选择,含氟牙膏能够增强牙釉质的抗酸能力,通过刷牙时牙膏中的氟和牙齿表面充分接触,氟化物可以在牙齿表面形成高矿化层,从而增强其"抵抗力"。茶叶含氟量很高,用茶水漱口,可达到一定的防龋效果。有人发现在高氟水地区,儿童龋齿发病率都很低,恐怕就是这个道理。

3.叩齿活动

叩齿:是中医学保健牙齿、预防牙病的独特方法。方法是上下牙对叩后出声,每日早、晚各1次,每次300下,并将口中唾液分3次咽下。如能常年坚持,持之以恒,效果佳。叩齿可以促进牙及周围组织血液循环。血流通畅,津液荣流,涤流腐气,令牙齿坚固,齿槽固密。

4.用双氧水噙患处

牙周炎症常由厌氧菌和乳酸菌感染所致,用抗生素治疗的效果不能令人满意。双氧水是一种还原剂,可抑制和消灭厌氧菌、乳酸菌,对牙周病和龋齿都有治疗作用。具体用法是:用消毒棉球蘸足双氧水,放在牙齿的病灶或疼痛部位,持续1分钟,或者含1口双氧水半分钟后吐净,再用清洁水漱口,每日3次。

5.按摩牙龈

用手指按摩牙龈,能促进牙龈周围组织的血液循环,改善局部的营养状态,促进牙龈上皮细胞的生长,并且能耐受食物的摩擦。其方法是:将手洗干净,把拇指和食指放在牙龈上，做前后方向横行颤动按摩。在横行颤动按摩过程中，手指竖向移动，逐渐移向牙龈的边缘。这样，在牙龈的所有部位反复按揉，每天早晚各做一次，每次5分钟左右。持之以恒，则有利于牙周病的康复。

6.用洗必泰牙膏

洗必泰的学名叫氯己定，是一种广谱抗菌剂。洗必泰在口腔中能抑制牙齿表面上污物的形成，从而减少细菌的附着场所，由于能杀菌，对由细菌引起的牙周炎特别有效。因此，牙周病患者，如能用洗必泰牙膏漱口刷牙，有助于康复。

7.及时就医

及早到医院就诊是非常必要的，民间有说法叫"牙疼不是病"，其实牙病大多是由龋齿引起的，而龋齿在早期并无症状，只是在发病处有颜色改变时，才有感觉，所以你应定期对镜自查，或到医院检查，及早治疗和预防，待到牙痛发生时更不应该以不是病对待，自己服止痛片了事，岂不知，这样发展下去，到形成牙龈炎、牙髓炎的严重阶段，就麻烦了。

8.简易止痛法

一旦牙痛发作，可以先用大拇指在虎口处的合谷穴按压止痛，在用力上下按压的同时，做左右方向揉动。按压频率以每分钟100下为佳，每次3~5分钟，一天中可重复按压数次。按压时要有酸胀感，而且越强效果越好。一般在第一次按压后牙痛就可以明益减轻。

治疗牙周炎的民间偏方

五倍子、干地龙各15克，生姜适量，地龙微炒，与五倍子共研成细末，先用生姜切片擦牙根，再取药末适量敷患处，5天内禁咬食硬物。

主治牙周炎的营养饮食疗法

1.补充维生素C

可能是由于缺乏维生素C会减弱免疫系统抵抗细菌的能力，体内缺乏维生素C比较容易发生牙龈炎、牙齿松动及变质等毛病。所以在牙龈发炎时最好服用维生素C，这样有利于牙龈的恢复，而且平时就保证摄取足量的维生素C，有助于预防牙周病。

2.补充维生素E

维生素E是一种抗氧化剂。它可以改善血液循环、修复组织，常用于心脑血管疾病。但是在牙龈疾病上它的疗效也是非常好的，你可以打开一粒维生素E胶囊，将其直接涂在牙龈上，可以起到修复牙龈的作用，有助于牙龈炎的治疗，且止痛效果也非常好。

3.补充钙

龋齿的发生有一些情况与钙质的流失有关。尤其老年人，由于骨质流失，使得腭骨和牙齿的骨质变薄、疏松，使得牙齿容易松动和发生龋齿。不过一些实验表明，当齿龈炎、牙齿松动和龋齿发生后再补充钙，似乎并没有什么作用。所以平时保持体内含钙充足，并且避免骨质流失，可以从某种程度上达到预防牙齿及牙周疾病发生的作用。

4.生姜治牙痛

生姜即我们做菜常用的调味品鲜姜。传统中医利用其发汗解表、温中止呕的作用，常用来治疗风寒感冒、胃寒呕吐以及鱼蟹中毒等。现代医学研究发现，生姜中含有姜醇、姜烯、水芹烯、柠檬醛、芳樟醇以及姜辣素等成分，所以它具有镇吐、抗炎、镇痛、杀菌等作用。根据临床经验，当牙痛时切一小片生姜咬在痛处，必要时还可连续使用，睡觉时也可含在嘴中，确实可以止牙痛，以应一时之急。

5.多食高钙食物

豆浆、豆奶及牛奶等食物除含有丰富的蛋白质、维生素、脂肪等，还含有很高的钙、磷等无机盐，在儿童成长期及对老年人都能起到良好的饮食平衡作用。尤其牛奶，其钙和磷的吸收率很高，所以常喝牛奶能提高牙齿的钙化程度，而且老年人容易发生骨质疏松症，每天喝200毫升牛奶，可以帮助提高血钙浓度，也可辅助降低牙齿易龋度，预防牙周炎的发生。

6.药膳

(1)生地煮鸭蛋：生地50克，鸭蛋2个，冰糖5克。用砂锅加入清水两碗浸泡生地半小时，将鸭蛋洗净与生地共煮，蛋熟后去皮，再入生地汤内煮片刻，服用时加冰糖调味，吃蛋饮汤，可治风火牙痛，阴虚，手、足心发热等。

(2)酒煎鸡蛋：白酒100毫升，鸡蛋1只。将白酒倒入瓷碗内，用火点燃白酒后，立即将鸡蛋打入，不搅动，不放任何调料，待火熄蛋熟。适用于牙周炎。1次服下，每日2次，轻者1次，重者3次。

(3)垂杨柳根炖瘦肉：垂杨柳根30克，瘦猪肉150克，葱、姜、料酒、盐、味精各适量。将杨柳根洗净，切成条；猪肉切小块，同放砂锅内，加葱、姜、料酒及水适量，用文火炖，待肉熟时加盐、味精调味。滋阴润燥，祛风清热，清肺止痛。适用于风火牙痛、虚火牙痛及牙龈炎等疾患。食肉饮汤，每日1次。

痤疮的防治

痤疮,俗称暗疮、粉刺,更多的人称它为青春痘,好发于15~30岁的青年男女。它是一种毛囊、皮脂腺慢性炎症性疾病,以粉刺(白头、黑头)、丘疹、脓疮、结节、囊肿及瘢痕为特征的皮肤损害。好发于颜面部,尤其是前额、双颊和颏部,也见于胸、肩胛间背部及肩部等部位,常常伴有皮脂溢出。由于痤疮常常损坏面容,使人感到痛苦,尤其对女性患者的心理造成严重的影响。

现代医学研究已经证实,痤疮是患者体内雄性激素分泌过多,刺激皮脂腺分泌过多的皮脂,因此痤疮患者的皮肤都比较油腻。由于过多皮脂潴留形成粉刺,并助长细菌繁殖,使脂肪酸增多,刺激毛囊管腔角化,阻塞毛囊管,引发炎症,从而形成痤疮。严重者愈后留有瘢痕。

疾病防火墙

防治痤疮的细节提醒

1.坚定信心,坚持治疗

痤疮是人体青春发育过程中的"副产品",病程长,疗效慢,通常需要坚持治疗半年以上,才能取得满意效果。所以应有坚定的信心,积极配合医生,坚持治疗,会得到很好的控制,待青春一过,大多自然痊愈。

2.保持面部清洁

痤疮患者常为油性皮肤,平时可用温水、肥皂洗脸,也可用洗面奶、收缩水等,以暂时除去皮肤上多余的油脂。每天清洗患处3次,痤疮患者宜使用水溶性液态化妆品,忌用油脂类或粉质化妆品。一般应在外用痤疮药物后20~30分钟再使用化妆品。

3.生活宜忌

禁酒及辛辣刺激物,少食多脂食物,多食富含维生素的水果、蔬菜(如柠檬、柚子、苹果、甜瓜、葡萄、芹菜、草莓等)。生活应有规律,避免长时间熬夜。

4.用药须知

用药以消炎、杀菌、预防感染,促进皮脂腺排泄通畅为原则。注意局部卫生。用药不可选用油性基质的软膏,应用乳剂和洗剂,如10%硫磺洗剂、痤疮药水、0.05%~0.1%维A酸乳5%过氧化苯甲酰洗剂或乳剂,市售痤疮王酰舒都可使用。

有结节、脓疱者可用痤疮泥膏、硫磺鱼石脂泥套或复方新霉素软膏。

5.药皂洗脸

痤疮患者宜常用含硫磺、来苏儿、石炭酸等成分的药皂洗脸。因为这些药皂,除了能洗除皮肤脂类外,还能杀菌。其方法是:早、中、晚各洗脸1次,用药皂摩擦皮肤,继而保留湿敷13~5分钟,最后用温水洗净。如脸部自觉干燥,可用少量食用醋搽脸。这1种方法有利于消除痤疮。

治疗痤疮的民间偏方

(1)使君子适量,去壳取仁,文火炒至微有香味,晾凉,置香油中浸泡1~2日,每晚睡前食仁3个,7日为1个疗程。

(2)薏米50克,加白糖适量煮粥食,每日1次,连服30日。

(3)胡萝卜500克,洗净切成末,加冰糖250克,少许冷水,文火煮至酥烂、稠浓,每日1次,连服1个月。

主治痤疮的营养饮食疗法

1.补充维生素A

维生素A能促进上皮细胞再生,并能防止毛囊过度角化,减少粉刺的发生,在有些资料里表明,维生素A在青春痘的试验性治疗中疗效显著,数周内即可痊愈。但这是在服用很高剂量的前提下,安全量效果则不显著。但是高剂量的维生素A会产生副作用,所以维生素A用量通常是控制很严格的。必须在医生的指导下,才可服用。

2.补充锌

锌是人体必需的营养物质,查锌含量有助于很多疾病的诊断和估计预后,用锌还能治好多种疑难杂症,因此锌被誉为"生命的火花"。对于痤疮的作用在于锌对皮脂的代谢可能有直接作用,有人研究证明,缺锌可使正常人产生痤疮。因此锌能通过直接或间接途径使炎症消散,皮脂腺分泌量减少,改善机体免疫状态及新陈代谢,加速细胞新生及修补创伤的作用,使痤疮好转以至痊愈。

3.宜用薏米

其性甘淡微寒,是一味渗湿、清肺、排脓的常用药。含有蛋白质、脂肪、糖类、维生素B1等营养成分,常用来治疗湿痹、水肿、肺痈、肠痈、淋浊、白带等一类湿性病症。也可用于痤疮食疗。药膳用法可煮粥。

4.宜用海带

其性咸寒,有消痰结散瘿瘤之功。其成分含有蛋白质、生物碱、氨基酸。此外还含有昆布素、碘、胡萝卜素、维生素B1、维生素B2等物质。习惯上用其治疗粗脖子病。用于治疗痤疮可助痤疮疙瘩消散。

5.忌高脂类食物

中医认为痤疮的成因是由饮食肥甘而引起。高脂类食物能产生大量热能，使内热加重。因此必须忌食这类食品，如猪油、牛油、羊油、奶油、肥肉、猪脑、羊脑、牛脑、猪肝、猪肾、鸡肝、鸡蛋黄等。

6.药膳

(1)薏米绿豆汤：绿豆20克，薏苡仁50克。两物同煮成粥，加适量冰糖调和，每日分2次服。本方有清热利湿的作用。

(2)枇杷叶石膏粥：枇杷叶10克，菊花6克，一生石膏15克，粳米50克。先将前三物水煎取汁，再放入粳米煮成粥后服食，每日1剂。本方有清除肺胃积热之功。

(3)海带绿豆杏仁汤：海带15克，绿豆10克，甜杏仁9克，玫瑰花6克(用纱布包上)，红糖适量。将以上诸物同煮，去玫瑰花，喝汤，食绿豆、海带、甜杏仁，每日1剂。本方有解淤散结的功效。

(4)夏枯草蜜粥：夏枯草20克，粳米50克，蜂蜜适量。先煎夏枯草取汁，然后下粳米煮成粥，加蜂蜜调服，每日1剂。本方有凉血通腑的作用。

(5)双仁粥：薏苡仁30克，甜杏仁、海藻、海带各9克。将后三味加水适量煎煮，弃渣后加薏苡仁同煮粥食用。具有清热解毒，化痰散淤之功致。

(6)桃仁荷叶粥：桃仁、山楂、贝母各9克，荷叶半张，加水1000毫升，煎至600毫升，去渣后入粳米60克煮粥服食。具有升清阳、活血化淤的功效。

特殊疗法

1.推拿治疗痤疮

穴位疗法的主要目的是调整身体状况及提高皮肤自愈力。因此，对增强体力与促进内脏机能有效果的背腹部各穴位指压是非常有必要的。对皮肤的治疗主要是对大椎、肺俞等穴的按摩，但治如痈等脸上产生的肿包时，还可对手部的养老穴实施针灸。同时，按摩手部的合谷穴能够缓和头部与脸部的痤疮。

(1)大椎

刺激本穴位可以提高人体的自愈力。

位置：位于颈根部中心的颈椎最下部。

穴位找法：头部稍微往前放低，肩膀不动把头部缓慢向左右摆动，会发现后颈根正中央，有会动的突起与不动的突起处。会动的突起处为颈椎，其最下端即第7颈椎的下端为大椎。过敏性体质的人,对此处的刺激特别敏感。

操作:医者一手支撑患者背部,另一手拇指指压穴位。皮肤易长小脓包的人,平日指压或敲打本穴位时,多半会感觉疼痛,在这种情形下,按摩须仔细。

(2)肺俞

可调整身体状况,提高皮肤的自愈力。

位置:位于背部。穴位找法:位于左右两侧的第3胸椎棘突下旁开1.5寸处。

操作:患者俯卧,医者两手掌压在患者的背部,指压左右穴位。同时对背部的其他各穴位也同样指压,加上沿着脊柱按摩。

(3)合谷

对缓和脸部或头部症状有效果。

位置:位于手背虎口处。

操作:医者一手支撑患者手腕,另一手保持与患者握手的姿势,以拇指用力压入其手背。如果压迫后有硬结或强烈疼痛的话,须减缓力度,仔细指压。

2.沐浴养生法治疗痤疮

(1)桑白皮、生枇杷叶各125克,加水适量,煎煮30分钟,滤取药液,与开水一起倒入盆中,纳入冰片,先熏蒸擦洗患处,再泡足。有清热泻火的功效,对痤疮有效。

(2)黄柏、穿心莲各30克,黄连10克,白芷15克,加水适量,煎煮30分钟后放入生大黄20克,再煮5分钟,滤取药液,待药汁放至40℃时清洗颜面痤疮部位,再泡足。有清热泻火、泻肺通便的功效,对各类痤疮有效。

(3)生地黄、丹皮各20克,赤芍30克,加水适量,煎煮30分钟后放入生大黄15克,再煎5分钟,滤取药液,待药汁放至40℃时清洗颜面痤疮部位,再泡足。有清热泻火、泻肺通便的功效,对各类痤疮有效。

(4)白果、天仙子、赤石脂、密佗僧、硫磺、樟脑各10克,加水适量,煎煮30分钟,滤取药液,纳入冰片,先熏蒸擦洗患处,再泡足。有收湿散结、清热化淤的功效,对痤疮有效。

第七章
常见急慢性妇、儿科疾病的防火墙

痛经的防治

妇女在经期或行经前后,发生下腹及腰骶部疼痛,常伴有头晕、恶心、呕吐、乳胀等症状,称为痛经。痛经可分原发性和继发性两种。原发性痛经亦称功能性痛经,是指生殖器官无明显器质性病变的月经疼痛,多见于未婚或未孕的妇女;继发性痛经常由生殖系统器质性病变,如子宫内膜异位症、盆腔炎、子宫黏膜下肌瘤等引起。临床上常见有气滞血淤、寒凝胞中、湿热下注、气血两虚、肝肾虚损等症型。

疾病防火墙

防治痛经的细节提醒

1.避免寒冷注意保温

这是痛经者以及所有妇女首先应做到的,尤其月经前后应绝对避免接触寒凉,如用凉水洗衣、洗菜、淋雨、洗脸、洗脚,这都是不应该发生的,而且应该衣着适合时令尽量保暖,特别是下半身及两足的保暖更为重要。同时在月经来潮时用暖水袋热敷下腹部,可以减轻痛经的程度。

2.参加体育锻炼

体育锻炼可改善全身和局部的血液循环,有利于减轻行经时腹痛。但月经期不宜做剧烈运动,而应注意休息。

3.保持乐观

有不少痛经患者(特别是少女或未结婚的青年女子)对月经现象抱有恐惧、羞涩、厌恶等不正常的心理,从而导致痛经。因此,患者一旦出现痛经,不必紧张,除了找医生诊治外,宜保持乐观情绪,注意清洁卫生,这样,痛经自然会慢慢缓解。

4.经期护理

保持外阴部清洁:月经期勤更换卫生巾,内裤要在阳光下暴晒消毒。因为经血是良好的培养液,大量繁殖的细菌可经开放的宫颈口进入子宫、输卵管及盆腔,引起子宫内膜炎、输卵管炎及盆腔炎等,严重影响妇女的身心健康。

适当休息:经期注意休息,适当地参加一些劳动,防止过度劳累及剧烈活动,饮食宜清淡,避免辛辣等刺激性食物,勿饮酒。

预防感染:月经期应避免接触冷水、洗冷水浴、盆浴、阴道冲洗、坐浴及游泳,以防逆行感染。冷刺激可使血管收缩而致卵巢功能紊乱引起月经不调。经期禁止性生活,以防逆行感染。

治疗痛经的民间偏方

(1)当归、黄芪各150克,洗净,切片,加红枣100克,置绢袋内,投入盛酒容器(酒500毫升),加盖密封。每次饮10毫升,日2次,7日为1个疗程,行经前5天始服。每剂可用3个疗程。

(2)韭菜150克,羊肝200克,洗净切小,铁锅急火炒熟后,佐膳食用。日1剂,连食1周为1个疗程。经行前5天起服。

(3)将500克胡桃壳敲碎,置容器内,倒入黄酒1000毫升,加盖密封2~3旬后,滤取酒浆,复加红糖250克,煮沸(一沸即可)溶化,装瓶备用。每次饮10毫升,日2次,7日为1个疗程,行经前5天始服。

主治痛经的营养饮食疗法

1.补充维生素E

1995年曾有人对100位痛经患者做了维生素E与安慰剂的对照研究,维生素E组的妇女于经前10天开始服用,共服用14天,两个月经周期后,有68%的痛经得到改善,而安慰剂组则无改善。

最近俄罗斯有研究发现维生素E能刺激体内产生安多芬而使痛经得到缓解;维生素E对痛经有作用的另一原因在于,它除了能刺激安多芬产生外,还能调节前列腺素,这就是为什么要在月经来潮前10天开始服用的原因,因为在注射维生素E后的15分钟,体内就会产生安多芬,而对前列腺素含量的调节则需早些。

2.补充铁

有资料表明,对于患有缺铁性贫血的痛经患者,补充铁之后可缓解或减轻痛经。但是未经过医生诊断体内缺铁,不可随便服用铁剂,完全可以用别的方法来减轻痛苦。因为铁会加重肝的负担或引起胃肠道的副作用,所以必须在医生指导下服用。

3.宜吃韭菜

韭菜是我们经常食用的蔬菜。中医认为其性辛甘温,具有温补肾阳、健胃、增强食欲的作用。现代医学研究其含挥发油、粗纤维素等成分,适用于肾阳不足所引起的痛经、腰膝冷痛、小儿遗尿、产后出血、胃中虚热等症。

4.宜吃姜

即我们日常做调味品的鲜姜或干姜,其性辛温。含有姜油萜、小茴香萜、樟脑萜、姜酚、桉叶油精、淀粉、黏液等成分。具有温中散寒、健胃消食、止呕等作用,常用于治疗中寒呕吐、腹中冷气、胃纳不佳、寒凝痛丝等症。

5.药膳

(1)川芎煮鸡蛋:鸡蛋2只,川芎9克,黄酒适量,加水300毫升同煮。鸡蛋熟后去壳,再入汤内煮5分钟。吃蛋喝汤,日服1次,5剂为1个疗程。适用于有淤血者。

(2)姜枣花椒汤:干姜30克,大枣去核30克。加水400毫升煮沸,然后投入花椒9克,改用文火煎汤。每日1剂,分2次温服。5剂为1个疗程。月经来潮前3日开始服。适用于畏寒怕冷者。

(3)当归核桃酒:当归50克,核桃肉500克(打碎),以好黄酒1000毫升浸泡2周,滤去渣,酒中加红糖250克,煮沸,装瓶备用。每次饮20毫升,每日2次。经前5天开始服用,7天为1个疗程。

(4)韭菜粥:新鲜韭菜50克,先煮粳米成粥,待煮沸后加入准备好的韭菜及少许油盐,同煮成粥即可食用。治疗肾阳虚不足所引起的痛经,在月经前期尚未痛经时随意服用。但阳虚内热或身患疖肿及眼疾者不宜食用。

特殊疗法

1.推拿治疗痛经

本病的机制是气血运行不畅。常因为经期受寒、经血为寒湿所凝、运行不畅而作痛。通过刺激集中于腰部的穴位来促进血液循环,对痛经有一定的缓和作用。其中腰部上、中、下谬与次髎穴,有调整生殖器机能的功效。为缓和虚冷,还需要对太溪、志室等足腰的各穴位充分揉压。指压手部合谷穴也有镇痛效果。

(1)天柱

可缓解头痛、头重、困倦等痛经伴随性症状。

位置：位于后头骨正下方凹处。穴位找法：颈脖子处有一块突起的肌肉(斜方肌)，此肌肉外侧凹处，后发际正中旁开约2厘米左右即是本穴。

操作：医者从后面用两手包住患者头部，用拇指指压穴位。

(2)肾俞

刺激本穴位可缓和腰部困倦、虚冷，促进腰部血液循环。

位置：位于腰部。穴位找法：与侧腹最下方的肋骨前端同高度的背骨为第2腰椎，位于第2腰椎的两侧约2个指幅之处为肾俞穴。

操作：患者俯卧，医者以两手拇指慢慢指压。

(3)关元

刺激本穴位可有效缓和伴随月经的下腹部痛。

位置：位于下腹部。穴位找法：从肚脐到耻骨上方画一线，将此线五等分，从肚脐往下五分之三处，即是本穴。

操作：患者仰卧，医者两手重叠指尖并拢放在患者下腹部，以腹部脂肪到轻度凹陷程度指压。

(4)下髎

按摩该穴位能促进腰部血液循环，调整生殖器的机能。

位置：位于臀部平坦骨(骶骨)上方算起第4个凹处(第4个骶骨孔)中。

操作：患者俯卧，医者两手缓和揉压患者腰部，以拇指指压穴位以及以本穴位为中心的腰部各穴位。可令腰部放松，促进血液循环。

(5)合谷

属手阳明大肠经，是一个很重要又好用的穴位。加以指压，可缓和严重抽痛的症状。

位置：一手手背朝上，分开指头。然后尽量翘起，另一手触摸其拇指与食指根部的骨头与骨头接触部分的凹陷处，会发现如加以压迫时感觉疼痛，就是本穴位的所在。

操作：医者一手支撑患者手腕，另一手握住患者的手，用拇指压患者手背，强力指压，稍加力量指压到腹部脂肪凹陷程度，可有效缓和疼痛。

2.运动缓解痛经法

适当的体育锻炼，对有痛经的人来说，可减轻心理上的压力，驱除精神上的紧张，促进体内血液循环，缓解子宫痉挛的程度，有利于痛经的康复。当然，月经期的体育锻炼要讲究科学方法。应尽量避免剧烈运动,通常以乒乓球、体操、打拳、慢跑等项目为主,同时要注意缩短锻炼的时间,放慢速度,减少运动量,一般以不感到特别劳累为宜。

(1)俯卧撑

俯卧,两腿自然向后伸直,双手放于胸前,垂直于床。慢慢伸直两臂,支撑起身体,使脊柱向后,颈部向后放松。

(2)轮式运动

仰卧,屈双腿,脚跟尽量靠近大腿跟部。双手放于耳边。吸气,手臂和两腿共同向下用力,使背部离开床,身体呈反拱状。保持自然呼吸。

乳腺炎的防治

乳腺炎是指乳房部位发生的一种急性化脓性疾病。多发生于产后3~4周的妇女,尤其是初产妇女多见。其发病原因,多由细菌,如葡萄球菌及链球菌从裂开的乳头侵入,或乳汁淤积阻塞不通,细菌迅速繁殖而引起。

中医称为"乳痈"、"奶痈",中医认为本病的发生多因乳头破裂,不能吸尽乳汁,或乳头内陷,影响哺乳,乳汁积滞;或产后情志不舒,肝气郁结,乳络不通,郁而化热,热盛肉腐;或产后乳络阻塞,外流不畅,淤而成痈。

初期患者有发热恶寒,患侧乳房红、肿、热、痛。炎症浸润时可见乳房增大,红肿胀痛,局部触摸有热、硬感,压痛。患侧腋窝淋巴结肿大、疼痛。脓肿期则乳房肿处呈持续状啄痛,如脓肿表浅,可摸到波动感。但深部的脓肿或较肥大的乳房,常不易摸到波动感,必要时可局麻穿刺,以明确有无脓肿形成。

疾病防火墙

防治乳腺炎的细节提醒

1.预防措施

避免乳汁淤积,防止乳头损伤并保持清洁。在产前3个月经常用清水或肥皂水擦洗乳头,也可用酒精擦洗乳头和乳晕。每日用手指牵引乳头数次,以增加乳头皮肤的抵抗力,防止乳头皲裂。乳头内陷者,应于产前3个月纠正,孕妇用双手的拇指和食指先上下,后左右用力,在乳晕处挤压乳房组织,同时向外牵引乳头,反复数次,当乳头稍凸出时,再用手指捏住乳头向外提拉,每日数次。

每次哺乳后挤出或吸出残留乳汁;乳头皲裂者,应停止让婴儿吮吸,每日用清水洗乳头2次,涂鱼肝油后用纱布覆盖。

2.宜做热敷

急性乳腺炎及时做热敷,可促进康复。方法是:产妇端坐,露出患侧乳房,从45℃左右的热水中取出毛巾,绞干折叠后敷于乳房上。数分钟后,用手按住乳房,一捏一松,反复捏数十下,以起到剥离胸大肌筋膜和乳房基底部的黏着状态,使乳房皮肤下深筋膜和胸大肌筋膜疏松的作用。然后提拔乳头,使乳头与乳颈部、乳晕有所松动。

3.自我按摩

患者一手用热毛巾托住乳房,另一手放在乳房的上侧,以顺时针方向转动按摩。按摩时须注意,乳房肿块较硬时,手法可以重一些,乳房肿块较软时,手法要轻一些,以免炎症扩散。

在自我按摩乳房的同时,可稍用力挤压乳房,把乳汁从乳头出口处挤出。这样反复几次后,乳腺管就可畅通。每天自我按摩1次,一般在1周左右,可有血腥奶汁挤出,这说明脓液已排尽,不必再按摩。在整个操作中,患者会有一些疼痛,等到乳腺管完全通畅,疼痛就会随之消失。

4.脓肿处理

一旦形成脓肿,应立即到医院进行穿刺或切开引流,并用抗生素治疗。用宽松的乳罩将乳房托起,减轻疼痛,以利于血液循环。适当加强营养,安慰患者,使其保持乐观的情绪,帮助患者照顾孩子,以免劳累。

治疗乳腺炎的民间偏方

(1)鲜蒲公英(根、蒂叶)10克,洗净捣烂,用绍酒250克同煎数沸,存渣敷乳房肿块处,用酒热服,盖被睡1时许,再用连须葱的汤1茶盅催之得微汗即止。

(2)葱白150克,麦芽60克,加水约500克,煮沸20分钟,取渣包在白布内趁热循乳房向乳头反复擦搓,硬结处更需按摩,至乳房发红变软为度,每日2~3次。

(3)油菜适量,洗净捣烂,用洁净纱布绞汁1小杯(30~40毫升)温服,每日3次,连服3~5日,同时用油菜叶捣烂敷患处,每天更换2次,连用3~5日。

主治乳腺炎的营养饮食疗法

1.宜用海带

海带,即中药昆布。昆布有软坚散结作用,中医常用以治疗急性乳腺炎肿块坚硬,胀痛较甚的患者。因此,患者多吃些海带(炖肉炖鸡均可),有助于炎症消散。

2.忌辛辣刺激之物

辛辣刺激之物可使炎症进一步扩展,使红肿、疼痛加剧,应忌食辣椒、辣酱、辣油、芥末、榨菜、咖喱、韭菜、大蒜等。

3.忌海腥河鲜催奶之物

海腥河鲜食入之后易生热助火,使炎症不易控制,应忌食黑鱼、鲤鱼、鲫鱼、鳝鱼、海鳗、海虾、梭子蟹、带鱼、淡菜、乌贼鱼等。

4.忌助火之物

急性乳腺炎为热毒蕴结,治以清热解毒,对助火之物必须忌食,以免影响疗效,如鸡肉、雀肉、雀蛋、羊肉、狗肉、鹿肉、茴香、生姜、酒、香菜、南瓜、荔枝、龙眼肉等。

5.药膳

(1)四仙猪骨汤:金银花20克,蒲公英15克,皂角刺10克,夏枯草20克,猪杂骨250克,细盐、料酒、葱、味精各适量。先将上述四味中药装入干净纱布袋内,扎口;洗净猪杂骨,捶碎;再将药袋、猪杂骨装入大砂锅中,加清水适量,旺火煎沸,撇去浮沫,加入细盐、料酒、葱,改文火煨60分钟,起锅时加味精。清热解毒,活血化淤,通络托脓。适用于乳腺炎化脓期的患者服用。每日1剂,喝汤,分3次服完。

(2)豉粥:豆豉15克,葱白3根,薄荷6克,生姜片6克,羊髓100克,白米100克,细盐少许。先煎葱、姜及豉,后下薄荷;稍煎后去渣取汁,入米,再煮;候粥熟,下羊髓及盐,搅匀即成。祛风,清热,解毒。适用于乳腺炎初起、局部红肿热痛,而脓尚未成者。空腹服,每日2次。

(3)蒲金粥:蒲公英60克,紫花地丁、金银花各30克,粳米50~100克,白糖适量。先煎蒲公英、金银花、紫花地丁,去渣取汁,再入粳米煮粥,加白糖调味。清热解毒。适用于急性乳腺炎。每日2~3次,10天为1个疗程。

滴虫性阴道炎的防治

滴虫性阴道炎是由阴道毛滴虫生长在阴道内引起的炎症,为常见的阴道炎之一。滴虫消耗阴道细胞内糖原,阻碍乳酸的生成,改变阴道酸碱度,破坏了防御机制,容易引起继发性细菌感染使病情加重,属性传播疾病之一。其传染途径除直接由性交传播外,尚可经公共浴池、浴盆、毛巾、衣物、器械及敷料等途径间接传播。临床上,3%~15%的妇女阴道内有滴虫感染,但无炎症表现,称为带虫者。

临床表现有白带量多,呈稀薄泡沫状。合并其他细菌混合感染,白带为黄绿色脓性或夹血丝,秽臭,外阴瘙痒、灼热、疼痛,性交痛。若有尿路感染,则出现尿频、尿痛,甚则尿血。妇科检查可见阴道黏膜及宫颈潮红充血,有散在的红色斑点或草莓状突起,后穹隆有较多液性或脓性泡沫状分泌物。带虫者的阴道黏膜可无异常。

疾病防火墙

防治滴虫性阴道炎的细节提醒

1.夫妻共同治疗

现代医学治疗滴虫性阴道炎,一般用甲硝唑每日3次,每次服200毫克,7~10日为1个疗程,每晚再自己放一片药在阴道内以杀死滴虫。同时用大量的酸性溶液如0.5%~1%乳酸或醋酸灌洗阴道,以破坏滴虫的生长环境。但在治疗过程中,一般只重视女方,而忽视男方的治疗,所以往往疗效不满意。在夫妻之间,女方得了滴虫性阴道炎,必然会传染给男方,只是男方大多没有什么症状,而被忽视。如果只重视女方治疗,男方的滴虫仍然会传染给女方。所以,发现女方患滴虫性阴道炎,除了女方治疗外,男方也应口服甲硝唑,夫妻双方同时治疗,这样才能早日治愈。

2.重视局部卫生

在治疗滴虫性阴道炎的同时,夫妻双方都要重视局部的清洁卫生,做到每晚用温开水冲洗外阴,每天换内裤,换下的内裤及用过的毛巾要用开水烫,然后在太阳下晒干,不能将内裤及毛巾晾在阴暗的地方,只要治疗及时,清洁卫生搞得好,一般能较快治愈。

母亲患有滴虫性阴道炎,最好不要与女儿同床共被,也不能共用一个盆洗下身。

3.忌下水游泳

正常妇女阴道内有少量分泌物,保护阴道不受细菌的侵害,一旦因疾病发生炎症后,这一道防线就遭破坏,如果再下水就容易沾上大量的细菌,引起继发感染,同时也会把自身的滴虫带入水中,传染给他人。因此,滴虫性阴道炎患者忌下水游泳。

4.按时复查

夫妇双方应坚持服药及定期检查,以确保彻底治愈。滴虫性阴道炎的治愈标准为:

经全身治疗和局部治疗后,连续3次于月经干净后复查白带均无滴虫感染。所以应于每月月经干净后复查,连查3次。

<u>治疗滴虫性阴道炎的民间偏方</u>

(1)大黄15克,半夏15克,琥珀粉10克,前2味药水煎,取汁200毫升,早晚各用100毫升冲服琥珀粉各5克。

(2)柴胡9克,升麻6克,桔梗9克,茯苓10克,猪苓10克,车前子10克,木通10克,用水煎服,每日1剂。

<u>主治滴虫性阴道炎的营养饮食疗法</u>

1.忌辛辣煎炸及热性食物

辛辣煎炸之物如辣椒、胡椒、茴香、花椒、洋葱、油条、油氽花生、油氽豆瓣、烤羊肉、电烤鸡、油炸鹌鹑、炸猪排、油炸鸡翅等;热性食物如牛肉、羊肉、狗肉等和各种炒货如炒瓜子、炒花生、炒香榧子等,食用后均会助热上火,加重阴道炎症充血,故忌食之。

2.忌海鲜发物

海虾、河虾、带鱼、螃蟹、梭子蟹、黄鳝、蛏子、毛蚶、牡蛎、鲍鱼等水产品,多属发物,食后将加重阴部瘙痒、不利于炎症消退,故忌食。

3.忌甜腻厚味

过于甜腻的食物如糖果、奶油、巧克力、奶油蛋糕、糯米糕团、八宝饭、猪油及肥猪肉、羊脂羊膏、鸡蛋黄、鸭蛋黄,以上这些食物有助湿的作用,会增加白带的分泌,降低治疗效果。

4.药膳

(1)萝卜煲猪肚皮肉:将萝卜洗净,切滚刀块;猪肚皮肉切块,与萝卜、盐同放砂锅内,加水炖至猪肚皮肉、萝卜熟烂即可。每日1剂,分2次服,连服3剂为1个疗程。清热化浊。适用于滴虫性阴道炎。

(2)马齿苋蛋清饮:将马齿苋捣烂,绞取汁,生鸡蛋清调匀,与马齿苋汁混合,加温。顿服,每日1~2次。适用于老年性阴道炎,症见白带有臭味,或呈血性脓样,口苦、小便热赤。

更年期综合症的防治

更年期是指女性由性成熟期过渡到老年期的一个必经的生命阶段,它包括绝经前期、绝经期和绝经后期。绝经前期临床表现为月经周期不规则,出现各种精神、神经症状;绝经期月经完全停止,持续时间应在1年以上,精神、神经症状持续存在;绝经后期,除精神、神经症状外,还出现因雌激素缺乏和年老所引起的各种器官系统的症状,称为更年期综合症。症状持续时间一般为2~5年,严重者可达10余年。

疾病防火墙

防治更年期综合症的细节提醒

1.正确对待,自我调节

这是顺利度过更年期的基础。更年期是不可逃避的生理变化,此期间出现的一些症状的多少及轻重,往往是可调节的,尤其是精神、情绪的变化,像烦躁易怒,情绪抑郁等喜怒哀乐诸多不恰当的表现。只要你能正确认识更年期实质,保持良好心态,培养广泛的兴趣,如养花种草,练习琴棋书画、运动、舞蹈等,根据自己情况适当选择,你便会相对轻松地度过更年期阶段。当然家庭及社会的亲朋好友、同事们也应该尽量理解更年期妇女特殊变化,帮助她们调适情绪,顺利地度过这一关。

2.适当体育锻炼

体育锻炼不仅可以使生活多一项内容,分散注意力,更重要的是跟踪更年期而至的一些疾病(如骨质疏松等)会通过体育锻炼减缓发生或减轻其严重程度。你可根据自己的情况选择,如散步、骑车、做操或选择气功的静功锻炼,也可打太极拳、舞太极剑,通过这些活动还可促进脾胃消化。

3.劳逸结合、注意保暖

人到四五十岁时,体力渐减,不耐疲劳,但这个年龄段的妇女,来自各方面的压力也正处于顶峰阶段,所以更年期妇女不要勉强自己做力所不能及的事情,过度疲劳会损害健康,当然对于有条件者也不可过度慵懒,不要随意改变过去的良好的习惯,还是应该保持积极向上的心态。体力下降的另一方面表现是御寒能力的下降,冷暖的稍微不适都会引发病况,所以一定要衣着适时,尤其脚部和腹部受凉容易造成胃肠病变,所以更要特别保护这两个部位,必要时还可做背部脾俞穴和胃俞穴的按摩。

4.定期去医院体检

为预防更年期妇女患更年期综合症及其并发症,这一时期的妇女应定期到医院做健康检查,包括妇科检查、防癌检查等,做到心中有数,发现病情及早治疗。

5.加强营养,多做户外运动

更年期是身体老化的一个标志,所以必须多补充营养食品,多锻炼身体,增强体质,同时要保证睡眠,这样一些症状轻者即可获得缓解。

6.给自己营造一份快乐的心情

虽然在更年期会有诸多不适,但依然可以让自己过得快乐。参加一些集体活动,多与同龄人交流,跳跳舞,变得更开朗,良好的心情会让人忘记很多烦恼。

治疗更年期综合症的民间偏方

(1)知母、仙灵脾、女贞子、旱莲草各12克,黄柏、当归、仙茅各10克,每日1剂,分2次煎服。

(2)生地、白芍、女贞子各12克,白菊、黄芩、枣仁各9克,生龙牡30克,每日1剂,分2次煎服。

(3)党参、黄芪、熟地各20克,制香附、当归各12克,山萸肉、蛤粉炒阿胶、荆芥炭各10克,炒白术15克,甘草3克,黑木耳炭6克,贯仲炭5克,每日1剂,分2次煎服。用于月经过多过频者。

主治更年期综合症的营养饮食疗法

1.补充维生素E

维生素E是一种强有力的抗氧化剂,很久以前就用它来治疗更年期的潮热及预防更年期后心脏病的发生,同时对于更年期综合症的其他症状,如出汗、沮丧、焦虑、眩晕、心悸、呼吸困难和疲劳等情况,在补充维生素E之后皆可获得改善。在20世纪50年代初,国外就有刊物做此类报道。另外还有报道指出,给绝经后患老年性阴道炎的患者,补充维生素E后,其症状可得到缓解,持续补充4周后,活体组织检查显示在阴道壁上有新的血管增生。

2.补充维生素B族

B族维生素尤其是泛酸和维生素B6对更年期尤其重要,主要可帮助控制紧张,在注射B族维生素之后,能显著地缓解皮肤发热及神经问题。

3.补充钙

钙是人体最丰富的矿物质。人体大约90%的钙存在于牙齿和骨骼里。更年期后由于内分泌的衰减,机体最大的伤害是骨质流失,从而导致骨质疏松,由此还会带来骨折、脊柱弯曲和牙齿脱落等情况。因此建议妇女在进入更年期时更要注意补充钙,当然同时要配合维生素D,以利钙的吸收。

4.多食补血食物

月经出血量增多是更年期妇女常见的。月经来得频繁,经血量增多,出血时间延长,这样可引起贫血,此时应注意饮食调养,多吃一些含优质蛋白质的食物,如肝、鸡蛋、牛奶和瘦肉等。这些食物不仅供给人体必需氨基酸,而且还含有维生素A、维生素D、维生素B1、维生素B2、维生素B12;猪肝中还含有丰富的铁和叶酸。

同时还要多吃含铁、铜丰富的绿叶菜和水果,如菠菜、芹菜、油菜、萝卜缨、苋菜、荠菜、番茄、柑橘、桃、李、杏、菠萝和红枣等。这些食物含有叶酸、维生素C、维生素A等成分,叶酸和维生素B1,配合能增强治疗贫血的效果,维生素C和维生素A能促进铁的吸收和利用。如能注意这方面的饮食调节,对避免产生或减缓贫血的程度,会有很大的帮助。

5.药膳

(1)归参山药猪腰:当归10克,党参10克,山药10克,猪腰子500克,酱油、醋、姜丝、蒜末、香油适量。将猪腰子切开放入砂锅内。将党参、当归、山药装入纱布袋内,扎紧口,放入砂锅内,加水适量,清炖至猪腰子熟透,捞出猪腰子,冷却后切成薄片,放在盘子里。将酱油、醋、姜丝、蒜末、香油等与猪腰子片拌匀即成。适用于血损肾亏所致的心悸、气短、腰酸痛、失眠、自汗等症。更年期妇女可对症选用,也可平时保健选用。

(2)菠菜粥:菠菜250克,粳米250克,食盐、味精适量。将菠菜洗净,在沸水中烫一下,切段;粳米淘净,置铝锅内,加水适量,煎熬至粳米熟时,将菠菜放入粥中,继续煎熬至成粥时,停火。放入食盐,味精即成。食用时,当饭吃,吃饱。适用于大便秘结及高血压等症。

(3)赤小豆粥:赤小豆100克,粳米1500克。先将赤小豆放入锅中,添水适量,用慢火煮开。待赤小豆破裂时,将粳米放入,直至煮烂,即可食用。适宜于产后乳汁少、急性肾炎浮肿等患者食用。更年期妇女伴有浮肿时可选用,健康人食用能防病强身。

（4）百合莲子粥：粳米和糯米各50克，莲子50克，去皮去心，百合100克。加水适量，熬粥。食用时加白糖。糖尿病等忌糖者，可用甜菊糖代替。每日服3次，7天1个疗程。此粥有滋阴养心之功效。也可加芡实、红枣以健脾和胃。

百日咳的防治

百日咳是由百日咳杆菌引起的急性呼吸道传染病，因其病程较长，可达3个月左右，故有百日咳之称。此病多在冬春季节发生和流行，患者大部分是5岁以下儿童。主要症状是痉挛性咳嗽。

百日咳在中医学上又称"顿咳"，是一种常见的儿科传染病，因此合并症凶险，故颇受重视。中医认为本病的发生主要是由于素体不足，内隐伏痰，风邪从口鼻而入袭侵于肺。

由于人们对本病的重视，现在的小孩已普遍接种"白百破"三联疫苗，百日咳发病率已大大降低。

百日咳潜伏期一般为7~10日。发病初症状似感冒，咳嗽、打喷嚏、流鼻涕，轻微发烧，3~4日后上述症状逐渐减轻，唯咳嗽逐渐加重，尤以夜间剧烈，进入痉咳期。痉咳期可长达2个月以上。其咳嗽的特点是阵发性痉挛性咳嗽，不咳则已，一咳便是连续短促地咳嗽10余声以至数十声，常咳至涕泪交流、面红耳赤、静脉怒张，身体缩成一团为止。阵咳完毕时，接着有一深长的吸气，发出一种特殊的高调鸡啼样吸气声，如公鸡叫。阵咳每日数次至十数次，一次较一次剧烈。进食、劳累、受寒、激动、煤烟吸入等均可诱发痉咳。痉咳好转后进入恢复期，病症逐渐痊愈。

疾病防火墙

防治百日咳的细节提醒

1.隔离治疗

为防止病菌传播，患者从发病开始需隔离40天以上。

2.注意预防

对于体质较弱的孩子，平时应注意预防保护，易感季节及时注射预防针及服用预防药。

3.适当活动

要充分休息,在病情稳定时,可带孩子去户外进行适当活动,但空气要新鲜,避免烟尘异味等不良刺激。

4.抬高枕头

百日咳发作时,患者会非常剧烈地咳嗽,常无法入睡,家长可以将床头垫高,使孩子能呼吸顺畅,缓解咳嗽的强度。

5.热敷

小儿咳嗽剧烈时,会造成胸背疼痛,此时可以用一条热毛巾敷在小儿的胸口上,然后轻拍按摩背部,此法可减轻患儿的痛苦,并能缓解症状。

6.护理方法

保持房间安静、温暖、阳光充足,空气新鲜、流通。保证充足睡眠。给营养丰富、易消化、较黏稠的食物。幼儿患者在阵咳时要抱起,轻拍背部。

7.治疗原则

遵医嘱早期给予抗生素,止咳祛痰剂。若发现持续高热、气急、鼻翼扇动、烦躁不安、口唇指端发紫、剧烈头痛、抽搐、神志不清等症状,立即住院治疗。

治疗百日咳的民间偏方

(1)取紫皮大蒜3瓣切片,开水一茶杯浸泡15分钟左右,将蒜取出,加入白糖、醋适量,频频饮之,1日服完。或将紫皮大蒜50克,去皮捣烂,加入冰糖、食醋适量,再加冷开水浸泡1昼夜后过滤去渣,即可饮服。每日3次,每次10~20毫升,温开水服,连用5~7天。可以杀菌消炎,适用百日咳痉咳期。

(2)用大蒜适量,捣烂备用,双足底涂一层薄薄的猪油或凡士林,然后将大蒜泥敷在涌泉穴,用纱布包扎固定。临睡时敷上,次日清晨除去。此方对小儿夜咳非常有效。

主治百日咳的营养饮食疗法

1.忌食生冷之物

生冷之物往往损伤脾胃,导致脾胃运化失调而使机体康复功能减弱,而且使痰量增多。百日咳患儿往往在食入生冷之物后咳嗽加剧,特别是棒冰、冰冻汽水、冰淇淋,这些食品是又冷又甜,吃下去后痉咳加剧是常见的事情。再则食物必须煮熟煮烂,使之易于消化,百日咳患儿病程较长,食物宜以熟、烂、易于消化为佳。在冬季发生时,应忌吃火锅。

2.忌食海鲜发物

百日咳对海腥、河鲜之食物特别敏感,咳嗽期间食入海腥之物,会导致咳嗽加剧,这类食物包括海虾、梭子蟹、带鱼、橡皮鱼、蚌肉、淡菜、河海鳗、螃蟹等。

3.忌辛辣刺激之物

百日咳患儿多呈兴奋状态,食入辛辣刺激之物后,由于这些含物对食道的刺激,会使咳嗽加剧,痰液增多,这类食物有辣椒、川椒、芥末、咖喱、大葱、洋葱、韭菜、酒等。

4.忌油腻食物

油腻食物会引起小儿消化功能失调,脾胃受损,从而导致脾虚生痰,使痰量增加,这类食物有油炸猪排、牛排、油条、油饼、春卷、花生酱、花生米、肥肉、奶酪、奶油蛋糕、母鸡汤、鸭汤等。

5.忌过甜食物

痰多往往是由过食甜味食品而引起,糖能助湿生痰,人们不难体会,健康人食入糖果后,也会感到口中腻黏有痰之感,何况百日咳病儿,食甜味后往往加剧咳嗽,所以糖果、甜羹、大枣、巧克力、蜜枣、果脯、糖水、水果罐头等必须忌食。

6.药膳

(1)姜蒜红糖饮:生姜3片,大蒜头15克,红糖适量。先煎蒜、姜,煮熟后加入红糖,去姜片,吃蒜和饮汤。清热化痰,降气止咳。适用于百日咳痉咳期。每日4次,连服15日。以上为5岁患儿的量,年龄小者可酌减,一般3~7日症状可见好转,大部分患儿15日可痊愈。

(2)麻黄蒸梨:麻黄5克,大梨1只。先把麻黄捣为粗末,将生梨洗净后,剖开,挖去梨核;把麻黄放入梨心内,再将梨子合严,插上小竹签,然后放入碗内,隔水蒸熟后即可。止咳。适用于小儿百日咳的初期和痉咳期患者,也可用于小儿支气管炎咳嗽。每日2次,每次1只,去麻黄吃梨服汁,连用3~5天。

(3)浙贝蛋:浙贝母3克,鸡蛋1只。把浙贝母研为细末,鸡蛋洗净外壳后在其尖端剪一小孔,把浙贝粉由小孔内放入,摇匀后以纸封闭小孔,放入饭锅内,小孔一端朝上,蒸熟即可。止咳平喘。适用于小儿百日咳。每日2次,每次1个,连用5~7日。

(4)人参百合粥:人参3克,百合15克,粳米30克。先煎人参与百合,后下粳米同煮为粥。补气养阴。适用于百日咳恢复期,症见咳嗽次数和咳嗽时间逐渐变短,咳声无力,痰稀而少,气短声低,唇色淡白。连服3日,每日1~2次。

(5)川贝杏仁粥:川贝6克,杏仁3克,大米30克,蜂蜜适量。先将上两味药捣碎,与大米同煮成粥,粥熟时调入蜂蜜。或将上两味药煎水,取汁去渣,再入粳米煮为粥。润肺化痰,止咳平喘,适用于百日咳初起。每日2~3次,食用前加入蜂蜜调服。

小儿肺炎的防治

小儿肺炎是一种常见病,按病理解剖可分为大叶性、小叶性(支气管性)及间质性;按病程可分为急性及迁延性;按病因可分为细菌性、病毒性、真菌性、支原体性、过敏性、吸入性及堕积性。婴幼儿肺炎多数为细菌性,且多表现为小叶性肺炎,其次为病毒性,且常以间质性肺炎形式出现。年长儿多为肺炎球菌性肺炎,常以大叶性肺炎形式出现。

临床表现,婴幼儿肺炎起病急,发热或无热(营养不良者),面色苍白,烦躁不安,咳嗽气急,偶有呕吐、腹泻、发绀,肺部可闻散在的湿罗音,X线检查,肺部可有散在的小片阴影。年长儿多表现为起病急,高热,寒战,谵妄,咳嗽,呼吸困难,发绀,白细胞及中性粒细胞增高,X线可见肺部有大片致密阴影。

疾病防火墙

防治小儿肺炎的细节提醒

1.室内保持空气清新

居室保持空气新鲜,定时通风换气,避免对流风,室温最好维持在18~22℃,湿度维持在60%左右,湿化空气,避免干燥空气吸入气管,使痰液不易咳出。可使用超声加湿器或冬天在暖气片上放湿布,也可在火炉上放一壶水,把盖打开,让水气蒸发。

2.保持舒适的卧位

安静时可平卧,如有气喘,可将病儿抱起或用枕头等物将背垫高呈半躺位。穿衣盖被应松软、厚度适中,过热反而会使病儿烦躁而诱发气喘,加重呼吸困难。

3.变换体位

经常帮助病儿翻身变换体位,每小时1次,同时轻轻叩击其胸或背部,以利分泌物排出,防止分泌物坠积。鼓励患儿咳嗽,以排出呼吸道分泌物。

4.补充营养

病儿食欲下降、呕吐、腹泻可导致营养不良,故应及时补充。尽量鼓励病儿多进食,可少食多餐。吃母乳的婴儿可延长喂哺时间,喂哺过程中可暂停给予休息;用奶瓶的病儿宜选用开孔大小合适的乳头喂养,以防乳汁流速过快造成呛咳。喂哺后将孩子抱起,轻拍其背部,使胃内气体排出,置于侧位,防止溢乳。呛奶的病儿可在奶中加米粉或糕干粉,使奶变稠,可减少呛奶。让孩子吃一会儿奶,拔出奶头休息一下再喂,或用小勺慢慢喂入。1岁以上的病儿,应吃稀饭、面条、蛋羹等有营养、易消化、清淡的饮食,每次不宜过饱,避免给不易消化的油炸食品及容易产气的食物,如汽水、豆类等,以免造成腹胀,妨碍呼吸。

5.护理须知

(1)发烧时,根据体温情况采取物理降温或药物降温。

(2)肺炎的病程较长,一般需治疗1周左右才能好转,在家服药治疗的病儿,家长应注意观察孩子的病情,发现病儿烦躁不安、面色发灰、喘憋、出汗、口周青紫或年长儿诉说胸痛,应立即送医院就诊切勿延误病情。(3)肺炎痊愈后,不要掉以轻心,应特别注意预防上呼吸道感染,避免复发。平时让孩子多注意体格锻炼,多晒太阳,进行户外活动,增强抗病能力;流感流行时不要带孩子去公共场所;天气变化时应注意随时增减衣服。定期进行健康检查及预防接种。

治疗小儿肺炎的民间偏方

(1)生姜10克,洗净切成丝,放入瓷杯内,以沸水冲泡,盖上盖温浸5分钟,再调入饴糖30克,频频代茶饮。每天1剂,连服3~5剂。

(2)生姜汁25毫升,梨汁、萝卜汁、茅根汁各50毫升混匀,与蜂蜜装入瓷罐内煮沸备用,每次服1汤匙,开水冲服,每天3次,连服数天。

(3)萝卜1个,洗净切片,放入白胡椒5粒、生姜10克,橘皮3克,一起煮汤,然后放入冰糖30克,吃萝卜喝汤。每天1剂,连服3~4天。

主治小儿肺炎的营养饮食疗法

1.忌高蛋白饮食

瘦肉、鱼和鸡蛋的主要成分为蛋白质。1克蛋白质在体内吸收18毫升水分,蛋白质代谢的最终产物是尿素。小孩进食蛋白质多,排出尿素相对也会增高,而每排出300毫克尿素,最少要带走20毫升水分。因此对高热失水的患儿应忌高蛋白饮食,疾病后期可适当补充,以提高体质。

2.忌食多糖之物

糖分是一种热量补充物质,功能单纯,基本上不含其他营养素。若小儿肺炎患者多吃糖分后,体内白细胞的杀菌作用会受到抑制,食入越多,抑制就会越明显,而加重病情。

3.忌喝茶

肺炎患儿多有发热,不应总喝茶水。因茶叶中的茶碱有兴奋中枢神经的作用,可使大脑保持兴奋状态,还可使脉搏加快,血压升高。发热时,机体处于正邪相争的兴奋阶段,脉搏加快,饮茶后可刺激心肌,加重消耗,如此非但不能退热,相反还会使体温升高,诱发其他疾病。另外,茶叶中的鞣酸具有收敛作用,中医认为不利于肌表的邪气外散,对发热的小儿也是不相宜的。

4.药膳

(1)杏仁桑皮粥:杏仁6克(去皮尖),桑白皮15克,生姜6克,大枣5枚(去核),粳米150克,牛奶30毫升。杏仁研成泥,调入牛奶取汁;桑白皮、生姜、大枣水煎取汁,以药汁入粳米煮粥,将熟时入杏仁汁再稍煮即成。一日分数次热服。宣肺止咳平喘。杏仁、桑白皮宣肺止咳,降气平喘;生姜发散风寒;粳米、大枣及牛奶补益肺胃。全方扶正祛邪,适用于风寒咳嗽,喘急痰多,体质虚弱,食纳不佳之患儿。

(2)银耳雪梨膏:银耳10克,雪梨1个,冰糖15克。梨去核切成片,加水适量,与银耳同煮至汤稠,再掺入冰糖溶化即成。每日2次,热饮服。养阴清热,润肺止咳。适用于阴虚肺燥,干咳痰稠及肺虚久咳之症。银耳滋阴润肺,养胃生津,为补益肺胃之上品;雪梨清肺止咳;冰糖滋阴润肺。因此用于阴虚肺燥之症者颇佳。

(3)百合粥:百合60克,粳米100克,冰糖适量。百合研成粉,同粳米同煮成粥,对入冰糖即成。每日2次,热饮。润肺止咳,生津除烦。百合滋阴润肺,清心除烦,配以粳米、冰糖养胃生津,适用于阴虚肺热,烦热燥咳之症。

小儿腹泻的防治

小儿腹泻是一种胃肠功能紊乱综合症。根据病因不同可分为感染性和非感染性两大类。2岁以下婴儿消化功能尚不成熟,抵抗疾病的能力差,尤其容易发生腹泻。夏秋季节是病菌多发期,多种细菌、病毒、真菌或原虫可随食物或通过污染的手、玩具、用品等进入消化道,很容易引起肠道感染性腹泻。非感染性及病因不明引起的腹泻,称为消化不良。本症是婴幼儿时期发病较高的疾病之一,也是婴幼儿死亡的原因之一。发病年龄大多在1岁半以内。

疾病防火墙

防治小儿腹泻的细节提醒

1.注意饮食卫生

母乳喂养的小儿在喂养前要用干净的湿毛巾擦洗乳头,人工喂养儿,要注意奶具的清洁消毒,变质的牛奶不要给小儿喝,奶粉也要现配现喂,不宜久放,同时也要注意奶温度不要太热或太凉。添加辅食后要注意食具的清洁。饭前要给孩子洗净双手,大人的手也要洗干净。

2.添加辅食时要遵循循序渐进的原则

辅食应易于消化,并应先从小量开始,慢慢地加量,花样每次只能增加1种,也应注意从小量开始,使小儿逐渐适应。辅食先从半流食开始,逐渐过渡到固体食物,添加过程中要密切观察小儿大便情况,如有消化不良或腹泻应暂停或减量。

3.要注意气候变化

炎热的夏天,小儿消化道分泌的消化液减少,加之气候湿热,细菌易于生长、繁殖;秋冬季节气温降低,肠蠕动加速,也可影响消化功能而致腹泻,要注意孩子特别是腹部不要受凉。夏秋季节是腹泻的流行季节,一定要注意饮食卫生,预防感染性腹泻。

4.不要给孩子吃生、冷的食物

孩子的消化道比较娇弱,对各种刺激均较为敏感。在给孩子喂菜泥、水果等食物时要先烫一下或煮一下,1次不能吃太多。有时母亲吃了过多生、冷或刺激性的食物,婴儿喝奶后也容易出现腹泻。

5.口服补盐液溶液

小儿患腹泻时,如果只有轻度或中度脱水的情况可以在家中给小儿口服补盐液溶液,方法如下:

补充累积损失:轻度脱水为50毫升/千克,中度脱水80~100毫升/千克,在4~6小时内补完。

补充继续损失:一般可按估计大便量的50%~100%给予口服补盐液溶液。补充时可暂时禁食,但不需禁水,否则水分不足,可发生高钠血症。

6.慎用抗生素

许多人对腹泻的病因不甚了解,一见腹泻就应用抗生素,如四环素族抗生素、氯霉素、合霉素、卡那霉素等,可是,用上这些药物后腹泻不但没好,有时反而会加重,这是由于化学刺激和广谱抗生素引起体内菌群失调而致双重感染。广谱抗生素的应用,会使敏感菌受到抵制,耐药菌得势乘机繁殖,使腹泻加剧。此外,由于广谱抗生素进入肠道,使肠道很多细菌受到抑制,有些细菌具有合成维生素B族和维生素K的能力,菌群失调后会发生维生素B族缺乏的恶心、呕吐、腹泻等胃肠道症状。

7.一般不用禁食

一般腹泻不一定禁食,母乳喂养儿可暂停辅食,人工喂养儿可改用加酸乳或脱脂乳,或改用豆制代乳品(双乳糖缺少患儿)。如果呕吐或腹泻严重者可暂时禁食,母乳喂养儿暂停辅食,缩短每次哺喂时间;人工喂养儿可暂停1~2次喂奶。禁食时间不超过8小时,停止禁食后,人工喂养儿可先给米汤,稀释牛奶,母乳喂养儿可逐渐延长喂奶时间,病情好转后应稳步逐渐恢复饮食。

8.情况严重者去医院治疗

在家中补液时要密切观察患儿,如果病情进一步加重,出现重度脱水、休克、腹胀,或口服补液效果不好或困难者,应及时带孩子到医院采用静脉补液。

治疗小儿腹泻的民间偏方

(1)新鲜石榴2个,剥去外皮,留果肉,加水500毫升,文火煎至150毫升,捞去石榴果肉后,加入少量蜜糖调味,一天内分2~3次饮服。

(2)鲜石榴皮500克(或干品250克)洗净,切碎,加水适量,文火煎煮半小时,取煎液1次,加入再煎,共取煎液2次,将2次煎液合并后,再用小火煎熬浓缩,至较黏稠时,加蜂蜜100~150克,至沸离火,待冷装瓶备用。每次1汤匙,以沸水冲化饮服,每日2~3次。

(3)红枣10只,洗净晾干,放在铁锅内炒焦,洗净鲜橘皮10克(或干橘皮3克),2味一起放入保温杯内,用沸水泡,温浸10分钟,饭后代茶饮,每日分2次服。

主治小儿腹泻的营养饮食疗法

1.不宜吃糖

患腹泻时,常提议吃些糖粥或喝些糖水,以补充丢失的液体,事实上这个办法不可取,糖到肠内常会引起发酵而加重胀气,故在腹泻时,有胀气者应不吃糖或少吃糖,小孩吃完药后也应尽量吃些别的东西,不用糖类来纠正口苦。

2.少吃蛋类食品

患腹泻的患者矢气(放屁)往往很臭,这主要是肠内的物质异常发酵引起,肠道的腐败作用很强,此时应尽量减少蛋白质的摄入量,如鸡蛋、鸭蛋、鹅蛋及奶类食物等。

3.药膳

(1)胡萝卜汤:胡萝卜、糖适量(根据小儿年龄取料)。将新鲜胡萝卜洗净,自上至下切开,剔去中心白茎,再切成丝或小块,置锅内加适量水煮烂后,用纱布挤压过滤。然后将挤压后的萝卜泥状物(汁)加水或米汤,放糖煮3分钟即可。健脾和胃,补中益气。可辅助治疗小儿慢性腹泻。

轻度腹泻,在两餐之间饮服,每日3~4次,每次100~500毫升,小儿酌减。中度腹泻,胡萝卜汤可和牛奶交替食用,上顿饮胡萝卜汤,下顿再饮牛奶,两者量相同。重度腹泻则停用其他食物,只饮胡萝卜汤。病情好转后,逐渐减量。

(2)车前米粉:车前子50克,大米粉100克,白砂糖适量。把车前子淘洗干净后,随即晾晒干。然后把干净的车前子放铁锅内,小火炒至有香味,放碾槽内,研成碎末。再把大米粉同已经研碎的车前子末一同放铁锅内,用小火炒至米粉香熟,炒好后晾凉,备用。临用时加入白砂糖适量,拌匀即可。健脾利水止泻。适用于小儿单纯性消化不良、大便水泻或大便溏薄。1岁以下小儿每次嚼服2~3克;2岁者3~5克;3岁以上者每次6~9克,每日3~4次。也可用开水调成糊状食用,连用3~5天。急慢性痢疾腹泻者不宜选用。

(3)芡实山药糊:芡实500克,山药500克,糯米粉500克,白糖500克。先把芡实、山药一同晒干后,放碾槽内碾为细粉,与糯米粉及白糖一并拌和均匀,备用。用时取混合粉适量,加入冷水调成稀糊状,然后加热烧熟成芡实山药糊。健脾止泻,适合于小儿脾虚入泻、消化不良、大便溏薄、体虚赢弱者食用。每日早晚温热空腹食用,每次用混合粉50~100克。连用7~10日为1个疗程。

小儿多动症的防治

儿童多动症又称脑功能轻微失调或轻微脑功能障碍综合症,是一种较常见的儿童行为障碍综合症。

本病男孩多于女孩,尤其早产儿多见。多在学龄期发病,其病因有人认为与难产、早产、脑外伤、颅内出血、某些传染病、中毒等有关,也有人认为与环境污染、遗传等有关。中医认为心脾两虚、肝阳上亢、湿热内蕴是其主要病因病理。

小儿多动症多从婴幼儿时期即易兴奋、睡眠差、喂食困难。不易养成定时大小便习惯。随着年龄的增长,除活动增多外,还有动作不协调,做精细动作如穿针、扣纽扣、使用剪刀有困难,注意力不集中或集中时间很短,行为无目的,情绪易冲动而缺乏控制力;上课不遵守纪律,如话多、小动作多,听觉辨别能力差和语言表达能力差,学习能力低;在集体生活中不合群,容易激动,好与人争吵;

在家长面前倔强,不听话,冒失、无礼貌;有些患儿采取回避困难的态度,变得被动、退缩。

疾病防火墙

防治小儿多动症的细节提醒

1.创造和谐环境

减少来自家庭和学校的压力,为孩子创造一个和谐、安宁的家庭环境,对学习要合理要求,适当减轻负担。变被动学习为主动学习,增加文体活动和睡眠时间。

2.耐心教育

寻找以往教育上的失误,改变教育方法,注意启发、引导和兴趣教育,要在同情和爱护孩子的基础上,对其进行耐心的教育和帮助,作为家长应明白对多动症孩子端正自我形象,恢复自尊心,振作精神和加强自控能力的锻炼是十分重要的。

3.行为矫正

也就是对孩子适宜的行为给予奖励,以强化对不适宜的行为加以惩罚,促使其消退,以孩子上课做小动作为例,给孩子说清楚,一堂课做小动作次数减少一半就口头表扬,如持续几节课一半就给一物作为奖励,达到的要求越高给的奖励就越大,当未完成或出现不良行为时,即取消奖励(惩罚法)或不理睬(消退法)。这种方法简便易学,家长可在服药的同时加用此方法,会取得较好的效果。

4.多参加文体活动

让孩子参加一些文体活动,不但对过多的精力给予了出路,对培养小儿的注意力也有帮助。另外可以给孩子制定简单可行的规矩,培养一心不能二用的习惯,如吃饭不看书、做作业时不玩玩具等。对孩子的攻击性行为和破坏性行为不可袒护,应严加制止。

5.用药须知

6岁以下的小儿一般不用药物。采用药物治疗的孩子,家长应遵医嘱按时给孩子服药,并观察疗效以及副作用。精神兴奋剂能改善患儿注意力,但有食欲减退、头昏、心率加快、短暂失眠等副作用,用药中多注意。

治疗小儿多动症的民间偏方

(1)猪脑1个或鸡脑5个,小米100克,姜3片,葱白2段,黄酒1匙,同煮粥,煮成后将猪脑捣碎,加盐、味精、青葱末适量食。

(2)胖头鱼的鱼头1个,约500克,加酒1匙,小米100克,姜蒜2片,葱白1段同煮粥,最后加盐、味精、青葱叶末适量,也可放少许辣椒粉食肉喝粥。

主治小儿多动症的营养饮食疗法

1.营养要全画

小儿大脑细胞的发育生长和智力开发,需要各种营养成分,如高蛋白质、高卵磷脂、高维生素B、含锌量高的食物和鱼类食品,以活化大脑神经细胞,改善大脑功能,提高判断力,减少失误。小儿多动症患者切忌偏食,特别应增加含铁量高的食物,如肉类和动物肝。若饮食中铁缺乏,会引起大脑功能的紊乱,影响患儿情绪,加重多动症状。当然,烟碱酸缺乏、贫血和体内其他化学成分的变化,也会影响小儿多动症的治疗。

2.宜用食品

目前,有助于大脑生长发育的高蛋白和高磷脂食物很多,如牛奶、鸡蛋、动物心、肝、肾、脑、瘦肉、鱼类海产品、大豆、玉米、核桃等。但食用时,最好采用流食及半流食,如制成酸奶酪、蒸蛋羹、肝汤、肝泥、鱼粥、蟹松、豆浆、玉米粥、核桃汁等,不仅色、香、味等感官性状良好,而且易于消化吸收。同时,应配合吃一些富含多种维生素的食物,如青菜、豆芽、水果,果汁、大枣、核桃、五谷杂粮等,这些食物不仅含蛋白质,而且还含有大量的维生素C、维生素A、维生素B、维生素P、维生素E以及胡萝卜素等,同时还含有大脑新陈代谢过程中不可缺少的常量元素(如钙、磷)和微量元素。

3.药膳

(1)甘麦大枣汤:小麦30克,甘草10克,红枣10枚。水煎取汁,每日2次,连服多日。方中三味药同用,共奏补脾益气、养心安神之效。

(2)二子首乌粥:桑葚子、女贞子各13.5克,首乌20克,旱莲草27.5克,粳米75克,白糖适量。将诸药水煎取汁,加粳米煮粥,待熟时,白糖调服,每日1剂。益心养血安神。适用于小儿多动症。

(3)小麦糯米粥:小麦30克,糯米30克,酸枣仁15克。酸枣仁纱布另包,与小麦、糯米同煮成稀粥,热饮服。每日1~2次。本方中小麦益脾养心、安神除烦,配以酸枣仁的宁心安神及糯米的补中益气,则全方具良好的益脾养心、宁神除烦之效。

第八章
常见急慢性呼吸系统疾病的防火墙

感冒的防治

感冒一年四季均可发生,男女老少皆会染病,为最常见的多发病,也是临床上常见的外感疾病。它是由多种病毒引起的呼吸道感染疾病,发病率较高。

感冒分普通感冒和流行性感冒两类。普通感冒为多种病毒引起的呼吸道感染性疾病,发病率高,人群有普遍的易患性,一年四季均可发生,但以冬季及气候剧变时尤为多见。流行性感冒是由甲、乙、丙3型流感病毒引起的总性呼吸道传染病,病情比较重,传染性极强,常可出现暴发性大流行,中医称为时行感冒。

在症状表现上,普通感冒以上呼吸道症状为主,有喷嚏、鼻塞、流涕、咽部干痒作痛,咳嗽声嘶,并伴有低热、乏力、食欲不振、全身酸痛等。流行性感冒起病急骤,病情严重,常见畏寒、高热、头痛、全身酸痛、乏力、鼻塞、流涕、咽痛,或伴腹泻、恶心、呕吐;高热2~3天后渐退,临床症状逐渐减轻。若是轻型流感,发热不高,全身症状及呼吸道症状均较轻,约1~2天后即逐渐好转。

疾病防火墙

防治感冒的细节提醒

1.劳逸结合

劳逸结合对于感冒患者来说十分重要。当然得了感冒不一定要卧床休息,但要注意劳逸结合,过度劳累不利于身体恢复,容易形成疾病缠绵不休的局面。有些人就是因为过度劳累,机体抵抗力下降,再一感受风寒,随即酿成病况。对于发热的患者,最好卧床休息,这样有利于机体对抗疾病和早日康复,可以说休息也是感冒治疗方法之一。

2.增强体质

对于体质弱的成人、幼童这些常爱感冒的人来说,适当锻炼、增强体质、注意服装加减尤为重要,与其疾病来了再治,还不如拒病魔于门外好些。

3.预防性用药

感冒的药物预防很重要,尤其对于流行性感冒的流行季节,更应预防性服药,这样可减少发病。冬春季可用贯众、紫苏、荆芥;夏季用藿香、佩兰、薄荷;时邪毒盛,流行广泛,可用板蓝根、大青叶、菊花、金银花等。

4.多喝水

喝水是治疗感冒的最简单的方法,大量喝水,促进人体代谢,并且发汗,可促使感冒及早愈合。感冒本属轻浅之疾,治疗本应以发汗为首选方法,这是中医界治疗感冒的原则,但对于体弱者及老年人切不可发汗太过,对于较重者应到医院听候医生吩咐,也可喝热汤、热粥等。

5.慎用抗生素

须知,抗生素对病毒性感冒是无能为力的,相反,如果一个头痛脑热就服用抗生素,只会加强病菌的耐药性,等到确实需要服用抗生素治疗疾病时,却发现必须服用大剂量或很难找到有效的抗生素,因为体内的病菌已百药不侵了。

6.服用感冒药

感冒药有多种成药,无需医生的处方。有些药专治某种症状,有些药则适用于各种症状,然而,建议患者最好服用中成药,因为消炎杀菌对病毒性感冒无效,而中药以增强免疫力和缓解症状为治疗目的。同时,如果你白天需要服药,应看清成分说明书,最好不要服用那些含抗组胺成分的药(抗组胺会引起昏昏欲睡),以免开车出事。

7.预防传染家人

饭前便后经常洗手,并将使用过的卫生纸冲走,因为这些卫生纸窝藏病毒,很可能传染给他人。当你需要咳嗽或擤鼻涕时,务必使用面巾纸,以防细菌四处飞散。

8.儿童勿服阿司匹林

若想减轻感冒引起的全身酸痛或发烧,可服用阿司匹林或其他镇痛药。但12岁以下的小孩勿使用阿司匹林。研究已发现,若患某些病毒感染(例如流行性感冒或水痘)的小孩服用阿司匹林,可能提高罹患雷氏症候群的几率。

9.家庭常备感冒药

家庭还可常备一些治疗感冒的中成药,如治疗风寒感冒的午时茶、风寒感冒冲剂、荆防冲剂;治疗风热感冒的感冒退热冲剂、桑菊感冒片;治疗暑湿感冒的正气片、纯阳正气丸、保济丸;治疗流行性感冒的感冒退热冲剂、正柴胡饮。感冒还可配合服用具有清热解毒作用的六神儿、黄连上清片、银翘解毒片、双黄连口服液等。

治疗感冒的民间偏方

(1)生姜30克,青大蒜头片20克,红糖50克,水煎服,连服3~6次。治疗普通感冒。

(2)绿豆15克(捣烂),茶叶10克水煎去渣,加糖30克,1日1次。治疗普通感冒和轻型流感。

(3)青蒿100克水煎服。治疗夏日感冒。

(4)半支莲洗净焙干研成细末,每次服3克,冷开水调服,治疗风热感冒。

(5)大青叶30克水煎服,每日1次,连服5~7天,常用于流行感冒之轻症。

(6)葱头7个,生姜3片,淡豆豉10粒共捣烂,蒸熟趁热贴在患儿囟门上。专治小儿流感。

(7)鲜鱼腥草60克,绞汁冲蜂蜜服,1日1次。常用于流感兼有咳嗽者。

主治感冒的营养饮食疗法

1.补充维生素C

两届诺贝尔奖得主鲍林博士主张"补充维生素C是预防与治疗感冒非常有效的方法",许多科学家受他的影响也在进行这项研究,证明高浓度的维生素C可预防感冒后毒物释放所造成的有害作用,如果每天补给2000毫克维生素C时,发现并无法预防感冒的发生,但是却可以减轻感冒的症状及缩短感冒时间。

2.补充锌

锌对感冒的作用没有更多的资料来说明其原理,但有一项资料表明,锌虽然不能杀死感冒病毒,但它似乎能防止病毒的繁殖和复制。这恰好支持了一些临床实验研究的结论,即口服锌制剂可以缩短感冒病程。

(2)糯米葱粥:糯米100克,葱白5根。先煮糯米粥,临熟,入葱白再煮片刻,空腹食用,微汗出效佳。主治外感风寒、鼻塞不通者。

(3)姜汁菠菜:菠菜250克,姜汁10克,醋20克,葱2克,盐1.5克,味精2克,淀粉、油适量。菠菜中间剖开,葱切段。将姜汁、醋、盐、味精和少许水、淀粉放在小碗中,拌匀。将炒锅置火上,放入油,将葱煸出香味后去掉,放入菠菜煸炒,炒熟后,烹入碗汁,迅速翻炒,即可山锅。本菜辛辣酸咸,葱、姜能解表散寒,菠菜能补血健脾,醋又能抗病毒,故凡感冒者皆可服食。

(4)肉片葱头:猪瘦肉100克,葱头200克,酱油、料酒、盐、味精、姜、油、淀粉各适量,鸡蛋1个。葱、姜切成片,猪瘦肉切成片,加入酱油、盐、料酒、鸡蛋、淀粉拌匀。锅置火上,加入油,煸炒肉片至熟,加入姜片、葱头一齐煸炒,加入酱油、料酒、盐、味精,翻炒均匀,即可装盘。本菜葱、姜为治感冒之佳品,加肉片使之味道鲜美、营养全面,故凡上感时邪初起皆可服之,既解表又益身。

(5)榨菜肉丝汤:猪瘦肉50克,榨菜30克,葱、姜、味精、盐、油各适量。肉切成丝,榨菜切成丝,葱切成花,姜切成末。锅置火上,加入清水,待水沸时加入榨菜丝、肉丝,即川旺火迅速烧沸,待熟即加入葱、姜、味精、盐、油,就可出锅装碗。本菜趁热服食,既能因热助汗,又能营养身体,凡外感发热而口干欲饮者,可服食此汤。

特殊疗法

1.泡脚

生麻黄20克,桂枝30克,细辛10克。将以上3味药同入锅中加水适量,煎煮2次,每次20分钟,合并滤汁,与开水同入洗脚盆中,先熏蒸,后泡洗双足,每天熏泡1~2次,每次30分钟,每天1剂。3天为1个疗程,主治风寒型感冒。

2.按摩穴位

按揉风池穴、风府穴、风门穴、肺俞穴各50~100次,力度以酸痛为宜。风门、风池、风府三穴是感冒的特效穴位。中医认为疾病是因外界的"邪气"侵入体内所致。在感冒时,邪气最初是山风门侵入,积蓄于风池,再集中于风府。所以,在感冒时,重点按摩这三个穴位,感冒的症状很快就消失了。

3.刮痧法

采用铜钱、调羹勺等硬而边缘光滑的工具蘸油或水、药液刮肌肤穴位的一种治法。用于感冒发热,恶寒无汗,头痛恶心者(尤其夏日),用铜钱蘸菜油刮华佗夹脊或足太阳膀胱经背俞穴。

肺炎的防治

肺炎是指肺泡腔和间质组织在内的急性肺实质感染性病变。按其病变范围可分为大叶性肺炎、肺段或小叶性肺炎、支气管肺炎和间质性肺炎。按病因分类可分为病毒、支原体、立克次体、细菌、真菌等。成人最常见的病因是细菌感染,如肺炎链球菌、厌氧菌、金黄色葡萄球菌等,而肺炎支原体是年龄较大儿童和青年人的常见感染病因。

1.细菌性肺炎

发病之前常有上呼吸道感染症状,起病急骤,通常有高热,体温在数小时内可上升至39℃~40℃。胸部刺痛,随呼吸和咳嗽加剧。咳嗽,咳铁锈色或少量脓痰。常伴有恶心、呕吐、周身不适和肌肉酸痛。其症状和体征可因感染病菌的不同而有所差别。

2.病毒性肺炎

起病缓慢,头痛、乏力、肌肉酸痛、发热、咳嗽、干咳或少量黏痰,流感病毒性肺炎开始为典型的流感症状,12~36小时内,呼吸增快,进行性呼吸困难、发绀,可发生呼吸衰竭及休克,两肺可闻及湿罗音或哮鸣音。

3.支原体肺炎

最初症状类似于流感,有周身不适、咽喉疼痛和干咳等症状,随着疾病进展,可出现阵发性咳嗽,且咳嗽时有黏液脓性或有血丝的痰液。本病发展缓慢。急性症状一般持续1~2周,随即逐渐恢复。但少数患者严重时易引起成人呼吸窘迫综合症。

4.真菌性肺炎

症状类似急性肺炎,发热畏寒,咳白色黏液痰,有酵母臭味,亦可呈胶冻状,有时出现咯血、气促等症状。

疾病防火墙

防治肺炎的细节提醒

1.高热处理

肺炎一般都伴有高烧,此时,可以用一个冰袋放在患者的头上,以降低体温,缓解不适,也可以用酒精擦浴或用温水擦浴,同时要多饮水。

2.卧床休息

肺炎患者应适当卧床休息,保持室内的温度和湿度,房间应定期通风换气。

3.胸痛护理

肺炎患者出现胸痛是由于肺部炎症累及胸膜所致,胸痛的程度多与呼吸和咳嗽有关。有胸痛的患者应采取患侧卧位,必要时用宽胶布固定患侧胸廓,以减少胸廓活动度达到减轻疼痛的作用。胸痛在咳嗽时加重者，应给予镇咳剂（如可待因、咳喘宁或联邦止咳露等）。

4.以预防为主

坚持锻炼，增强体质，病愈后，患者应深呼吸锻炼，至少坚持4~6周，以防止肺不张的发生；避免呼吸道刺激，吸烟者应戒烟，避免吸入尘土、化学飞沫等，必要时戴口罩；尽量减少到人群聚集的场所活动，以防呼吸道传染病的发生；患者一旦再次出现头痛、发热、咳嗽、胸痛、呼吸困难等症状，应积极采取有效措施，防止病情进展，必要时立即去医院检查，尽早治疗。

治疗肺炎的民间偏方

(1)大蒜100克，捣烂，加温开水200毫升，浸渍4个小时，过滤去渣。每次服10毫升，4小时服1次，连服2~3天。

(2)金银花30克，加水500毫升，煎汁去渣，冷却后加蜂蜜30克，调匀即可，每日2次。

(3)生石膏100~200克，捣碎入砂锅，煮30分钟，去渣，取清液，再入粳米100克煮粥至熟烂，待温食用，每日2~4次。

(4)鸭梨3个约重350克，洗净，绞碎挤汁。粳米50克，洗净，加水煮粥粥将熟时放入梨汁及冰糖适量，再煮片刻即可。每日2次。

主治肺炎的营养饮食疗法

1.补锌

锌在核酸合成中起重要作用。缺锌时，胸腺萎缩，胸腺因子活性降低，细胞功能减退，免疫功能下降，机体易受微生物感染。每天60毫克，修补组织及增进免疫功能。葡萄糖酸锌含片非常有效。

2.补充维生素E

维生素E为细胞膜上的抗氧化剂，它可与硒共同防止脂肪被氧化成过氧化脂质，保护细胞膜免受自由基的损害，维护细胞膜的完整性。服用维生素E可有效保护肺组织及促进氧的利用。

3.多喝果汁

可以喝大量的果汁，液体有助于消除肺内的分泌物。用纯果汁、新鲜柠檬汁及蒸馏水都有帮助。

4.饮食清淡

饮食宜营养丰富，清淡，易消化。

5.补充乳酸菌

若服用抗生素，别忘了服用乳酸菌，以保持身体的有益菌平衡。可以服用胶囊或2汤匙的嗜酸菌液，每天3次。也可以喝酸奶。

6.多吃新鲜蔬菜

饮食应由生鲜的蔬果构成。多吃大蒜，它可以杀菌消炎。

7.药膳

(1)百合猪肉汤：鲜百合50克，瘦猪肉120克，姜丝、葱末、精盐、味精、香油各适量。将百合洗净，撕成小片；瘦猪肉洗净，切成丝，备用。锅内加水适量，放入猪肉丝、姜丝、葱末，武火烧沸，改用文火煮3~5分钟，加入百合片，再煮数沸，撇去浮沫，调入精盐、味精、香油即可。每日1剂。连服15~20天。有养阴润肺、清心安神等功效，可治疗阴虚潮热、劳嗽咯血、干咳无痰、虚烦惊悸、心神不宁、失眠等症。

(2)润肺化痰饮：白萝卜250克，饴糖50克。将白萝卜洗净，带皮切成薄片，放入碗内，上面放饴糖，静置一夜，取溶出的糖水饮用。润肺化痰，止咳。用于肺炎、痰多。

(3)润肺生津饮：梨皮20克，杏仁6克，冰糖6克。将梨洗净削取梨皮，再将梨皮、杏仁和冰糖一起放入砂锅加水文火炖煮1小时，取汁饮用。润肺，生津，止咳。用于肺炎咳嗽，口干舌燥。

特殊疗法

1.针灸治疗

针灸有助肺炎患者的康复，它主要通过在肺经上针灸、减轻咳嗽、充血，使你感到舒适，增加体力。关键穴位是列缺，可以清除肺内异物；尺泽可以止咳；中府减轻胸部充血，还可以增强机体的免疫系统。

2.芳香疗法

用桉树、熏衣草、茶树油热水浴，或蒸发后蒸汽吸入有利于肺炎康复，如果喘息则不能应用蒸汽吸入，因为吸入剂可以刺激肺脏。

哮喘的防治

支气管哮喘又称哮喘，是由于支气管腔狭窄和呼吸困难造成的，是一种慢性呼吸道疾患。其病因可以是对花粉、真菌孢子、动物皮屑、屋尘的成分和其他刺激过敏。有鼻痒、打喷嚏、流清涕、咳嗽等先兆症状。常在夜间发作,突感胸闷、咳嗽,继而出现呼吸困难,伴有哮鸣者,痰黏稠,不易咳出。

哮喘影响了成千上万的人,其中大部分是儿童,典型的首发症状出现在5岁以前, 但许多孩子的发病年龄超过这一界限。虽然药物可以控制哮喘的症状,但不可能使它痊愈。

心源性哮喘与支气管哮喘的某些症状是相同的,包括喘鸣、呼吸困难,但是更严重一些。病因是肺水肿和伴随的充血性心衰造成的,心源性哮喘发作有生命危险,需要立即治疗。

疾病防火墙

防治哮喘的细节提醒

1.避开过敏源

如果哮喘是由过敏引起的,则应去医院做免疫治疗,免疫治疗可以帮助你的免疫系统建立防御能力,减少甚至消灭过敏反应。同时,平时应尽量避免暴露在过敏源下面。尽量避免或减少接触花粉、灰尘、尘螨、动物的毛发;要常清洗寝具、地毯、家具;安装空气滤净器;使用有HEPA滤器的吸尘器;居家环境要多种植绿色植物,因为绿色植物是非常有效的空气滤净器。

2.正确使用吸入剂

如果患者的病情较重,需要雾化吸入时,还应该掌握正确的雾化吸入方法。正确的方法为先吸一口气,然后将气呼出,再把雾化器的接口端放入口内,缓慢深吸气,同时雾化,待药物喷完后,屏住呼吸约10秒钟,然后再漱口。注意不要过于着急,以免药物没有到达气管内,而不能发挥作用。

3.带好药物

由于哮喘是突发性的,最好依自身的情况,平时在身上带一些平喘药物,以备应急之用。

4.创造良好环境

创造良好的休养环境,如病室安静、空气新鲜、温度25~28℃、湿度35%~55%为宜。定期空气消毒,及时更换、晾晒被单床垫和衣物,防止尘螨滋生。

5.用药须知

不宜长期服用泼尼松或地塞米松类激素药,因可导致骨折、胃溃疡、抵抗力下降,不要选用阿司匹林制剂。

6.发病处理

患者发病时,取半卧位或坐位,以帮助排痰吸氧,如果症状比较轻的话,可以逐渐自行缓解。如果较严重,首先应去除过敏源,同时兼顾解痉和抗感染治疗。在缓解期时,患者无任何症状,可做过敏试验,如果明确了过敏源可做脱敏疗法。

7.心理护理

哮喘患者因为经常发作,且逐次加重,患者非但心情不好,而且还对疾病产生恐惧心理,从而表现出各种各样的消极情绪。所以,亲属对患者应关心、体贴、理解患者的病痛,使患者有被爱和被重视感,从而使患者情绪稳定,正确认识哮喘,积极配合治疗及护理。

8.加强体育锻炼

有很多支气管哮喘患者,由于经常气喘,心理上一直处于紧张状态,担心受凉、感冒而发病,对参加体育锻炼颇有顾虑,结果变得弱不禁风,反而经常发病。其实,积极参加体育锻炼,对支气管哮喘患者只有好处,没有害处,而且预防感冒的最好方法只有锻炼。特别是练气功,可调整迷走神经紧张度,使支气管平滑肌松弛,提高呼吸道黏膜纤毛清除废物的能力,并且能增大膈肌的活动幅度,改善肾上腺皮质功能。

9.放声歌唱

常唱歌能防治哮喘复发,因为人在唱歌时,只能用腹式呼吸代替胸式呼吸。腹式呼吸能增大肺活量,又能减轻肺部的压力,从而达到治疗目的。唱歌还能振奋精神,激发人的体内潜力,使其从静止状态转入活动状态,且使心跳加快,肌肉紧张,有利于控制咳嗽,加速康复。因此,支气管哮喘患者宜常唱歌。

治疗哮喘的民间偏方

(1)等量白果仁、一甜杏仁、核桃仁、花生仁研成粉。每次15克,加水煮熟后打入鸡蛋1个,麦芽糖1汤匙食用,每日1次。

(2)净地龙30克、生姜20克共煎,日服2次,连服5~7剂。本方主治支气管哮喘,禁烟酒与生冷、油腻、腥味食物。

(3)大蒜30克捣烂(去皮),外敷于双足心的涌泉穴位上,用纱布包好。β2受体激动剂如沙丁胺醇、特布他林,吸入可用于治疗轻度哮喘急性发作,或预防运动性哮喘。严重发作时,可以通过肌肉注射或静脉注射途径紧急给药,如沙丁胺醇,一次用量一般为0.5毫克,滴速2~8微克/分钟,但全身不良反应发生率较高,故应尽量少用。

抗胆碱药可与β2受体激动剂联合吸入治疗，能使支气管舒张作用增强并持久。

哮喘急性严重发作时,应用一般平喘药物包括静脉滴注氨茶碱仍不能缓解者,应住院严密观察和治疗。

主治哮喘的营养饮食疗法

1.补充维生素A、维生素C和钙

维生素A有润肺、保护气管上皮细胞之功。猪肝、蛋黄、鱼肝油、胡萝卜、韭菜、南瓜、杏等均富含维生素A。维生素C有抗炎症、防感冒、抗癌等功效。大枣、橘、柚、番茄、青椒等果蔬,均富含维生素C。钙能增强气管抗过敏能力。猪骨、青菜、豆腐、芝麻酱等均富含钙。

2.补充维生素B6

维生素B6对哮喘病具有疗效,能激活免疫系统,每天服用50毫克的维生素B6,可减轻气喘。大量的维生素B6可能有害,对成年人而言,每日50毫克是医院常用的安全剂量(最安全的方式是,仅在医师同意下使用维生素B6)。

3.宜常喝咖啡

适度地喝咖啡对健康有益。咖啡饮量与支气管哮喘发病成反比,即饮用咖啡量越多的人,发生支气管哮喘的可能性就越小,其原因是咖啡因能扩大患者的支气管通道,有助于减少或防止支气管哮喘症状。支气管哮喘患者如一天喝3杯咖啡,所产生的放大支气管的作用,相当于使用氨茶碱的标准用量。所以,喝咖啡对支气管哮喘患者有益。

4.多食用新鲜蔬果

多食用新鲜蔬果、核果、豆制品及种子、燕麦片、糙米、全麦等谷类。并采用一种低血糖性的饮食——不含糖而含高蛋白质及低糖类。

忌食带鱼、黄鱼、蛏子、虾、蟹、芥菜等发物;适量选食一些能滋补肺脾肾的食品,如莲子、栗子、山药、黑豆、胡桃、芡实、刀豆、梨、银耳、枇杷、猪羊肺等。

5.补充绿色饮料

每日补充3次果蔬汁,餐前半小时使用。每个月实施三天的禁食,只喝蒸馏水及柠檬汁,或两者的综合,有助于身体除去毒素及黏液。戒烟酒,多喝茶。

6.忌喝酒

因为支气管哮喘患者肺的通气功能不好，喝酒更会使呼吸功能受到影响,而且酒精的刺激更易使患者加重咳嗽、喘气、心悸等症状，所以，支气管哮喘患者忌喝酒。

7.忌饮食过咸

高盐饮食能增加支气管的反应性，诱发哮喘。我国民间有"若要哮喘停，盐巴少进门"的谚语，说明人民群众对哮喘与盐的关系早已有所认识。

《沈氏尊生书》说：哮病"大都感于童稚之时，客犯盐醋，渗透气腕，一遇风寒，便窒塞道路，气息喘促"。有人做过统计，美国不同地区的食盐销售量与当地支气管哮喘的死亡率成正比。看来，古今中外对高盐饮食与哮喘发病的关系的认识比较一致。

8.忌冷饮

中医认为哮喘与大量食用生冷之物有关，并有"冬病夏治"的理论和经验，哮喘病病程长，而且在夏季治疗有良好的作用，夏季治疗以补肾、补肺为主，故在夏季治疗时，总食冷饮。秋季是哮喘的好发季节，而寒冷也是哮喘的诱因，寒冷的空气和饮食冷饮会导致疾病的发作。此外，冷饮会引起脾胃运化失调，哮喘发作时多痰又与脾胃运化失调有关，故总食冷饮与疾病治疗康复关系密切。

9.忌过甜食品

过甜食品可使人体湿热蓄积而成痰，人们在实践中也发现过食甜品之后，在口中会感到黏腻痰多。而哮喘患者自身就多痰，再食过甜食物，会使痰饮聚积而加重病情。过甜食品包括糖类、酒酿、甜饮料、蜂蜜等，其中酒酿不仅过甜而生痰，还会引起疾病的发作。故同样，哮喘患者也不宜食用糟物。

10.药膳

(1)杏仁豆腐：豆腐120克，杏仁5克，麻黄3克，精盐、味精、香油各适量先将杏仁、麻黄洗净，共装入纱布袋，用线将口扎紧。然后将豆腐切成3厘米见方和药袋一起放入砂锅，加适量水，先用旺火烧开，后改用文火，共煮1小时，最后捞出药袋，加入精盐、味精、香油调味即成。食豆腐，喝汤。每日分2次食用，连服3日为1个疗程。此方润肺滑肠，发汗定喘。适用于肾阳虚哮喘症。受凉发作者食用，疗效更为显著。

(2)南瓜膏：南瓜1个，鲜姜汁10毫升，麦芽1500克。将南瓜去子，切块，入锅水煮极烂为粥，用纱布绞取汁，再将汁煮剩一半，放入姜汁、麦芽，用文火熬成膏，每晚服100克，严重患者早晚服用。专治哮喘，效果极佳。

(3)核桃杏仁蜜：核桃仁250克，甜杏仁250克，蜂蜜500克，先将杏仁放入锅中煮1小时,再将核桃仁放入收汁,将开时,加蜂蜜500克,拌匀至沸腾可。每天取适量食用。适用于老年肺肾不足,咳嗽痰多,肠枯便燥之症。

特殊疗法

1.指压疗法

点按中府、膻中、天突、太渊穴等各1~2分钟,以感到酸麻为度;按揉定喘、风门、肺俞、厥阴穴各1~2分钟,以感到酸麻为度,用掌拍法拍打胸背部至背部发热皮肤发红为度;推按膀胱经胸背部经线,自上而下,反复10~20次。

2.芳香疗法

桉树油、海索草油、洋茴香油、熏衣草油、松油、迷迭香油都有助于舒缓呼吸,减轻鼻充血,将几滴香油滴在手帕上吸入,或滴入热水杯中吸入都可以减轻症状。

3.针灸法

冷哮宜留针,可灸;热哮直刺疾出,不灸。常用穴位:肺俞、膻中、列缺天突、中脘、丰隆。若平时针灸可轮取肺俞、身柱、膏肓、脾俞、中府、中脘、气海、足三里等穴。毫针刺用补法,或皮内针埋藏,阳虚者可灸。

若喘症。实喘,取手太阴经穴,毫针刺用泻法,风寒者可酌情用灸;痰热兼取足阳明经穴,只针不灸。常用穴位:膻中、列缺、肺俞、尺泽;若内寒加风门,痰热加丰隆。虚喘,取手太阴肺经、足少阴肾经穴,毫针用补泻,可用灸。常用穴位:肺俞、膏肓、气海、肾俞、足三里、太渊、太溪。

支气管扩张的防治

支气管扩张症指支气管及其周围肺组织的慢性炎症损坏管壁,以致支气管扩张和变形。支气管扩张主要症状为咳嗽与多痰,多见于清晨起床后或变换体位时,痰量或多或少,含稠厚脓液,臭味不大。可见不规则发热,病程长者可有程度不同的咯血、贫血和营养不良。易反复发生上下呼吸道感染和肺炎,甚至肺脓肿。

早期支气管扩张可无异常体征,或仅在背部相应的病变部位闻及少许局限性湿啰音。如病区范围较广,纵隔和心脏常因肺不张或纤维性病变而移位于病侧。

疾病防火墙

防治支气管扩张的细节提醒

1.有效排痰

协助患者进行有效咳嗽,将痰液排出体外,防止继发性感染。痰液黏稠不易咳出时,可进行气道湿化促进排痰。选用敏感抗生素加入生理盐水,做超声雾化吸入,每日2~3次,每次20~30分钟,并辅以叩背,同时注意补充体液,以利于排痰。

2.体位引流

体位引流能促进脓痰排出,使炎症得以控制。引流时使患者侧肺处于高处,引流支气管开口向下。引流每日进行2~3次,每次10~15分钟,宜在饭前进行,引流后漱口。密切观察所引出痰的性质、颜色、气味、量等,并予以记录。

3.充分休息

支气管扩张患者必须绝对卧床休息。居室内空气要流通,保持适宜的温度和湿度,使患者感到安静、舒适,从而得到充分休息,以利于控制病情的发展。

4.积极预防

避免受凉感冒,吸烟者戒烟,坚持体位引流排痰;积极治疗上呼吸道慢性感染性疾病。如扁桃体炎、鼻窦炎等,防止累及支气管;积极接受预防疫苗接种,对预防支气管扩张的发生有着重要意义;注意营养,以增强机体抗病能力。

治疗支气管扩张的民间偏方

(1)鱼腥草、鲜大蓟各30克,水煎加冰糖,连服半月。

(2)用冬瓜子60克,鲜芦根120克,水煎服。

(3)生地10~20克,粳米适量。煮生地取汁,入米煮粥食用,1日分3顿食完。

(4)可将百合和梨子一起蒸熟食用。先将百合15克、梨子50克切成适当大小,再加入15克砂糖。蒸2个小时左右,待冷却后即可食用。注意:感冒初期发寒时,或慢性下痢症之人最好不要食用。

(5)南瓜500克,冰糖40克,蜂蜜60克。从南瓜顶端横切一块,当盖子用。用汤匙挖掉瓜中种子,然后放入冰糖和蜂蜜,盖上南瓜盖子。放在蒸器中蒸1小时左右,中途不可打开蒸器盖子。一天食用3次,1周为1个疗程,会有良效。

主治支气管扩张的营养饮食疗法

1.补充铁剂和维生素C

由于支气管扩张病程长，反复发作性的咳嗽、咳痰以及咯血、发热等使患者体力消耗大，营养状况差，所以要给患者以高热量、高蛋白、高维生素的饮食。同时应注意补铁，将铁剂和维生素C合用，宜饭后服，以利于吸收和减少消化道反应。

2.多吃新鲜蔬菜

多吃蔬菜如萝卜、刀豆、丝瓜等。这些食品不仅能补充多种维生素和无机盐，而且具有祛风、下气、化痰的功效。

3.宜用杏仁

即杏的种仁，是一味传统的止咳平喘药，还有润肠通便作用，含苦杏仁贰、脂肪油、蛋白质、各种游离氨基酸，也就是这些成分使得杏仁有很好的平喘、通便、抑菌杀虫作用，常被用来治疗咳喘、便秘等症。但其杏仁贰分解后会产生氢氰酸，既能抑制咳嗽中枢起到镇咳平喘作用，过量又会中毒，一般用量应在3~10克。一般药膳应选用甜杏仁。

4.忌生痰之物

鸡蛋、肥肉、花生和油腻不易消化的食物，如动物内脏、糯米、火腿、咸鱼、腊肉、香肠、豆类、芋芳、山芋等，有助热生湿的作用，应禁食。

5.忌腥发之物

黄鱼、带鱼、鸡、虾、蟹、鸭蛋和菠菜、毛笋等腥发食物，可诱发本病或使症状加重，应忌食。

6.忌多吃甜食

多吃甜食，摄入糖分过多，体内白细胞的杀菌作用会受到抑制。吃糖越多，抑制就越明显，会加重病情。

7.药膳

(1)杏仁豆腐：苦杏仁150克，洋菜9克，白糖60克，奶油60克，糖桂花、菠萝蜜、橘子、冷甜汤各适量。①将苦杏仁放入适量水中，带水磨成杏仁浆。②将锅洗净，放入冷水150毫升，加入洋菜，置火上烧至洋菜溶于水中，加入白糖，拌匀，再加杏仁浆拌透后，放入奶油拌匀，烧至微滚，出锅倒入盆中，冷却后，放进冰箱中冻成块，即为杏仁豆腐。用刀将其划成菱形块，放入盆中，撒上糖桂花，放上菠萝蜜、橘子，浇上冷甜汤或汽水即可，当点心吃，夏季每日早晚食用。具有利肺祛痰、止咳平喘之功效。适用于各种咳嗽、气喘等。

(2)山药杏仁粥：山药、粟米各100克，杏仁20克，酥油适量。山药煮熟，粟米

第八章 常见急慢性呼吸系统疾病的防火墙

炒为粉;杏仁炒,令熟,去皮、尖,捣为末。每日空腹开水调杏仁末10克,山药、粟米粉各适量,入酥油服。具有补中益气、温中润肺之功效。适用于脾虚体弱、肺虚久咳等症。

阻塞性肺气肿的防治

肺气肿是肺泡腔扩大,肺泡内充气增多而导致肺组织的弹力减退和肺容积膨大。肺气肿可分为阻塞性肺气肿、老年性肺气肿、代偿性肺气肿和间歇性肺气肿等临床类型。

阻塞性肺气肿是肺气肿中最常见、影响身体健康最严重的一种。多见于中年人或老年人。

阻塞性肺气肿多发生在老年慢性支气管炎、肺尘埃沉着病、支气管哮喘、支气管扩张、肺结核等病之后,凡能引起支气管的炎性变化,使通气阻塞的,都可导致阻塞性肺气肿。

阻塞性肺气肿发病缓慢,主要症状是咳嗽、痰多、气急。早期症状较轻,劳动时才发生气急,随着肺气肿程度的增加,气急症状就逐渐明显,甚至平地走路或休息时也感气急。当气候寒冷,支气管分泌物增多时,患者常感胸闷,气急亦较明显。此时若并发呼吸道感染,支气管阻塞更严重,由于肺通气和肺换氧功能障碍,可造成缺氧,进一步严重时则导致二氧化碳潴留,出现发绀、头痛、心动过速、嗜睡、精神恍惚等。若不及时治疗,可迅速发生呼吸衰竭。

疾病防火墙

防治阻隔性肺气肿的细节提醒

1.坚持慢跑

阻塞性肺气肿若单纯求助于药物治疗,并不能解决问题,患者除服药治疗外,宜从事适当的体育锻炼,坚持慢跑,才能收到良好的防治效果。人过中年,肺泡弹性明显下降,肺活量和通气量也减少。如果经常锻炼,肺泡张开率就会经常大幅度地提高(慢跑时通气量可增加好几倍),可保持肺泡的弹性,又可延缓呼吸功能的衰老。

坚持慢跑锻炼的人,肺脏内气体交换十分充分,血液中氧气含量高,肺功能得到增强,这对防治阻塞性肺气肿有着十分良好的作用。

2.充分休息

肺气肿患者在急性发作期通常有发热、喘息、胸闷等症状,应让其卧床休息,室内环境要安静,空气流通、新鲜。避免患者吸入刺激性气体,家中有吸烟者勿在室内吸烟。并保持室内有一定的温度和湿度,让患者得到充分休息,以利于控制病情发展。

3.远离污染空气

保持环境卫生,减少空气污染,远离工业废气;少去公共场所,预防感冒。必要时可换个干净、清新的工作环境。勿使用喷雾剂。

4.做呼吸操

可以做呼吸操来改善呼吸肌功能。方法是用腹部吸气,用胸部吐气。用鼻深呼吸,吸气时闭嘴深吸,吐气慢,嘴微开,反复练习有效。如果症状严重可低浓度吸氧。

5.采用蒸汽吸入法

蒸汽吸入法可有助于稀释肺内的痰液。首先,用一个小盆装满沸水。闭住眼睛,头上盖一条毛巾,吸入蒸汽2~5分钟。为进一步改善呼吸并减轻鼻充血,可在热水中加入几滴一种或几种香精油。

6.康复疗法

对阻塞性肺气肿患者进行康复疗法:由于慢性支气管炎、肺气肿患者经常有气短、胸闷、呼吸费力等症状,所以患者的呼吸肌通常处于疲劳状态,出现呼吸肌功能下降,形成无效呼吸运动。因此患者应学会呼吸运动锻炼和全身运动,可有效增加肺活量,提高呼吸肌功能和肺泡通气,降低呼吸损耗,达到缓解呼吸困难,改善换气功能,纠正缺氧的目的。其具体方法是:

(1)腹式呼吸锻炼方法:取立位(病情重者可取半卧位或坐卧),左右手分别放在腹部和胸前,全身肌肉放松,静息呼吸。吸气时用鼻吸入空气,尽力挺腹,胸部不动;呼气时用口呼出,同时收缩腹部,胸廓保持最少活动幅度,缓呼深吸,增进肺泡通气量。每分钟呼吸7~8次,如此反复训练,每次10~20分钟,每日2次,熟练后逐步增加次数和时间,达到自觉使用腹式呼吸的习惯。

(2)缩唇呼吸锻炼:能提高呼气期肺泡内压力,防止小气道过早陷闭,有利于肺泡气体的排出,达到改善呼吸功能有效排出二氧化碳之目的。其方法是:用鼻吸气,用口呼气,呼气口唇收拢,做吹口哨样口型。胸向前倾,要求深吸缓呼,吸与呼之比为1:2或1:3,同时要收缩腹部。唇收拢程度与呼气流量由患者根据自己情况自行选择调整。呼气量大小以能使距离口唇15~20厘米处蜡烛火焰随气流倾斜不熄灭为度。

7.千万别用安眠药

肺气肿的主要特点是呼吸功能不全,表现为缺氧和二氧化碳潴留,有胸闷、气急、呼吸困难以及口唇、指甲发绀等症状。睡眠时通气功能下降,如再服安眠药就可能发生危险。催眠药如苯巴比妥、司可巴比妥、异戊巴比妥等都是通过抑制中枢神经系统而产生催眠作用的,在催眠的同时也抑制呼吸中枢,这对肺气肿患者是非常危险的,可使呼吸变浅而次数减少,加重缺氧和二氧化碳潴留,引起发绀,严重者可发生肺水肿,或导致呼吸麻痹而死亡。其他安眠药如甲喹、利眠宁、安定等均有抑制呼吸中枢的不良反应。肺气肿患者均应忌用。

治疗阻隔性肺气肿的民间偏方

(1)陈海蜇50克,鲜马蹄150克(去皮切成薄片)煎汤代茶。

(2)新鲜蓬蒿菜90克,水煎去渣,加冰糖适量,代茶一次饮服。

(3)鱼腥草120克,水煎去渣,加冰糖适量代茶一次饮服。

(4)松果250克,加水2000毫升,煎至400毫升,每天2次,2天服完。

主治阻隔性肺气肿的营养饮食疗法

1.补充维生素E乳剂

采用常用量。维生素E是氧的携带者及强力抗氧化剂。缺乏维生素E会导致细胞膜受损。

2.补充维生素C

复原每天补充500~1000毫克,分成数次。强化免疫反应,帮助发炎的组织。

3.尽量选择软烂食物

尽量吃些不太需要咀嚼的食物。比如稀饭、蒸鱼、蔬菜汤等,有慢性肺病的人在咀嚼时容易产生呼吸困难。

4.多吃蔬菜

饮食中,生的新鲜蔬菜需占50%。每天都应吃一点洋葱和大蒜。

5.避免易产生气体的食物

避免豆类、甘蓝菜等易胀气的食物。因为这些食物使腹部膨胀而影响呼吸。应该用热的清澈饮料(例如,草药茶)帮助清除黏液。

6.其他应避免食品

盐、辛辣食品以及会造成消化道,肺部、鼻窦、鼻腔等处分泌过多黏液,肉、蛋、乳制品、加工食品、香烟、垃圾食品、白面粉食品等都应少吃。

7.药膳

(1)蛤蚧童子鸡:蛤蚧1对,童子鸡1只(1000克左右)。童子鸡去毛及内脏,洗净,与蛤蚧及葱、姜、盐一起加水,炖熟烂,吃肉喝汤。每周2~3剂,每日1次,随意使用。补肺、脾、肾,适用于肺气肿动辄气喘者。

(2)芝麻羹:黑芝麻250克,白蜜、冰糖各120克。黑芝麻与适量生姜汁同炒,白蜜蒸熟,冰糖捣碎蒸溶,各味混匀储瓶备用。早晚各服1匙,1日2次。温中纳气,适用于肾虚型肺气肿。

(3)猪肺萝卜汤:猪肺300克,大白萝卜250克,加盐、姜炖熟,分2次服,隔天食用,连服14天为1个疗程。适用于肺虚久喘、咳嗽痰多之症。

肺结核的防治

肺结核是由结核分枝杆菌引起的慢性肺部感染性疾病,其中痰中排菌者称为传染性肺结核病。排菌患者是传染源,主要由患者咳嗽排出结核菌经呼吸道传播,在人体抵抗力低下时,容易感染发病。

肺结核一般起病缓慢,病程较长,临床以咳嗽、咳痰、咯血、胸痛、发热盗汗、体重减轻为主要表现,兼有全身不适、乏力、倦怠、心悸、烦躁、食欲不振、月经不正常、不能坚持日常工作等。早期轻咳痰少,约1/2~3/4患者有咯血,量不等。发热可为不规则低热、弛张热或稽留热。盗汗多在入睡或睡醒时,可湿透衣服。中重度肺结核时,患侧呼吸音减弱,触诊震颤增强,叩诊呈浊音或高清音。听诊呈支气管肺泡呼吸音或湿性啰音(空洞)。胸痛时可听到胸膜摩擦音(结核性胸膜炎)。

疾病防火墙

防治肺结核的细节提醒

1.坚持用药

在正常情况下,坚持用药,有95%以上的患者都可治愈。如果患者不坚持用药而是间断用药,结核杆菌就特别容易产生耐药性,一旦产生这种耐药性,再坚持用药也难以一时治愈。因此,结核病患者首先不能凭自己自觉症状来确定是否继续吃药,而应当请医生做彻底检查,确认为痊愈方可停药。

2.防止疾病传播

患者不能随地吐痰,应将痰吐在纸上,擦拭口鼻分泌物的纸和吐有痰的纸要一起烧掉;也可将痰吐在痰杯里加2%煤酚溶液消毒后倒掉;患者咳嗽、打喷嚏或与他人高声讲话时,不要直向他们,同时用手或手绢掩住口鼻,手绢可行煮沸消毒;患者所用的餐具应与家人分开,并在使用后进行煮沸消毒,每次消毒15~20分钟即可杀灭结核菌;患者使用的被褥、床单、书籍等应每日在阳光下暴晒2小时,可杀灭结核菌,达到消毒之目的;与患者密切接触者应做卡介苗接种。

3.须戒烟

平素常见吸烟者多有咳嗽、咳痰等症状,说明烟草吸入首先影响肺脏。而对肺阴虚为基本病理的肺结核患者,吸烟等于火上浇油,危害更大。吸烟可刺激咽喉、气管,诱发咳嗽,震动肺叶,降低人体抵抗力,有可能使结核病灶扩散,加重其咯血、潮热、咽干、盗汗等症状。因此,对肺结核患者来说,应终生绝对戒烟。

4.生活用具的消毒方法

患者的食具用品、痰液、呕吐物都要消毒,特别注意患者痰液要吐在纸上或痰盂里,进行焚烧或消毒后倒去。最简便的消毒方法就是煮沸,也可在阳光下晒或用紫外线灯消毒,酒精、来苏儿、石灰水、碳酸、过氧化氢、碘酒、84消毒液等均能将结核杆菌杀死。

5.选择有益于结核病康复的环境条件

肺结核是一种较难治愈的疾病,适当的休息疗养非常重要,有条件的话,可以选择一个阳光充沛、空气新鲜、气候干燥的地方疗养。比如冬季可选择南方的海滨城市,夏季则到北方或山区。同时要避免情绪紧张、焦虑。

治疗肺结核的民间偏方

(1)羊髓100克,生地30克,加适量水,文火炖煮,熟后滤去药渣,加入羊油20克,内蜜30克,葱、盐少许,煮沸。一日分2~3次服用,连服半个月。

(2)浮小麦30克,生甘草10克,大枣5枚,黄芪200克,生牡蛎30克。水1000毫升,煎剩600毫升即可,1日分3次服完。

(3)白芨粉6克,大蒜30克(剥皮洗净),大米60克(洗净)同放锅内加适量清水煮粥,熟后服食。

(4)花生仁50克,粳米100克,百合15克,同入砂锅煮粥,待粥欲熟后,放少许冰糖,再稍煮片刻即可服食。

主治肺结核的营养饮食疗法

1.补充维生素D

维生素D能帮助钙、磷在肠道的吸收。钙与磷是结核患者所必需的,每天都需要阳光和维生素D帮助治疗。

2.补充维生素A

维生素A可保护肺上的上皮细胞,维持其正常功能,强化免疫反应。

3.多吃有益的食品

饮食至少应包括50%的生菜。每天吃2个鸡蛋,也可以吃酸乳、鱼、家禽、生乳酪、生核果、蒜头。

4.多喝果蔬汁

每天喝凤梨汁、鲜萝卜汁、绿色饮料,鲜牛奶及新鲜不加糖的酸奶应该每天喝一瓶。

5.采用营养丰富的饮食

肺结核是一种慢性消耗性疾病,患者需要高蛋白、高糖、高脂肪等营养丰富的食物,如瘦肉、鱼、蛋类、豆类。另外,还要经常吃一些新鲜的水果、蔬菜,以补充维生素。

6.忌利福平与牛奶同时进用

在口服利福平的同时,又吃牛奶,1小时后药物吸收甚少,而空腹服用利福平,1小时后血中药物浓度可以达到高峰。所以,两者不能同时服用,而应相隔一段时间服用。

7.药膳

(1)五汁蜜膏:鸭梨1000克,白萝卜1500克,生姜、炼乳、蜂蜜各250克。将鸭梨、白萝卜、生姜洗净,切碎,分别以洁净纱布绞汁;取梨汁、萝卜汁放入锅中,先以大火烧开,再以小火煎熬浓缩如膏状时加入姜汁、炼乳、蜂蜜搅匀,继续加热至沸,停火,待冷装瓶备用。每次1汤匙,以沸水冲化,或加黄酒少许,顿饮,每日2次。滋阴清热,润肺止咳。适用于虚劳,低热,久咳不止等症。

(2)白果梨肺膏:白果汁、秋梨汁、鲜藕汁、甘蔗汁、怀山药汁各120毫升,霜柿饼、生核桃仁、蜂蜜各120克。将霜柿饼捣如膏,生核桃仁捣如泥,然后将蜂蜜溶化稀释,与柿饼膏、核桃泥、山药汁一起搅匀,微微加热,融合后,离火稍凉,趁温(勿过热)将其余四汁加入,用力搅匀,用瓷罐收贮。每次服2茶匙,每日3~4次,清虚热,止咳止血。适用于肺结核低热、咳喘、咯血、音哑、口渴干等症。

(3)白芨猪肺汤：白芨片40克，猪肺1个，黄酒50克，细盐适量。将猪肺挑去血筋、血膜，剖开，洗净，切块备用。再将猪肺块与白芨片一同放入砂锅内，加水煮沸，改用文火煨1小时。最后加入黄酒、细盐，煎取稠汤即可。空腹饮汤食肺。每日2次，早晚各热服1小碗，宜常饮用。补肺止血。适用于肺结核和支气管扩张出血，以及矽肺等疾病。

特殊疗法

1.足底按摩法

选取肾、输尿管、膀胱、肾上腺、肺、肝、胃肠、甲状腺、淋巴结反射区，每个反射区分别按摩4~5分钟，每日1~2次。

2.泡脚疗法

牡蛎30克，夏枯草、浙贝母、玄参、白芨、天冬、北沙参各15克，百部10克，甘草6克。将上药加清水适量，浸泡20分钟，煎数沸，取药液与1500毫升开水同入脚盆中，趁热熏蒸，待温度适宜时泡洗双脚，每天2次，每次40分钟，45天为1个疗程。